Atlas de
Acupuntura
e Pontos-Gatilho

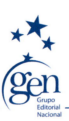

O GEN | Grupo Editorial Nacional – maior plataforma editorial brasileira no segmento científico, técnico e profissional – publica conteúdos nas áreas de ciências da saúde, exatas, humanas, jurídicas e sociais aplicadas, além de prover serviços direcionados à educação continuada e à preparação para concursos.

As editoras que integram o GEN, das mais respeitadas no mercado editorial, construíram catálogos inigualáveis, com obras decisivas para a formação acadêmica e o aperfeiçoamento de várias gerações de profissionais e estudantes, tendo se tornado sinônimo de qualidade e seriedade.

A missão do GEN e dos núcleos de conteúdo que o compõem é prover a melhor informação científica e distribuí-la de maneira flexível e conveniente, a preços justos, gerando benefícios e servindo a autores, docentes, livreiros, funcionários, colaboradores e acionistas.

Nosso comportamento ético incondicional e nossa responsabilidade social e ambiental são reforçados pela natureza educacional de nossa atividade e dão sustentabilidade ao crescimento contínuo e à rentabilidade do grupo.

Atlas de Acupuntura e Pontos-Gatilho

Hans-Ulrich Hecker, MD
Private Practice
Kiel, Germany

Angelika Steveling, MD
Private Practice
Essen, Germany

Elmar T. Peuker, MD
Private Practice
Münster, Germany

Kay Liebchen, MD
Private Practice
Borgwedel, Germany

Com colaboração de
Michael Hammes, Stefan Kopp, Gustav Peters e Beate Strittmatter

361 ilustrações

Revisão Técnica
Hay Arruda

Acupunturista e Shiatsuterapeuta pela Academia Brasileira de Arte e Cultura Oriental (Abaco–CBA). Mestre em Ensino de Ciências da Saúde e do Meio Ambiente pelo Centro Universitário Plínio Leite (Unipli). Pós-Graduado em Saúde Mental pela Escola Nacional de Saúde Pública da Fundação Oswaldo Cruz (ENSP–Fiocruz). Licenciado em Educação Física e Técnico de Desportos pela Universidade Salgado de Oliveira (Universo). Mestre de Taijiquan e Qigong pelo Instituto Wu Chao-Hsiang e Sociedade Taoísta do Brasil. Docente aposentado da Educação Básica (Seeduc-RJ) e do Ensino Superior (Universo e Fundação Cecierj).

Tradução
Maria de Fátima Azevedo

- Os autores deste livro e a EDITORA GUANABARA KOOGAN LTDA. empenharam seus melhores esforços para assegurar que as informações e os procedimentos apresentados no texto estejam em acordo com os padrões aceitos à época da publicação, *e todos os dados foram atualizados pelos autores até a data da entrega dos originais à editora*. Entretanto, tendo em conta a evolução das ciências da saúde, as mudanças regulamentares governamentais e o constante fluxo de novas informações sobre terapêutica medicamentosa e reações adversas a fármacos, recomendamos enfaticamente que os leitores consultem sempre outras fontes fidedignas, de modo a se certificarem de que as informações contidas neste livro estão corretas e de que não houve alterações nas dosagens recomendadas ou na legislação regulamentadora.

- Os autores e a editora se empenharam para citar adequadamente e dar o devido crédito a todos os detentores de direitos autorais de qualquer material utilizado neste livro, dispondo-se a possíveis acertos posteriores caso, inadvertida e involuntariamente, a identificação de algum deles tenha sido omitida.

- Copyright © 2018 of the original English edition by Georg Thieme Verlag KG, Stuttgart, Germany.
  Original title:
  Pocket Atlas of Acupuncture and Trigger Points
  by Hans-Ulrich Hecker / Angelika Steveling / Elmar T. Peuker / Kay Liebchen
  ISBN: 978-3-13-241603-1

- Direitos exclusivos para a língua portuguesa
  Copyright © 2019 by
  EDITORA GUANABARA KOOGAN LTDA.
  Uma editora integrante do GEN | Grupo Editorial Nacional
  Travessa do Ouvidor, 11
  Rio de Janeiro – RJ – CEP 20040-040
  Tels.: (21) 3543-0770/(11) 5080-0770 | Fax: (21) 3543-0896
  www.grupogen.com.br | faleconosco@grupogen.com.br

- Reservados todos os direitos. É proibida a duplicação ou reprodução deste volume, no todo ou em parte, em quaisquer formas ou por quaisquer meios (eletrônico, mecânico, gravação, fotocópia, distribuição pela Internet ou outros), sem permissão, por escrito, da EDITORA GUANABARA KOOGAN LTDA.

- Imagem da capa: 123RF® / Sebastian Kaulitzki

- Editoração eletrônica: Diretriz

- Ficha catalográfica

A891

    Atlas de acupuntura e pontos-gatilho / Hans-Ulrich Hecker ... [et al.] ; colaboração Michael Hammes ... [et al.] ; revisão técnica Hay Arruda ; tradução Maria de Fátima Azevedo. - 1. ed. - Rio de Janeiro : Guanabara Koogan, 2019.
    : il. ; 19 cm.

    Inclui índice
    ISBN 978-85-277-3549-0

    1. Acupuntura. 2. Pontos-gatilho. I. Hecker, Hans-Ulrich. II. Hammes, Michael. III. Arruda, Hay. IV. Azevedo, Maria de Fátima.

19-57013   CDD: 615.892
                                                                       CDU: 615.814.1

Leandra Felix da Cruz - Bibliotecária - CRB-7/6135

Autores

Hecker, Hans-Ulrich, MD

Medical specialist in general medicine, naturopathy, homeopathy, acupuncture. Lecturer in Naturopathy and Acupuncture, Christian Albrecht University, Kiel, Germany.

Research Director of Education in Naturopathy and Acupuncture, Academy of Continuing Medical Education of the Regional Medical Association of Schleswig-Holstein.

Certified Medical Quality Manager. Assessor of the European Foundation of Quality Management (EFQM).

Steveling, Angelika, MD

Department of Traditional Medicine and Pain Management, Grönemeyer Institute of Microtherapy, Bochum, Germany, Chair of Radiology and Microtherapy, University of Witten-Herdecke, Germany. Chiropractor, NLP practitioner, dietetic treatment.

Lecturer for continuing acupuncture education of the Regional Medical Association of Schleswig-Holstein.

Lecturer of the German Medical Association of Acupuncture (DÄGfA).

Peuker, Elmar T., MD

Medical specialist in internal and general medicine, medical specialist in anatomy, acupuncture, chiropractic, naturopathy, special pain management, and osteopathy. Certified health economist.

Research Director of Education in Acupuncture, Academy of Continuing Medical Education of the Regional Medical Association of Westfalen-Lippe. Author and coauthor of many books and articles.

Liebchen, Kay, MD

Medical specialist in orthopedics/rheumatology, chiropractic, physiotherapy, special pain management, sports medicine.

Instructor at the German Society for Chiropractic (MWE) and at the Academy for Osteopathy, Damp, Germany.

Lecturer for Acupuncture, Academy of Continuing Medical Education of the Regional Medical Association of Schleswig-Holstein, Germany, with a focus on combining acupuncture with manual therapy, osteopathy, trigger point therapy, and acu-taping. Author and co-author of many books and articles.

Chairman of the German Society for Acu-Taping.

Colaboradores

Hammes, Michael G., MD
Assistant physician, Neurological Clinic, Clinical Center Lippe-Lemgo, Germany. Acupuncture, special pain management. Postgraduate studies of TCM in China. Lecturer and board member of the German Medical Association of Acupuncture (DÄGfA).

Prof. Kopp, Stefan, DMD
Chief Physician and Director of the "Carolinum" Dental Institute, Orthodontic Outpatient Clinic, Clinical Center of the Johann Wolfgang Goethe-University, Frankfurt, Germany.

Peters, Gustav, MD
Medical specialist in general medicine, acupuncture, homeopathy, and chiropractic, Hankensbüttel, Germany. Lecturer of the German Medical Association of Acupuncture (DÄGfA). Focus on ear acupuncture/auriculomedicine.

Strittmatter, Beate, MD
Medical specialist in general medicine and sports medicine; naturopath and acupuncturist; Director of Education at the German Academy for Acupuncture and Auriculomedicine (DAA).

Prefácio

A acupuntura se tornou uma opção terapêutica reconhecida para muitos distúrbios. Várias universidades em todo o mundo incluem a acupuntura em seus currículos, e até mesmo cátedras já foram estabelecidas para acupuntura e/ou medicina chinesa.

A acupuntura que atende aos padrões da boa prática demanda a localização precisa dos acupontos. O conceito que apresentamos para localizar os acupontos de acordo com estruturas anatômicas se tornou o padrão utilizado.

Esta obra é dividida em três partes.

A Parte 1, Pontos Sistêmicos, contém os mais importantes pontos de acupuntura do corpo, com descrição de sua localização, profundidade do agulhamento, indicação e ação na medicina tradicional chinesa (MTC). Além disso, uma introdução sucinta apresenta os tópicos mais relevantes da história da acupuntura sistêmica e a visão geral de seu modo de ação.

A Parte 2, Pontos de Acupuntura Auricular, descreve os pontos de acupuntura auricular de acordo com a escola ocidental de Nogier e Bahr, bem como com a escola chinesa, e explica as diferenças entre estas. Essa parte também discorre sobre os achados mais recentes e a pesquisa de inervação auricular feita por Peuker *et al.*

A Parte 3, Pontos-Gatilho, apresenta os mais importantes pontos-gatilho quanto à sua relevância na prática clínica, descreve sua relação com pontos de acupuntura correspondentes e discute as bases teóricas.

Agradecemos a todas as pessoas envolvidas na elaboração deste livro e, em especial, a Ruediger Bremert e Helmut Holtermann por suas excelentes ilustrações anatômicas. Somos muito gratos a toda a equipe da editora Thieme por seu apoio na confecção desta edição.

Dr. Hans-Ulrich Hecker
Dr. Angelika Steveling
Dr. Elmar T. Peuker
Dr. Kay Liebchen

Sumário

Parte 1
Pontos Sistêmicos, 1

1 Introdução, 2
2 Meridiano do Pulmão, 4
3 Meridiano do Intestino Grosso, 10
4 Meridiano do Estômago, 17
5 Meridiano do Baço, 26
6 Meridiano do Coração, 31
7 Meridiano do Intestino Delgado, 34
8 Meridiano da Bexiga, 40
9 Meridiano do Rim, 56
10 Meridiano do Pericárdio, 60
11 Meridiano do Triplo Aquecedor, 63
12 Meridiano da Vesícula Biliar, 70
13 Meridiano do Fígado, 80
14 Vaso da Concepção (*Ren Mai*), 83
15 Vaso Governador (*Du Mai*), 89
16 Pontos Extraordinários, 95

Parte 2
Pontos de Acupuntura Auricular, 105

17 Anatomia da Orelha Externa (Pavilhão Auricular), 106
18 Zonas de Inervação Auricular Segundo Nogier, 108
19 Pesquisa Mais Recente sobre Inervação Auricular, 110
20 Topografia das Zonas Reflexas, 113

21 Pontos no Lóbulo da Orelha Segundo a Nomenclatura Chinesa, 115
22 Pontos no Lóbulo da Orelha Segundo Nogier, 118
23 Pontos no Trago Segundo a Nomenclatura Chinesa, 120
24 Pontos no Trago Segundo Nogier e Bahr, 122
25 Pontos na Incisura Intertrágica Segundo a Nomenclatura Chinesa, 125
26 Pontos na Incisura Intertrágica Segundo Nogier, 127
27 Pontos no Antítrago Segundo a Nomenclatura Chinesa, 129
28 Pontos no Antítrago Segundo Nogier, 131
29 Projeção do Esqueleto Ósseo Segundo Nogier, 135
30 Zonas de Projeção da Coluna Vertebral Segundo Nogier, 137
31 Pontos dos Plexos na Concha Segundo Nogier, 140
32 Pontos na Fossa Triangular Segundo a Nomenclatura Chinesa, 142
33 Pontos na Parte Ascendente da Hélice Segundo a Nomenclatura Chinesa, 144
34 Pontos na Hélice Segundo Nogier, 146
35 Pontos Cobertos na Hélice Segundo Nogier, 149
36 Zonas de Projeção dos Órgãos Internos Segundo a Nomenclatura Chinesa, 151

xii Atlas de Acupuntura e Pontos-Gatilho

37 Zonas de Projeção dos Órgãos Internos Segundo Nogier, 156

38 Linhas de Energia e Tratamento no Pavilhão Auricular, 160

Parte 3
Pontos-Gatilho, 165

39 Definição de Pontos-Gatilho, 166

40 Músculo Temporal, 177

41 Músculo Masseter, 183

42 Músculo Pterigóideo Lateral, 187

43 Músculos Curtos do Pescoço, 190

44 Músculo Esplênio da Cabeça, 193

45 Músculos Escalenos Anterior, Médio e Posterior, 196

46 Músculo Trapézio, 201

47 Músculo Levantador da Escápula, 208

48 Músculo Esternocleidomastóideo, 211

49 Músculo Subclávio, 216

50 Músculo Peitoral Maior, 219

51 Músculo Peitoral Menor, 224

52 Músculos Romboides Maior e Menor, 227

53 Músculo Supraespinal, 230

54 Músculo Infraespinal, 233

55 Músculo Subescapular, 236

56 Músculo Supinador, 238

57 Músculo Extensor Radial Longo do Carpo, 241

58 Músculo Extensor dos Dedos da Mão, 244

59 Músculo Pronador Redondo, 247

60 Músculo Flexor Superficial dos Dedos, 249

61 Músculo Oblíquo Externo do Abdome, 252

62 Músculo Ilíaco/Músculo Psoas, 255

63 Músculo Quadrado do Lombo, 259

64 Músculo Glúteo Máximo, 263

65 Músculo Glúteo Médio, 266

66 Músculo Glúteo Mínimo, 269

67 Músculo Piriforme, 272

68 Músculo Quadríceps Femoral, 274

69 Músculos Isquiotibiais, 282

70 Músculo Grácil, 285

71 Músculo Tensor da Fáscia Lata, 287

72 Músculo Gastrocnêmio, 289

73 Músculo Tibial Anterior, 292

Parte 4
Apêndice, 295

74 Localização dos Pontos de Acupuntura, 296

75 Referências Bibliográficas, 301

76 Créditos das Ilustrações, 308

Índice por Pontos Sistêmicos, 309
Índice por Pontos de Acupuntura Auricular, 312
Índice por Pontos-Gatilho, 315
Índice Geral, 317

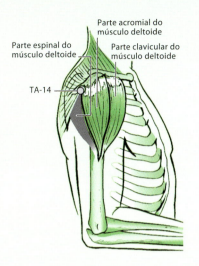

Parte 1
Pontos Sistêmicos

1 Introdução

A acupuntura corporal se originou na China e foi registrada pela primeira vez na literatura por volta de 90 a.C. Inicialmente, esses registros descreviam cinco pontos de inserção das agulhas nos antebraços e nas pernas. Esses pontos recebiam nomes análogos ao curso de um rio:

- Fonte
- Manancial
- Riacho
- Canal (rio)
- Ponto de união.

Até mesmo antes, existiam estatuetas de madeira mostrando canais de acupuntura, como as encontradas em um jazigo da Dinastia Han (200 a.C. a 9 d.C.). De acordo com o pensamento tradicional chinês, a energia vital (*Qi*) circula nesses canais de acupuntura, também denominados meridianos.

Com o passar do tempo, mais pontos de acupuntura foram acrescidos a esses canais, sendo denominados pontos extraordinários. Atualmente são ensinados 361 pontos sistêmicos clássicos.

A descrição e o ensino desses pontos de acupuntura seguem, provavelmente, o conhecimento empírico. Por exemplo, pontos locais em áreas muito dolorosas foram acrescentados e, se bem-sucedidos, conservados e integrados ao sistema. Isso explica, por exemplo, a correlação mais que coincidente dos pontos de acupuntura com pontos-gatilho. Outras funções e combinações de pontos foram adicionadas posteriormente com base em observações ou análises teóricas.

Os mecanismos de ação em níveis funcionais segmentares ou mais elevados para o tratamento de distúrbios álgicos com acupuntura já foram comprovados cientificamente. No nível segmentar, a acupuntura ativa interneurônios inibitórios via fibras Aβ (mecanorrecepção) e Aδ (fibras de condução rápida). Em um nível funcional mais elevado, a acupuntura faz com que os sistemas hipotalâmicos produzam endorfinas que ativam as vias serotoninérgicas e noradrenérgicas.

Também há provas de que a acupuntura consegue inibir o sistema nervoso simpático, bem como ativar o sistema imune. O elemento de conexão é, mais provavelmente, o sistema hipotálamo-hipófise-suprarrenais.

Outrora foram realizadas algumas tentativas de definir as correlações anatômicas dos pontos de acupuntura. Os trabalhos iniciais nesse campo vieram da escola do anatomista vienense G. Kellner, que postulou que os pontos de acupuntura eram baseados nas concentrações de determinados receptores. Todavia, não foi possível apresentar provas específicas dessas concentrações.

Na década de 1980, a pesquisa mais antiga sobre os pontos de acupuntura foi revisada, a saber: estes correspondem a perfurações na fáscia superficial do corpo por feixes específicos de vasos sanguíneos e nervos. Essa teoria está sendo testada principalmente por um grupo de trabalho liderado pelo

1 | Introdução

Professor Hartmut Heine. Outras equipes de pesquisadores também constataram que essas perfurações da fáscia estavam, com frequência, localizadas perto de pontos de acupuntura. Todavia, isso não constitui prova específica pois tais perfurações são encontradas em milhares de locais por todo o corpo.

Pesquisas mais recentes (p. ex., Dung, Peuker *et al.*, Ma *et al.*) indicam que a correlação morfológica responsável pelos efeitos da acupuntura vai além da estrutura atingida pela ponta da agulha. Tendo em vista os efeitos variáveis da acupuntura, pode-se presumir que os substratos morfológicos também são muito variáveis. Essa hipótese é amplamente aceita nas comunidades científicas de língua inglesa, enquanto a teoria da perfuração da fáscia é mais aceita nas de língua alemã.

As principais estruturas atingidas pelas agulhas de acupuntura são, entre outras, septos, camadas de tecido conjuntivo e fáscias, bem como cápsulas articulares, periósteo e bainhas epineurais. Isso resulta em teorias de alvos variáveis para os efeitos dos pontos de acupuntura.

A pesquisa mais recente mostra um efeito direto do agulhamento nas fibras de tecido conjuntivo (Langevin). Levando-se em conta o vínculo entre as fibras de colágeno e as células que produzem tecido conjuntivo via integrinas e a capacidade de influenciar a produção e a composição da matriz extracelular, torna-se possível construir uma conexão estável com o sistema de regulação básica (Pischinger e Heine). Por conseguinte, pode-se conectar a acupuntura e os métodos clássicos de cura natural.

2 Meridiano do Pulmão

▶ Figura 2.1

Pontos principais

- P-1: ponto de coleta frontal (ponto Mu)
- P-5: ponto de sedação
- P-7: ponto de conexão (ponto Luo). Ponto de abertura do Vaso da Concepção, *Ren Mai*
- P-9: ponto fonte (ponto Yuan). Ponto de tonificação, ponto mestre dos vasos sanguíneos
- P-11: ponto local.

Pontos associados

- P-1: ponto de coleta frontal (ponto Mu) do pulmão
- B-13: ponto de transporte posterior (ponto Shu Dorsal).

Relações de acoplamento

▶ Figura 2.2

Acoplamento alto-baixo: pulmão-baço

Acoplamento *Yin-Yang*: pulmão-intestino grosso

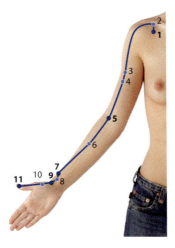

▶ **Figura 2.1** Pontos principais do meridiano do pulmão.

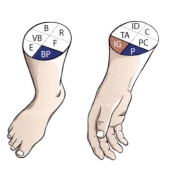

▶ **Figura 2.2** Relações de acoplamento do meridiano do pulmão.

P-1 Zhongfu

"Palácio central", ponto de coleta frontal (ponto Mu) do pulmão

Localização: 6 cun lateralmente à linha mediana do corpo, 1 cun abaixo da clavícula, discretamente medial à margem caudal do processo coracoide, no nível do primeiro espaço intercostal (1º EIC) (▶ **Figura 2.3**).

⚠ Nota

Para localizar o processo coracoide da escápula, deve-se palpar em sentido cranial ao longo da prega anterior da axila até ser encontrado um marco ósseo bem definido. A maneira mais fácil de palpar o processo coracoide da escápula consiste em deslizar os dedos da mão lateralmente na margem caudal da clavícula. Pouco antes de encontrar essa estrutura óssea, os dedos da mão deslizam em uma depressão suave (ausência de costelas ósseas). O processo coracoide da escápula está localizado lateralmente, um pouco além dessa depressão.

⚠ Nota funcional

Diferenciação do processo coracoide da escápula e o tubérculo menor do úmero: quando o braço está rodado discretamente para fora com o cotovelo flexionado, o processo coracoide da escápula não se move, enquanto o tubérculo menor do úmero segue imediatamente o movimento.

📋 Dica prática

O acuponto P-1 está localizado na área das inserções tendíneas do músculo peitoral menor, do músculo bíceps braquial (cabeça curta) e do músculo coracobraquial. Esses músculos estão, com frequência, encurtados e sensíveis à compressão nos casos de má postura na região torácica.

Profundidade do agulhamento: 0,3 a 0,5 cun.

Esse é um dos pontos de acupuntura perigosos porque o agulhamento inadequado no sentido mediodorsal leva ao risco de pneumotórax (p. ex., em pacientes mais velhos com enfisema bolhoso). Todavia, para ocorrer pneumotórax é necessário que haja determinadas condições anatômicas e agulhamento incorreto no sentido mediodorsal. Esse ponto somente deve ser agulhado no sentido laterodorsal, ou seja, na direção do processo coracoide da escápula ou tangencialmente a este.

Indicação: distúrbios do sistema respiratório, bronquite com tosse produtiva, asma brônquica, bronquite, tonsilite, síndrome do ombro doloroso, toracalgia (dor no tórax).

Ação na MTC: regula a circulação do *Qi* do Pulmão, sobretudo nos casos de Estagnação do *Qi* do Pulmão.

P-5 Chize

"Pântano do cotovelo", ponto de sedação

Localização: radial ao tendão do músculo bíceps braquial, na prega do cotovelo (▶ Figura 2.4).

❗ Nota
A localização dos tendões do músculo bíceps braquial é mais fácil quando o antebraço está flexionado e supinado.

Profundidade do agulhamento: 0,5 a 1 cun, perpendicularmente.

Indicação: asma brônquica, bronquite, crupe (laringotraqueobronquite), tonsilite, epicondilopatia, doenças da pele; possivelmente microflebotomia, no caso de distúrbios de estase, possivelmente moxabustão, no caso de fraqueza (**atenção:** asma, alergia a pólen); dor e edema na face interna do joelho; dor no ombro.

H. Schmidt: moxabustão repetida no caso de crupe.

J. Bischko: para distúrbios álgicos da face.

Ação na MTC: expele Fleuma-Calor do meridiano do pulmão.

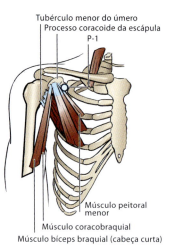

▶ Figura 2.3 P-1.

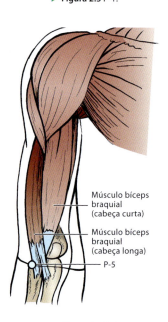

▶ Figura 2.4 P-5.

2 | Meridiano do Pulmão

P-7 Lieque

"Sequência quebrada" ("Brecha divergente"), ponto de conexão (ponto Luo), ponto de abertura do Vaso da Concepção (*Ren Mai*)

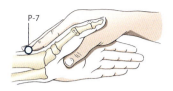

Localização: radiolateral no antebraço, em um sulco em forma de **V** proximalmente ao processo estiloide do rádio, 1,5 cun proximalmente à prega do punho (▶ **Figura 2.5**).

▶ **Figura 2.6** Empunhadura boca de tigre.

❗ Nota

Esse sulco é criado pelo tendão do músculo braquiorradial, que aí se insere no rádio, sob o músculo abdutor longo do polegar.

❗ Nota

Para localizar esse ponto: quando é utilizada a empunhadura boca de tigre, tanto o acupunturista como o paciente devem manter a mão e o antebraço dos dois membros superiores retificados e evitar flexionar o punho.

A empunhadura boca de tigre pode ser utilizada para localizar esse ponto (▶ **Figura 2.6**). O acuponto P-7 está localizado na margem entre as partes interna e externa do antebraço, logo na frente da ponta do dedo indicador.

Como se trata de um meridiano *Yin*, o acuponto P-7 está situado na região *Yin*.

Método de agulhamento: a pele do paciente é levantada proximalmente ao processo estiloide do rádio, depois a agulha é introduzida obliquamente nessa prega de pele no sentido proximal.

Profundidade do agulhamento: 0,5 a 1 cun.

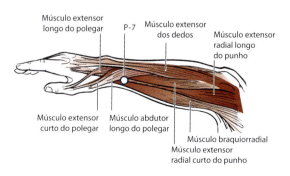

▶ **Figura 2.5** P-7.

2 | Meridiano do Pulmão

Indicação: asma brônquica, bronquite, tosse, artralgia no punho, enxaqueca, cefalalgia, desregulação autônoma, tiques na área da face, congestão nasal, paralisia facial.

Ação na MTC
- Regula e promove a descida do *Qi* do Pulmão
- Regula a Perda da Harmonia do Pulmão causada por sofrimento
- Expele fatores patogênicos climáticos.

P-9 Taiyuan

"Lago profundo", ponto fonte (ponto Yuan), ponto de tonificação, ponto mestre dos vasos sanguíneos

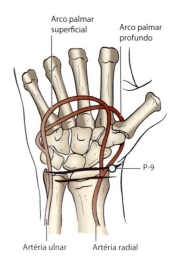

▶ **Figura 2.7** P-9.

Localização: face radial da prega de flexão do punho, lateral à artéria radial (▶ **Figura 2.7**). Dentre as pregas existentes no punho, usar aquela que corre da transição do rádio e da ulna, de um lado, e os ossos carpais, no outro lado. Selecionar a prega do punho distalmente à extremidade palpável do processo estiloide do rádio.

❗ Nota
A posição desejada da agulha é perto da artéria radial. Isso resulta em um efeito direto no plexo neurovascular simpático perivascular. (Explicação do efeito da acupuntura segundo König/Wancura: o acuponto P-9 é o ponto mestre dos vasos sanguíneos.) A posição da agulha está, portanto, correta quando esta pulsa. Todavia, a partir desse ponto, é preciso que não haja estimulação adicional com a agulha, ou seja, é proibido o uso do método de sedação. A punção acidental da artéria radial não exerce outros efeitos, desde que haja circulação pela artéria ulnar (a ser determinada por palpação prévia desta) e seja aplicada compressão subsequente.

Profundidade do agulhamento: 2 a 3 mm, perpendicularmente.

Indicação: distúrbios do sistema respiratório, asma brônquica, bronquite crônica, tosse, distúrbios circulatórios, doença oclusiva arterial periférica, doença de Raynaud, distúrbios do punho.

Ação na MTC
- Tonifica e repõe o *Qi* do Pulmão e regula sua circulação

2 | Meridiano do Pulmão

- Promove a circulação do *Qi* e do Sangue.

P-11 Shaoshang

"Shang novo" ("Metal novo")

Localização: ângulo radial da unha do polegar (chinês), ângulo ulnar da unha do polegar (J. Bischko). Como se pode ver na figura, o ponto no ângulo da unha do polegar está localizado na interseção de linhas vertical e horizontal traçadas ao longo da base e da lateral da unha (▶ **Figura 2.8**).

Profundidade do agulhamento: 1 a 2 mm, perpendicularmente; deixar sangrar, se necessário.

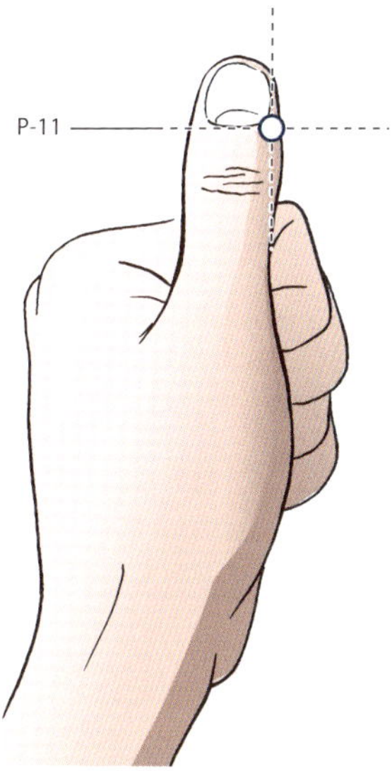

Indicação: distúrbios inflamatórios da garganta.

J. Bischko: ponto mestre para distúrbios da garganta (ver Informação adicional, a seguir), possivelmente para microflebotomia, no caso de sintomas agudos.

ℹ️ Informação adicional

Além dos oito pontos mestres (F-13, VC-12 e VC-17, B-11 e B-17, VB-34 e VB-39, P-9), J. Bischko descreveu cerca de 40 outros "pontos mestres".

Ação na MTC: expele Vento-Calor exterior.

▶ **Figura 2.8** P-11.

3 Meridiano do Intestino Grosso

▶ **Figura 3.1**

Pontos principais

- IG-1: ponto local
- IG-4: ponto fonte (ponto Yuan)
- IG-10: ponto local
- IG-11: ponto de tonificação
- IG-14: ponto local
- IG-15: ponto local
- IG-20: ponto local.

Pontos associados

- E-25: ponto de coleta frontal (ponto Mu) do intestino grosso
- B-25: ponto de transporte posterior (ponto Shu Dorsal) do intestino grosso
- E-37: ponto Mar Inferior (ponto He Inferior) do intestino grosso.

Relações de acoplamento

▶ **Figura 3.2**

Acoplamento alto-baixo: intestino grosso-estômago

Acoplamento *Yang-Yin*: intestino grosso-pulmão

IG-1 Shangyang

"Yang do metal"

Localização: canto radial da unha do dedo indicador (▶ **Figura 3.3**); para localização exata dos pontos iniciais e terminais dos meridianos (canais energéticos) da mão, ver P-11 (p. 9).

Profundidade do agulhamento: 1 a 2 mm, perpendicularmente; deixar sangrar, se necessário.

Indicação: febre aguda, dor de dente aguda, faringite aguda; ponto anestésico importante.

J. Bischko: ponto mestre para dor de dente.

ℹ️ Informação adicional

Ver mais detalhes sobre pontos mestres segundo J. Bischko em P-11 (p. 9).

Ação na MTC: expele Calor e Vento-Calor.

3 | Meridiano do Intestino Grosso

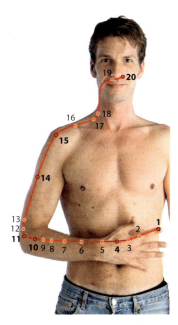

▶ Figura 3.1 Pontos principais do meridiano do intestino grosso.

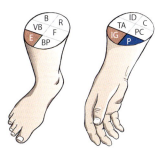

▶ Figura 3.2 Relações de acoplamento do meridiano do intestino grosso.

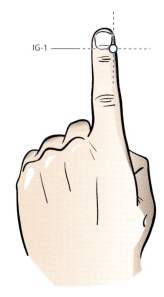

▶ Figura 3.3 IG-1.

IG-4 Hegu

"Vale convergente" ("Vales conectados", "Vale confinado"), ponto fonte (ponto Yuan)

Localização: existem várias possibilidades para localizar esse que é o acuponto mais frequentemente agulhado:
1. Quando o polegar está abduzido, esse acuponto está localizado no meio da linha imaginária que conecta a parte média do primeiro osso metacarpal à parte média do segundo osso metacarpal (▶ **Figura 3.4**). A agulha é empurrada para a frente, cerca de 0,5 a 1 cun, em direção ao centro da superfície inferior da diáfise do segundo osso metacarpal.

3 | Meridiano do Intestino Grosso

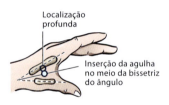

▶ **Figura 3.4** IG-4 (1).

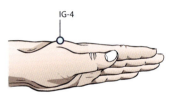

▶ **Figura 3.5** IG-4 (2).

2. Quando o polegar está aduzido, a agulha deve ser inserida no ponto mais elevado do primeiro músculo interósseo dorsal, que está contraído durante a adução e empurrado para cima pelo músculo adutor do polegar (▶ **Figura 3.5**). Após a inserção da agulha, pede-se imediatamente ao paciente para relaxar a mão e a agulha é empurrada para a frente, aproximadamente 0,5 a 1 cun, em direção à parte média da superfície inferior do segundo osso metacarpal. Esse tipo de localização somente pode ser usado quando o ponto mais elevado da protrusão muscular se localiza na parte média do segundo osso metacarpal.
3. Quando o polegar está abduzido, o acupunturista palpa na direção do segundo osso metacarpal com a falange flexionada do polegar da outra mão. Esse recurso de localização é especialmente útil na sensação da energia (obtenção do *Qi* ou *De Qi*). O polegar angulado é pressionado de modo moderadamente firme contra a superfície inferior do segundo osso metacarpal. O acuponto IG-4 na ▶ **Figura 3.6** corresponde à localização profunda desse acuponto.

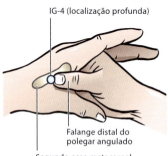

▶ **Figura 3.6** IG-4 (3).

Profundidade do agulhamento: 0,5 a 1 cun, discretamente oblíquo no sentido proximal à palma da mão.

Indicação: esse é o ponto analgésico mais importante e influencia todo o corpo; febre, início de resfriados febris, hemiplegia, acne, eczema, distúrbios da região da cabeça (dor, inflamação, reações alérgicas), paralisia facial, sintomas abdominais, estimulação geral do metabolismo, estimulação de trabalho de parto, dismenorreia.

❗ Nota
Não realizar estimulação descendente durante a gravidez.

3 | Meridiano do Intestino Grosso

Ação na MTC
- Expele fatores patogênicos exteriores
- Acalma a Mente, consciência (*Shen*)
- Regula o *Qi* do Pulmão
- Remove Estagnação.

IG-10 Shousanli

"Três distâncias do braço"
("Três *Li* da mão")

Localização: 2 cun distalmente ao acuponto P-11, na linha imaginária que conecta os acupontos IG-5 e IG-11, no músculo extensor radial longo do punho (▶ **Figura 3.7**); com agulhamento mais profundo no músculo supinador.

❗ Nota
Esse acuponto é pesquisado com o antebraço do paciente discretamente flexionado e o polegar apontando para cima.

Profundidade do agulhamento: 1 a 2 cun, perpendicularmente.

Indicação: ponto de tonificação geral (moxabustão); epicondilite lateral do úmero (cotovelo de tenista), paresia do membro superior.
 H. Schmidt: erupção facial inflamatória, furúnculo nasal (moxabustão).
 J. Bischko: ponto teste para obstipação.

Ação na MTC: remove obstruções do meridiano do intestino grosso.

IG-11 Quchi

"Lagoa tortuosa" ("Curva da lagoa"), ponto de tonificação, ponto He

Localização: lateral à extremidade radial da prega de flexão do cotovelo quando o antebraço está flexionado a 90 graus, em uma depressão entre a extremidade da prega do cotovelo e o epicôndilo lateral, na região do músculo extensor radial longo do carpo (▶ **Figura 3.7**). Esse acuponto está localizado entre o acuponto P-5 e o epicôndilo lateral do úmero.

❗ Nota
Se houver duas pregas, a tração da pele discretamente em direção ao olécrano identificará a prega a ser usada.

Profundidade do agulhamento: 1 a 2 cun, perpendicularmente.

Indicação: epicondilite lateral do úmero, paresia do membro superior, efeito imunomodulador geral, efeito homeostático, distúrbios cutâneos, redução de febre; distúrbios alérgicos, distúrbios abdominais, eliminação de fezes líquidas ou pastosas com odor fétido (diarreia do viajante). Deixar sangrar em casos de faringite e laringite (rouquidão).

Ação na MTC: dispersa Calor.

Parte 1 | Pontos Sistêmicos

3 | Meridiano do Intestino Grosso

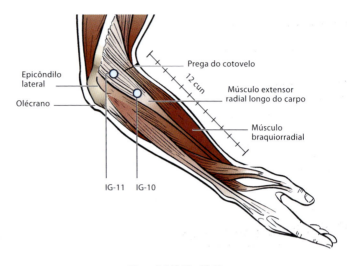

▶ **Figura 3.7** IG-10 e IG-11.

IG-14 Binao

"Braço e escápula"
("Meio do braço")

Localização: na inserção da parte medial do músculo deltoide. O ponto está localizado na linha imaginária que conecta os acupontos IG-11 e IG-15, 2 cun caudalmente à extremidade anterior da prega axilar (▶ **Figura 3.8**). A inserção do músculo deltoide pode ser localizada facilmente quando o braço está abduzido.

Profundidade do agulhamento: 0,5 a 1,5 cun, perpendicularmente.

Indicação: periartrite do ombro, neuralgia e paresia do membro superior.

Ação na MTC: remove obstrução do meridiano do intestino grosso.

IG-15 Jianyu

"Osso do ombro"
("Lâmina do ombro")

Localização: quando o braço está abduzido, duas depressões são criadas de forma discreta anterior e posteriormente ao acrômio. O acuponto IG-15 está localizado na área da depressão anterior, imediatamente abaixo do polo anterior do acrômio (▶ **Figura 3.8**).

ℹ️ Informação adicional

As depressões anterior e posterior ao acrômio têm a seguinte explicação anatômica:

O músculo deltoide é constituído por três partes:
1. A parte clavicular.
2. A parte acromial.

3 | Meridiano do Intestino Grosso

3. A parte espinal (pertencente à espinha da escápula).

Em cada ponto de origem de duas partes do músculo deltoide na cintura escapular, forma-se uma depressão sob o acrômio, na extremidade dos sulcos musculares, que frequentemente são visíveis com facilidade.

Nota
O modo mais fácil de encontrar o polo anterior do acrômio é por palpação lateral, ao longo da região clavicular anterior. O polo posterior do acrômio se torna palpável quando se acompanha a espinha da escápula no sentido lateral.

Profundidade do agulhamento: 0,5 cun, perpendicularmente, ou 1 a 2 cun, no sentido oblíquo distal.

Nota
Existe um risco de trespassar a articulação do ombro (glenoumeral) se o agulhamento for realizado verticalmente.

Indicação: periartrite do ombro (ombro congelado), paresia do membro superior, neuralgia do membro superior.

J. Bischko: ponto mestre para paresia do membro superior [ver mais detalhes sobre pontos mestres segundo J. Bischko em P-11 (p. 9)].

H. Schmidt: em caso de hemiplegia, fazer moxabustão diariamente, começando no sétimo dia após o surgimento de paralisia; profilático para prevenir atrofia muscular.

Ação na MTC: remove obstruções do meridiano do intestino grosso.

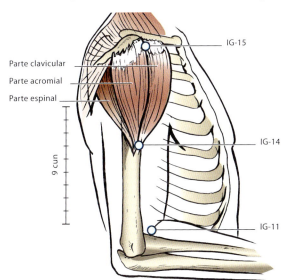

▶ **Figura 3.8** IG-14 e IG-15.

IG-20 Yingxiang

"Receptor de fragrância"
("Acolhedor dos perfumes")

Localização: aproximadamente 5 fen lateralmente à parte média da asa do nariz, no sulco nasolabial (▶ **Figura 3.9**).

Profundidade do agulhamento: 3 a 8 mm, obliquamente no sentido craniomedial.

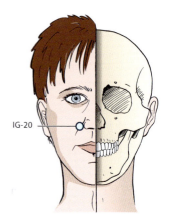

▶ Figura 3.9 IG-20.

> **Dica prática**
> Limpeza é especialmente importante nessa região. É absolutamente proibido agulhar regiões infectadas, seja qual for a circunstância. O acuponto IG-20 está localizado perto da veia angular, que drena o sangue proveniente da área facial acima dos lábios. A veia angular se anastomosa com a veia oftálmica, portanto, está conectada ao seio cavernoso. No pior dos cenários (infecção), existe o risco de trombose do seio e processos inflamatórios centrais.

Indicação: rinite, sinusite, anosmia, dor de dente, paralisia facial, neuralgia do trigêmeo.

Ação na MTC: desobstrui o nariz, dispersa Calor.

4 Meridiano do Estômago

▶ Figura 4.1

Pontos principais

- E-2: ponto local
- E-6: ponto local
- E-7: ponto local
- E-8: ponto local
- E-25: ponto coletor frontal (ponto Mu) do intestino grosso
- E-34: ponto fenda (ponto Xi)
- E-35: ponto local
- E-36: ponto Mar Inferior (ponto He Inferior) do estômago
- E-38: ponto local com efeito remoto no ombro
- E-40: ponto de conexão (ponto Luo)
- E-41: ponto de tonificação
- E-44: ponto para dor periférica.

Pontos associados

- VC-12: ponto de coleta frontal (ponto Mu) do estômago
- B-21: ponto de transporte posterior (ponto Shu Dorsal) do estômago
- E-36: ponto Mar Inferior (ponto He Inferior) do estômago.

Relações de acoplamento

▶ Figura 4.2

Acoplamento alto-baixo: intestino grosso-estômago

Acoplamento *Yang-Yin*: estômago-baço

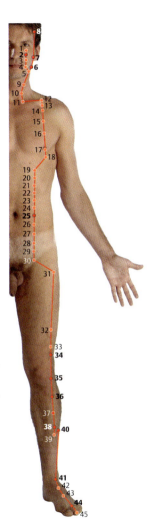

▶ Figura 4.1 Pontos principais do meridiano do estômago.

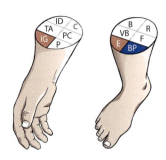

▶ **Figura 4.2** Relações de acoplamento do meridiano do estômago.

E-2 Sibai

"Quatro brancos"

Localização: acima do forame infraorbital, abaixo da pupila quando a pessoa está olhando para a frente (▶ **Figura 4.3**).

❗ Nota

O forame infraorbital está, em geral, localizado discretamente medial à linha vertical imaginária traçada através do meio da pupila quando a pessoa está olhando para a frente, aproximadamente no ponto médio do comprimento total do nariz.

Profundidade do agulhamento: 0,3 a 0,5 cun, perpendicularmente.

💊 Dica prática

Os riscos do agulhamento de regiões infectadas na área de drenagem da veia angular são iguais aos descritos para o acuponto IG-20.

Indicação: condições oftálmicas, enxaqueca, rinite, sinusite, paralisia facial, neuralgia do trigêmeo.

Ação na MTC: clareia os olhos e dá suporte à visão.

E-6 Jiache

"Carruagem da mandíbula"
("Ângulo da mandíbula")

Localização: 1 cun cranial e anteriormente ao ângulo da mandíbula. Durante o movimento de mordida, uma lacuna no músculo masseter pode ser palpada nesse local (▶ **Figura 4.4**).

❗ Nota

A localização do acuponto E-6 corresponde a um ponto-gatilho comum na inserção do músculo masseter.

Profundidade do agulhamento: 0,3 cun, perpendicularmente.

Indicação: disfunção dolorosa miofascial (distúrbio temporomandibular, síndrome de Costen), dor facial, paralisia facial, neuralgia do trigêmeo, dor de dente, condições gnatológicas, bruxismo.

J. Bischko: erupções cutâneas avermelhadas periorais.

Ação na MTC: remove obstruções do meridiano do estômago.

4 | Meridiano do Estômago

E-7 Xiaguan

"Portão inferior"
("Passagem inferior")

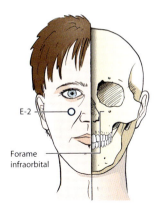

▶ Figura 4.3 E-2.

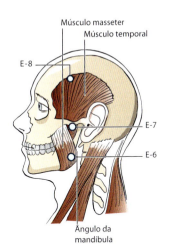

▶ Figura 4.4 E-6.

Localização: no centro da depressão abaixo do arco zigomático, na incisura da mandíbula entre o processo coronoide e o processo condilar da mandíbula. O processo condilar da mandíbula pode ser palpado com facilidade na frente do trago (desliza a para a frente quando a boca é aberta). O acuponto E-7 está localizado em uma depressão imediatamente na frente do processo condilar (▶ **Figura 4.5**). Esse ponto é procurado e agulhado enquanto a boca é fechada.

❗ Nota

O agulhamento profundo desse ponto atinge o músculo pterigóideo lateral. A localização do acuponto E-7 corresponde, com frequência, a um ponto-gatilho no músculo pterigóideo lateral.

Profundidade do agulhamento: 0,3 a 0,5 cun, perpendicularmente.

Indicação: disfunção dolorosa miofascial (síndrome de Costen), dor facial atípica, condições da articulação temporomandibular, paralisia facial, tinido, otalgia.

Ação na MTC: remove obstruções do meridiano do estômago.

4 | Meridiano do Estômago

E-8 Touwei

"Canto da cabeça"

Localização: 0,5 cun em direção ao cabelo a partir da linha de implantação do cabelo, no ângulo dessa linha de implantação com a linha de implantação temporal de cabelo, perpendicular a ela (▶ **Figura 4.6**).

O acuponto E-8 está localizado 4,5 cun lateralmente ao acuponto VG-24.

🛈 Nota

Os acupontos E-6, E-7 e E-8 estão localizados aproximadamente em uma linha vertical (▶ **Figura 4.4**). Se a linha de implantação frontal original do cabelo não for mais visível por causa de calvície, esta pode ser localizada pedindo-se ao paciente para franzir a testa e pela identificação da margem das pregas frontais.

Profundidade do agulhamento: 2 a 4 mm, subcutaneamente, em sentido posterior.

Indicação: cefalalgia, enxaqueca, condições oftalmológicas, dor facial atípica, vertigem.

Ação na MTC: resfria Calor ascendente, elimina Umidade e Fleuma na cabeça.

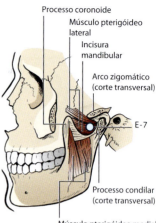

▶ Figura 4.5 E-7.

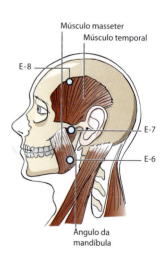

▶ Figura 4.6 E-8.

E-25 Tianshu

"Pivô celestial" ("Pivô superior"), ponto de coleta frontal (ponto Mu)

Localização: 2 cun lateralmente ao umbigo (▶ **Figura 4.7**).

Profundidade do agulhamento: 0,5 a 1,5 cun, perpendicularmente.

Indicação: obstipação, meteorismo, diarreia, úlcera gástrica, úlcera duodenal, doença de Crohn, retocolite ulcerativa, distúrbios funcionais gastrintestinais.

Ação na MTC: elimina Calor e Umidade no intestino.

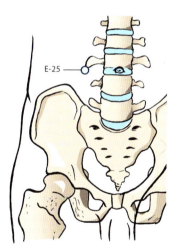

▶ Figura 4.7 E-25.

E-34 Liangqiu

"Cume da colina" ("Montículo da viga"), ponto fenda (ponto Xi)

Localização: quando o joelho está discretamente flexionado, está 2 cun acima da margem superolateral da patela, em uma depressão no músculo vasto lateral (▶ **Figura 4.8**). Esse acuponto está localizado em uma linha imaginária que conecta a espinha ilíaca anterossuperior e o polo superior lateral da patela.

⚠ Nota

Todos os acupontos da região do joelho são procurados e agulhados com este discretamente flexionado (usar um coxim para dar melhor suporte ao paciente).

Profundidade do agulhamento: 1 a 2 cun, perpendicularmente.

Indicação: manifestações agudas do tubo gastrintestinal, condições patelares, náuseas e vômitos; ponto distal usado em casos de mastite.

Ação na MTC
- Desce o *Qi* rebelde do Estômago
- Desobstrui o meridiano do estômago, alivia a dor.

E-35 Dubi

"Nariz de bezerro"

Localização: com o joelho discretamente flexionado, sob a patela e lateralmente ao ligamento da patela (▶ **Figura 4.8**, ▶ **Figura 4.9**); "Olho lateral do joelho" (o "Olho do joelho" se aplica aos pontos caudal, medial e lateralmente à patela).

O "Olho lateral do joelho" corresponde ao acuponto E-35, enquanto o "Olho medial do joelho" corresponde ao ponto Extra Xiyan (EX-MI 5).

Nota
Não agulhar muito profundamente por causa do risco de posicionamento intra-articular da agulha. O "Olho lateral do joelho" corresponde aproximadamente à localização do acesso artroscópico à articulação do joelho.

Profundidade do agulhamento: 3 a 6 mm, em sentido medial discretamente oblíquo.

Indicação: dor no joelho (gonalgia).

Ação na MTC
- Remove obstruções do meridiano do estômago
- Expele Vento e Frio.

Nota
A palpação dinâmica fornece uma detecção bem definida no acuponto E-36. Na literatura alemã, a distância é geralmente descrita como 1 cun lateralmente à margem tibial, enquanto a literatura chinesa sempre descreve a largura um pouco menor de um dedo médio transverso.

Profundidade do agulhamento: 0,5 a 1,5 cun, perpendicularmente.

Indicação: um dos pontos de acupuntura mais versáteis e mais frequentemente usados (o primeiro é IG-4); ponto de tonificação geral, usado com frequência na moxabustão; efeito homeostático sobre distúrbios metabólicos; ponto distante para distúrbios abdominais; efeito fortemente harmonizador na psique.

E-36 Zusanli

"Três distâncias do pé" ("Três *Li* do pé"), ponto Mar Inferior (ponto He Inferior) do estômago

Localização: com o joelho discretamente flexionado, 3 cun abaixo do acuponto E-35, aproximadamente no nível da margem inferior da tuberosidade tibial e aproximadamente 1 cun lateralmente à borda tibial no músculo tibial anterior (▶ **Figura 4.8**, ▶ **Figura 4.9**).

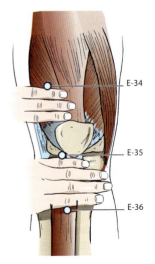

▶ **Figura 4.8** E-34 a E-36.

4 | Meridiano do Estômago

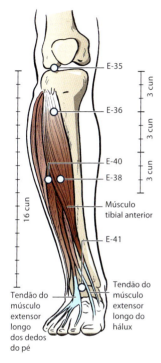

▶ Figura 4.9 E-35 a E-41.

Ação na MTC
- Regula os ciclos funcionais do Baço e do Estômago
- Tonifica/repõe: o *Qi* de todo o corpo e o *Qi* Defensivo (*Wei Qi*).

E-38 Tiaokou

"Abertura estreita" ("Boca estreita")

Localização: no ponto médio da linha imaginária que conecta os acupontos E-35 e E-41 (▶ **Figura 4.10**), a largura de um dedo médio transverso lateralmente à margem tibial ou 2 cun caudalmente ao acuponto E-37.

❗ Nota
Segundo König/Wancura, o ponto médio entre os dois acupontos é mais bem determinado pelo método do palmo de mão. Para esse propósito, o acupunturista coloca os dedos mínimos nos acupontos E-35 e E-41 e localiza o centro usando os polegares.

Profundidade do agulhamento: 1 a 2 cun, perpendicularmente.

Indicação: ponto distal usado na síndrome aguda do ombro doloroso.

Ação na MTC: expele Vento e Umidade, alivia a dor.

E-40 Fenglong

"Saliência abundante" ("Rico e próspero"), ponto de conexão (ponto Luo)

Localização: a largura do dedo médio transverso lateralmente ao acuponto E-38 (▶ **Figura 4.10**).

Profundidade do agulhamento: 1 a 2 cun, obliquamente em sentido medial.

Indicação: distúrbios gastrintestinais, hipersalivação (Umidade); "distúrbios do muco" – todas as condições associadas a produção excessiva de muco (tosse produtiva, vômito com muco, diarreia com muco).

Ação na MTC: drena Umidade; transforma Fleuma.

E-41 Jiexi

"Divisor do cânion" ("Orifício aberto"), ponto de tonificação

Localização: na metade anterior da linha imaginária que conecta o maléolo lateral ao maléolo medial, entre os tendões do músculo extensor longo do hálux e o músculo extensor longo dos dedos do pé na parte superior da articulação do tornozelo (▶ **Figura 4.11**).

🛈 Nota

O tendão do músculo extensor longo do hálux pode ser reconhecido pelo levantamento do primeiro dedo do pé; o acuponto E-41 está localizado lateralmente. O agulhamento profundo alcança a parte superior da articulação do tornozelo.

Profundidade do agulhamento: 0,5 a 1 cun, perpendicularmente.

Indicação: condições gástricas, distúrbios da articulação do tornozelo.

Ação na MTC: dispersa Calor, tranquiliza a Mente (*Shen*).

E-44 Neiting

"Pátio interior" ("Corte interna")

Localização: na extremidade da prega interdigital, entre o segundo e o terceiro dedos do pé (▶ **Figura 4.11**).

Profundidade do agulhamento: 0,3 a 1 cun, perpendicularmente.

Indicação: um importante ponto para tratamento de dor. Cefaleia frontal, epistaxe, resfriados com calafrios.

H. Schmidt: para desconforto gástrico.

Ação na MTC: dispersa Calor, drena Calor.

4 | Meridiano do Estômago

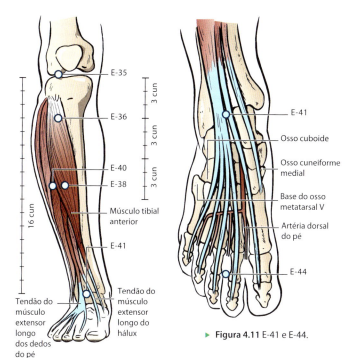

▶ **Figura 4.10** E-38 e E-40.

▶ **Figura 4.11** E-41 e E-44.

5 Meridiano do Baço

▶ Figura 5.1

Pontos principais

- BP-3: ponto fonte (ponto Yuan)
- BP-4: ponto de conexão (ponto Luo), ponto de abertura do meridiano extraordinário *Chong Mai* (Vaso Penetrador)
- BP-6: ponto de reunião dos três meridianos *Yin* do pé
- BP-9: ponto local com efeito remoto
- BP-10: ponto local com efeito remoto.

Pontos associados

- F-13: ponto de coleta frontal (ponto Mu) do baço
- B-20: ponto de transporte posterior (ponto Shu Dorsal) do baço.

Relações de acoplamento

▶ Figura 5.2

Acoplamento alto-baixo: pulmão-baço

Acoplamento *Yin-Yang*: baço-estômago

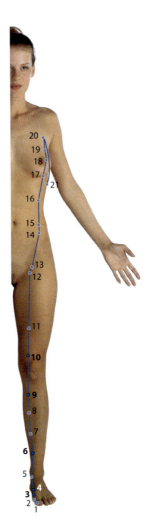

▶ **Figura 5.1** Pontos principais do meridiano do baço.

5 | Meridiano do Baço

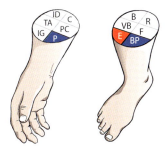

▶ Figura 5.2 Relações de acoplamento do meridiano do baço.

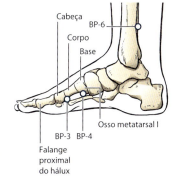

▶ Figura 5.3 BP-3.

BP-3 Taibai

"Branco supremo" ("Grande branco", "Extrema brancura"), ponto fonte (ponto Yuan)

Localização: face interna do pé, proximalmente à cabeça do primeiro osso metatarsal, na transição entre o corpo e a cabeça do primeiro osso metatarsal (▶ **Figura 5.3**), na borda entre a lateral do pé e a planta do pé.

Profundidade do agulhamento: 3 a 6 mm, perpendicularmente.

Indicação: distúrbios abdominais gerais, inapetência, gastrite, vômitos, obstipação, diarreia, meteorismo, vertigem, fadiga crônica, sensação de plenitude e tensão no tórax e na região epigástrica.

Ação na MTC: tonifica/fortalece o baço.

BP-4 Gongsun

"Imperador amarelo" ("Canais de conexão diminutos") ("Ponto colateral do meridiano do baço", "Neto do avô"), ponto de conexão (ponto Luo), ponto de abertura do meridiano extraordinário *Chong Mai* (Vaso Penetrador)

Localização: em uma depressão na transição entre o corpo e a base do primeiro osso metatarsal (▶ **Figura 5.4**), na borda entre a lateral do pé e a planta do pé.

Profundidade do agulhamento: 0,5 a 1 cun, perpendicularmente.

Indicação: distúrbios gástricos, síndrome de Roemheld (síndrome gastrocardíaca), inapetência, indigestão associada a redução do ritmo intestinal, dismenorreia.

J. Bischko: ponto mestre para diarreia.

5 | Meridiano do Baço

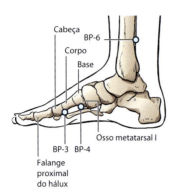

▶ Figura 5.4 BP-4.

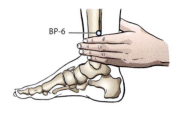

▶ Figura 5.5 BP-6.

Ação na MTC
- Tonifica/revitaliza o baço e o estômago
- Regula o Vaso Penetrador (*Chong Mai*) e a menstruação.

BP-6 Sanyinjiao

"Interseção dos três *Yin*" ("Ponto de cruzamento dos três *Yin*"), ponto de reunião dos três meridianos *Yin* do pé

Localização: 3 cun acima da maior proeminência do maléolo medial, na borda tibial posterior (▶ **Figura 5.5**), em uma depressão frequentemente palpável (sobretudo nas mulheres).

Ocasionalmente esse acuponto é localizado um pouco mais à frente, na região tibial.

Profundidade do agulhamento: 1 a 2 cun, perpendicularmente.

Indicação: esse é o terceiro ponto de acupuntura mais usado; ponto de tonificação geral (moxabustão); "Ponto Real" para todos os distúrbios ginecológicos; facilitação do parto; aceleração das contrações uterinas, distúrbios gastrintestinais, distúrbios urogenitais (disfunção erétil, disfunção sexual feminina, dismenorreia); também é efetivo em distúrbios alérgicos e imunológicos; distúrbios cutâneos.

König/Wancura: ponto básico, em combinação com o acuponto C-7, para tratamento de transtornos psicossomáticos.

Ponto básico, em combinação com o acuponto VC-4, para distúrbios do sistema urogenital.

❗ Nota
Recomenda-se cuidado no agulhamento desse acuponto, sobretudo nos primeiro e terceiro trimestres da gravidez.

Ação na MTC
- Tonifica/nutre:
  - Baço
  - Sangue e *Yin*
- Regula:
  - Menstruação
  - Fluxo de *Qi* e Sangue, alivia dor no baixo ventre
- Seda/acalma a Mente (*Shen*).

5 | Meridiano do Baço

BP-9 Yinlingquan

"Manancial Yin do montículo""
("Nascente de Yin na colina")

Localização: na depressão distal ao côndilo medial da tíbia, na transição entre este e o corpo da tíbia, na frente do ventre do músculo gastrocnêmio (▶ **Figura 5.6**), no mesmo nível do acuponto VB-34.

Profundidade do agulhamento: 0,5 a 1 cun, perpendicularmente.

Indicação: ponto principal para eliminar acúmulo de água e umidade, especialmente na metade inferior do corpo, distúrbios miccionais, disúria, infecções urinárias, dismenorreia, corrimento vaginal, diarreia fétida, espasmo abdominal, gonalgia, artrite (joelho).

H. Schmidt: enurese (moxabustão).

Ação na MTC: transforma Umidade.

BP-10 Xuehai

"Mar do sangue"

Localização: com o joelho flexionado, 2 cun proximalmente ao polo cranial medial da patela, no músculo vasto medial, em uma depressão que frequentemente é palpada com facilidade (▶ **Figura 5.7**). Outra maneira de localizar esse acuponto é colocar a palma sobre a patela com o polegar discretamente abduzido – o acuponto

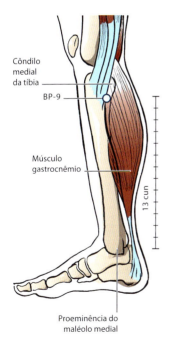

▶ Figura 5.6 BP-9.

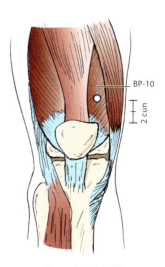

▶ Figura 5.7 BP-10 (1).

BP-10 está localizado em frente à extremidade do polegar (▶ **Figura 5.8**).

Profundidade do agulhamento: 1 a 2 cun, perpendicularmente.

Indicação: importante ponto imunológico (junto com o acuponto IG-11).
   Distúrbios cutâneos, prurido, distúrbios do sistema urogenital, dismenorreia.

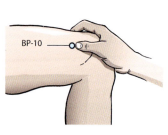

▶ **Figura 5.8** BP-10 (2).

Ação na MTC
- Regula o Sangue e remove Estase do Sangue
- Esfria o Sangue e interrompe sangramento.

6 Meridiano do Coração

▶ **Figura 6.1**

Pontos principais

- C-3: ponto local com efeito geral
- C-5: ponto de conexão (ponto Luo)
- C-7: ponto fonte (ponto Yuan), ponto de sedação.

Pontos associados

- VC-14: ponto de coleta frontal (ponto Mu) do coração
- B-15: ponto de transporte posterior (ponto Shu Dorsal) do coração.

Relações de acoplamento

▶ **Figura 6.2**

Acoplamento alto-baixo: coração-rim
Acoplamento Yin-Yang: coração-intestino delgado

C-3 Shaohai

"Pequeno mar" ("Mar jovem", "Mar do Yin mínimo")

Localização: com o cotovelo flexionado, entre a extremidade ulnar da prega de flexão do cotovelo e o epicôndilo medial do úmero (▶ **Figura 6.3**).

Profundidade do agulhamento: 0,5 a 1 cun, perpendicularmente.

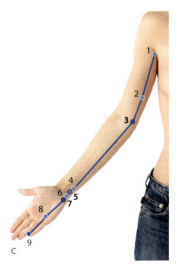

▶ **Figura 6.1** Pontos principais do meridiano do coração.

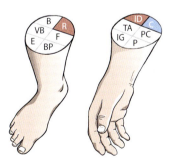

▶ **Figura 6.2** Relações de acoplamento do meridiano do coração.

6 | Meridiano do Coração

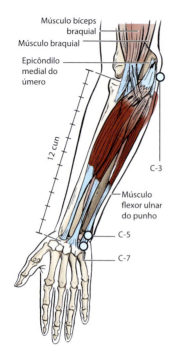

▶ Figura 6.3 C-3 e C-5.

Indicação: "Alegria da Vida", desregulação psicovegetativa, transtornos do sono, agitação mental (Fogo do Coração, usar estimulação sedativa durante a fase aguda), humor depressivo (cuidado quando usar o método de sedação), vertigem, epicondilite medial do úmero (cotovelo de golfista), tremor nas mãos.

Ação na MTC: acalma a Mente (*Shen*).

C-5 Tongli

"Li de conexão" ("Comunicação interior"), ponto de conexão (ponto Luo)

Localização: 1 cun proximalmente ao acuponto C-7, radialmente ao tendão do músculo flexor ulnar do punho (▶ **Figura 6.3**).

Profundidade do agulhamento: até 0,5 cun, perpendicularmente.

Indicação: desregulação psicovegetativa, condições cardíacas funcionais, ansiedade por causa do exame, episódios de ansiedade e inquietação, transtornos do sono, sudorese.

Ação na MTC: fortalece o *Qi* do Coração e o *Yin* do Coração.

C-7 Shenmen

"Porta da mente (Shen)" ("Portal espiritual"), ponto fonte (ponto Yuan), ponto de sedação

Localização: na prega de flexão do punho, radial ao tendão do músculo flexor ulnar do punho (▶ **Figura 6.4**).

🛈 **Nota**

A prega de flexão necessária para a localização desse acuponto está situada entre o rádio e a ulna, de um lado, e os ossos do punho (ossos carpais), do outro. O osso pisiforme marca claramente essa região na direção ulnar. Deve-se, portanto, usar a prega de flexão do punho proximal ao osso pisiforme.

6 | Meridiano do Coração

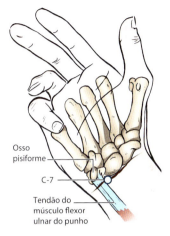

▶ **Figura 6.4** C-7 (1).

De acordo com muitas descrições na literatura alemã, uma segunda possibilidade de agulhamento desse acuponto é a partir do lado ulnar. A direção do agulhamento é paralela à prega de flexão do punho, ou seja, em um ângulo de 90 graus em relação ao método de agulhamento descrito anteriormente. A ponta da agulha fica posteriormente ao tendão do músculo flexor ulnar do punho. O acuponto C-7 é profundo, no local onde as pontas das duas agulhas se encontrariam se viessem das direções volar e ulnar (▶ **Figura 6.5**). Todavia, essa direção de agulhamento não é conhecida na literatura chinesa.

Profundidade do agulhamento: 0,3 a 0,5 cun, perpendicularmente, seja da direção volar ou ulnar.

Indicação: transtornos do sono, crises de ansiedade, desregulação circulatória, sinais/sintomas de abstinência durante terapia de drogadição, hiperatividade.

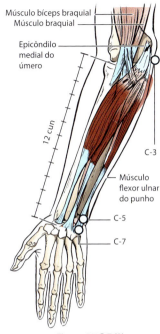

▶ **Figura 6.5** C-7 (2).

König/Wancura: crucial para o tratamento de transtornos psicossomáticos, em combinação com o acuponto BP-6.

Ação na MTC
- Harmoniza a Mente (*Shen*)
- Nutre o Sangue do Coração
- Regula o Coração.

🛈 Nota
É importante selecionar com cuidado o método de estimulação; o acuponto C-7 somente deve ser sedado em casos confirmados de síndromes de excesso; verificar se a ponta da língua está vermelha (p. ex., Calor do Coração).

7 Meridiano do Intestino Delgado

▶ **Figura 7.1,** ▶ **Figura 7.2**

Pontos principais

- ID-3: ponto de tonificação. Ponto de abertura do Vaso Governador, *Du Mai*
- ID-8: ponto de sedação
- ID-11: ponto local
- ID-12: ponto local
- ID-14: ponto local
- ID-18: ponto local
- ID-19: ponto local.

Pontos associados

- VC-4: ponto de coleta frontal (ponto Mu) do intestino delgado
- B-27: ponto de transporte posterior (ponto Shu Dorsal) do intestino delgado
- E-39: ponto Mar Inferior (ponto He Inferior) do intestino delgado.

Relações de acoplamento

▶ **Figura 7.3**

Acoplamento alto-baixo: intestino delgado-bexiga

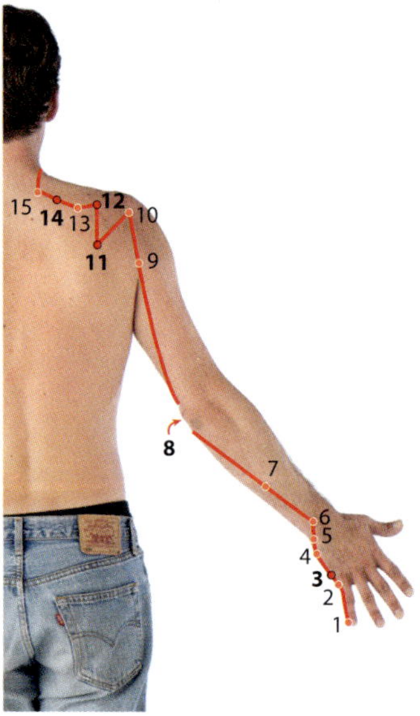

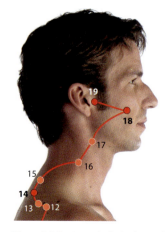

▶ **Figura 7.1** Pontos principais do meridiano do intestino delgado (1).

▶ **Figura 7.2** Pontos principais do meridiano do intestino delgado (2).

7 | Meridiano do Intestino Delgado

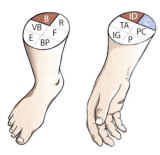

▶ **Figura 7.3** Relações de acoplamento do meridiano do intestino delgado.

Acoplamento Yang-Yin: intestino delgado-coração

ID-3 Houxi

"Cânion posterior" ("Riacho posterior"), ponto de tonificação, ponto de abertura do Vaso Governador, *Du Mai*

Localização: na margem ulnar da mão, com o punho cerrado frouxamente, proximal e posterior a uma prega cutânea na extremidade ulnar da prega de flexão mais distal da palma da mão. Esse acuponto está localizado na transição entre a cabeça e o corpo do osso metacarpal V (Gleditsch, König/Wancura) (▶ **Figura 7.4**).

🛈 Nota

Com o punho cerrado frouxamente, seguir a prega de flexão distal da palma da mão na direção ulnar. De modo geral, começa entre os dedos indicador e médio. Na extremidade da prega de flexão, existe uma pequena protrusão de pele. O acuponto

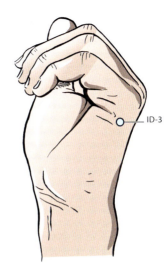

▶ **Figura 7.4** ID-3.

ID-3 está localizado na borda dessa protrusão e na pele circundante, discretamente proximal e dorsal. A agulha deve ser direcionada para o meio da palma da mão.

De acordo com a literatura chinesa, esse ponto está localizado na extremidade distal da prega de flexão descrita anteriormente. O agulhamento é feito na direção vertical. Se for seguido o método de localização descrito no parágrafo anterior, o agulhamento será feito em uma direção discretamente distal. Essas duas localizações levemente diferentes do acuponto se encontram profundamente no local em que a sensação *De Qi* se origina. Em nossa experiência, a localização descrita por Gleditsch, e também por König/Wancura, é mais efetiva, tanto para o diagnóstico como para fins terapêuticos.

Profundidade do agulhamento: 0,5 a 1 cun na direção da palma da mão.

Indicação: lombalgia aguda, síndrome de lombociatalgia; ponto distal para a coluna cervical; torcicolo, paresia do membro superior, tinido, perda auditiva, distúrbios otológicos, resfriado com calafrios, faringite, laringite, tremor, vertigem.

J. Bischko: a principal indicação desse acuponto é espasmólise.

> **Dica prática**
> No caso de torcicolo agudo, lombalgia aguda ou lombociatalgia, o tratamento é seguido por estimulação vigorosa apenas do acuponto ID-3, associada a prática cuidadosa de exercícios físicos.

Ação na MTC
- Abre os canais energéticos e a rede de vasos (Luo) e alivia a dor
- Dá suporte ao pescoço, à parte posterior da cabeça e ao dorso.

ID-8 Xiaohai

"Pequeno mar" ("Mar do intestino delgado"), ponto de sedação

Localização: quando o braço está flexionado, no sulco ulnar entre o olécrano e o epicôndilo medial do úmero (▶ Figura 7.5).

Profundidade do agulhamento: 4 a 8 mm, perpendicularmente.

> **Dica prática**
> O acuponto ID-8 está localizado perto do nervo ulnar, que pode ser agulhado acidentalmente. Se isso ocorrer, retirar imediatamente a agulha, mas sem a remover por completo.

Indicação: epicondilite medial do úmero (cotovelo de golfista); dor na garganta, no ombro e no pescoço.

Ação na MTC: remove obstruções do meridiano do intestino delgado.

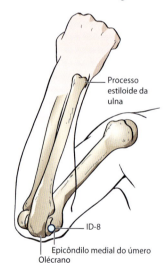

▶ Figura 7.5 ID-8.

7 | Meridiano do Intestino Delgado

ID-11 Tianzong

"Reunião celestial" ("Vigília celestial")

Localização: na fossa supraespinal, em uma linha imaginária conectando o ponto médio da espinha da escápula palpável e o ângulo inferior da escápula. O acuponto ID-11 está localizado nessa linha imaginária na transição entre o terço cranial e os dois terços restantes. Está localizado imediatamente abaixo do acuponto ID-12, no nível do processo espinhoso da quarta vértebra torácica e forma um triângulo com os acupontos ID-9 e ID-10 (▶ **Figura 7.6**).

Profundidade do agulhamento: 0,5 a 1 cun, perpendicularmente.

Indicação: dor e perda de movimento no ombro (especialmente na rotação lateral), sensação de tensão torácica; em combinação com outros pontos para distúrbios da lactação e mastite.

H. Schmidt: ponto especial para lactação insuficiente.

Ação na MTC: remove obstruções do meridiano do intestino delgado.

ID-12 Bingfeng

"Receptador do vento"

Localização: perpendicular e acima do acuponto ID-11, aproximadamente 1 cun acima do ponto médio da margem cranial da espinha da escápula (▶ **Figura 7.6**). Esse acuponto forma um triângulo com os acupontos

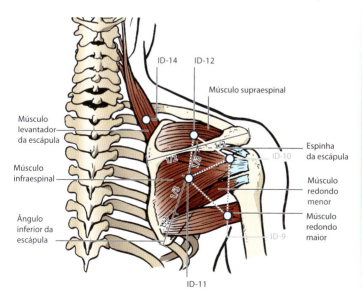

▶ **Figura 7.6** ID-11, ID-12 e ID-14.

ID-10 e ID-11. Ponto-gatilho comum no músculo supraespinal.

Profundidade do agulhamento: 0,5 a 1 cun, perpendicularmente.

Indicação: dor e perda do movimento no ombro (especialmente na abdução e na rotação externa), síndrome do músculo supraespinal, dor e parestesia no membro superior, rigidez de nuca.

Ação na MTC: remove obstrução do meridiano do intestino delgado.

ID-14 Jianwaishu

"Transporte do ombro externo" ("Ombro exterior"), ponto de transporte do lado exterior do ombro

Localização: 3 cun lateralmente ao processo espinhoso da primeira vértebra torácica (▶ **Figura 7.6**).
Ponto-gatilho comum no músculo levantador da escápula.

Profundidade do agulhamento: 0,5 a 1 cun, perpendicularmente.

Indicação: dor e perda de movimento do ombro, rigidez de nuca.

🟢 Nota

Quando os membros superiores do paciente pendem ao longo do corpo, a distância da linha mediana posterior à margem medial da espinha da escápula é de 3 cun.

Ação na MTC: remove obstruções do meridiano do intestino delgado.

ID-18 Quanliao

"Fenda zigomática" ("Sulco do osso zigomático")

Localização: na margem inferior do arco zigomático, perpendicular e abaixo do canto externo do olho, na margem anterior do músculo masseter (▶ **Figura 7.7**).

🟢 Nota

A margem anterior do músculo masseter é palpada com facilidade durante a mastigação.

Profundidade do agulhamento: 0,3 a 0,5 cun, perpendicularmente.

Indicação: disfunção dolorosa miofascial (distúrbio temporomandibular, síndrome de Costen), neuralgia do trigêmeo, espasmo facial, paresia facial, dor de dente, sinusite maxilar, condições gnatológicas.

Ação na MTC
- Expele Vento e alivia dor
- Resfria Calor.

ID-19 Tinggong

"Palácio da audição"

Localização: na depressão à frente do trago (▶ **Figura 7.7**, ▶ **Figura 7.8**).

🟢 Nota

Esse acuponto é localizado com a boca do paciente discretamente aberta. Isso faz com que o processo condilar da mandíbula (articulação temporomandibular) se desloque no

7 | Meridiano do Intestino Delgado

sentido nasal, e evita o risco de agulhamento da articulação temporomandibular. Após a inserção da agulha, o paciente deve fechar a boca.

🛈 Dica prática
O acuponto ID-19 está localizado na proximidade imediata da artéria temporal superficial. A punção dessa artéria pode ser evitada pela sua palpação antes do agulhamento.

Profundidade do agulhamento: 0,3 a 0,5 cun, perpendicularmente.

Indicação: condições otológicas, paresia facial, neuralgia do trigêmeo, disfunção dolorosa miofascial (síndrome de Costen), disfunção da articulação temporomandibular.

Ação na MTC
- Promove a audição
- Elimina Vento.

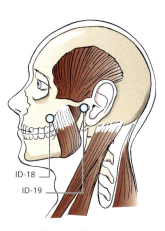

▶ **Figura 7.7** ID-18 e ID-19.

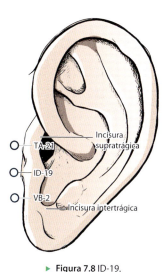

▶ **Figura 7.8** ID-19.

8 Meridiano da Bexiga

▶ Figura 8.1, ▶ Figura 8.2

Pontos principais

- B-2: ponto local
- B-10: influencia o sistema nervoso parassimpático
- B-11: ponto mestre dos ossos
- B-13: ponto Shu Dorsal do pulmão
- B-14: ponto Shu Dorsal do pericárdio
- B-15: ponto Shu Dorsal do coração
- B-17: ponto Shu Dorsal do diafragma. "Ponto mestre do sangue"
- B-18: ponto Shu Dorsal do fígado
- B-19: ponto Shu Dorsal da vesícula biliar
- B-20: ponto Shu Dorsal do baço
- B-21: ponto Shu Dorsal do estômago
- B-23: ponto Shu Dorsal do rim
- B-25: ponto Shu Dorsal do intestino grosso
- B-27: ponto Shu Dorsal do intestino delgado
- B-28: ponto Shu Dorsal da bexiga
- B-36: ponto local com amplo espectro de atividade
- B-40: ponto Mar Inferior (ponto He Inferior) da bexiga
- B-43: amplo espectro de atividade
- B-54: ponto local
- B-57: ponto local
- B-60: ponto de dor periférica
- B-62: ponto de abertura do meridiano extraordinário *Yang Qiao Mai* (Vaso *Yang* do Calcanhar)
- B-67: ponto de tonificação.

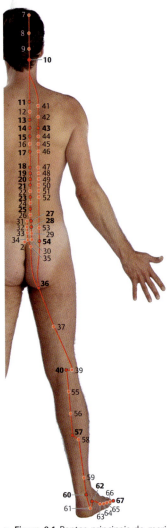

▶ **Figura 8.1** Pontos principais do meridiano da bexiga (1).

8 | Meridiano da Bexiga

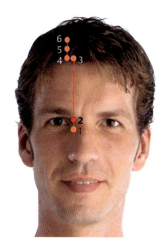

▶ **Figura 8.2** Pontos principais do meridiano da bexiga (2).

Pontos associados

- VC-3: ponto de coleta frontal (ponto Mu) da bexiga
- B-28: ponto de transporte posterior (ponto Shu Dorsal) da bexiga
- B-40: ponto Mar Inferior (ponto He Inferior) da bexiga.

Relações de acoplamento

▶ **Figura 8.3**

Acoplamento alto-baixo: intestino delgado-bexiga

Acoplamento *Yang-Yin*: bexiga-rim

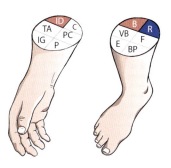

▶ **Figura 8.3** Relações de acoplamento do meridiano da bexiga.

B-2 Zanzhu

"União do bambu"
("Sobrancelhas unidas")

Localização: na extremidade medial da sobrancelha, acima do canto interno do olho. Esse ponto está localizado na incisura frontal medial na margem da órbita, que frequentemente é palpável (▶ **Figura 8.4**).

Profundidade do agulhamento: cerca de 0,3 cun, subcutaneamente, em direção à raiz do nariz ou, caudalmente, na direção do acuponto B-1.

❗ Nota

A incisura frontal representa a saída da artéria supratroclear e o ramo medial do nervo supraorbital. Não é o forame supraorbital, que está localizado mais lateralmente e representa a saída da artéria supraorbital e o ramo lateral do nervo supraorbital. O formato e a posição dos dois pontos de saída podem variar. A incisura frontal raramente aparece como

8 | Meridiano da Bexiga

forame frontal, e o forame supraorbital raramente aparece como incisura supraorbital.

ℹ️ Informação adicional
A literatura chinesa menciona uma "incisura supraorbital" através da qual passa o ramo medial do nervo supraorbital. Essa incisura não é sinônimo de forame supraorbital.

Indicação: distúrbios oftálmicos, cefalalgia, distúrbios da nasofaringe, polinose, urgência para espirrar, glaucoma, síndrome de olho seco (xeroftalmia), vertigem, anosmia, tiques, sinusite frontal. Os dois acupontos B-2 (à direita e à esquerda) combinados com o ponto extraordinário Yintang (EX-CP-3) formam o "triângulo mágico ventral". Esses três pontos combinados exercem efeito intenso na nasofaringe (ver também EX-CP-3, p. 96).

Ação na MTC
- Elimina Vento
- Clareia a visão.

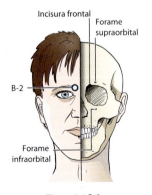

▶ Figura 8.4 B-2.

B-10 Tianzhu
"Pilar celestial"

Localização: orientação vertical: 1,3 cun lateralmente à linha mediana (Vaso Governador), no ventre do músculo trapézio (no ponto onde começa sua descida). O acuponto B-10 está localizado 0,5 cun cranialmente à linha de implantação posterior do cabelo, lateralmente ao acuponto VG-15, próximo à saída do nervo occipital maior (▶ Figura 8.5).

Orientação horizontal: acima do processo espinhoso da segunda vértebra cervical (áxis).

⚠️ Nota
O acuponto B-10 está localizado no nível entre a primeira (atlas) e a segunda (áxis) vértebras cervicais. Essa região é localizada à palpação cranialmente ao primeiro processo espinhoso palpável (visto que o atlas não tem processo espinhoso). A palpação é, em geral, mais fácil quando a cabeça está discretamente retrofletida para relaxar o ligamento nucal, que frequentemente é muito tenso.

💡 Dica prática
O acuponto B-10 está localizado discretamente mais medial e caudal que o acuponto VB-20 (p. 73).

Profundidade do agulhamento: 0,5 a 1 cun, perpendicularmente.

🛈 Dica prática

Para eliminar a possibilidade de perfurar a medula espinal, sobretudo em pacientes caquéticos, a profundidade do agulhamento não deve exceder 1,5 cun.

Indicação: efeito forte no nariz e nos olhos, incrementa o efeito no acuponto B-2 (acoplamento frente-dorso), efeito vagal generalizado; anosmia, síndrome cervical, vertigem, enxaqueca, resfriado, tonsilite; afeta a regulação do tônus global do corpo (ver acuponto VB-20, p. 73).

Ação na MTC
- Elimina Vento
- Clareia a cabeça e os orifícios sensoriais.

B-11 Dazhu

"Grande obturador" ("Grande eixo"), ponto mestre dos ossos

Localização: 1,5 cun lateralmente à margem inferior do processo espinhoso da primeira vértebra torácica (▶ **Figura 8.6**).

❗ Nota

Quando os braços estão ao longo das laterais do corpo, a distância entre a linha mediana e a margem medial da escápula (no nível da inserção facilmente palpável da espinha da escápula na margem medial da escápula) é de 3 cun.

Para facilitar o aprendizado: o último dígito na numeração dos pontos do canal da bexiga B-11 a B-17 segue a

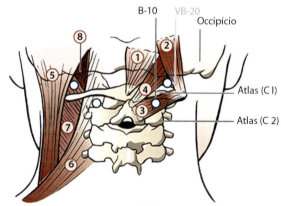

① Músculo reto posterior menor da cabeça
② Músculo oblíquo superior da cabeça
③ Músculo oblíquo inferior da cabeça
④ Músculo reto posterior maior da cabeça
⑤ Músculo esternocleidomastóideo
⑥ Parte descendente do músculo trapézio
⑦ Músculo esplênio da cabeça
⑧ Músculo semiespinal da cabeça

▶ **Figura 8.5** B-10.

8 | Meridiano da Bexiga

numeração das vértebras torácicas (p. ex., o acuponto B-11 fica abaixo de T I, o acuponto B-13 está abaixo de T III).

Profundidade do agulhamento: 0,5 cun, perpendicularmente ou em uma direção oblíqua medial.

> **Dica prática**
> Ao fazer o agulhamento na direção oblíqua medial, a ponta da agulha deve ser orientada em uma direção discretamente caudal.

Indicação: síndrome cervical, síndrome do ombro doloroso, sinusite, efeitos sobre os "distúrbios ósseos", cefalalgia, asma brônquica, resfriado com calafrios.

Ação na MTC
- Remove obstruções do meridiano da bexiga
- Alivia dor
- B-11 (dos dois lados) + VG-14: o "triângulo mágico dorsal" tem efeito relaxante e calmante.

B-13 Feishu

"Ponto de transporte posterior (Shu Dorsal) do pulmão"
("Shu dorsal do pulmão")

Localização: 1,5 cun lateralmente à margem inferior do processo espinhoso da terceira vértebra torácica (▶ **Figura 8.6**).

> **Nota**
> Em paciente em posição ortostática, com os braços pendendo ao longo do corpo, a margem inferior do processo

espinhoso de T III está, em geral, localizada no nível da inserção da espinha da escápula (facilmente palpável) na margem medial da escápula.

> **Informação adicional**
> A numeração do segundo dígito de B-11 a B-17 no meridiano da bexiga se correlaciona com a numeração das vértebras torácicas (p. ex., B-11 está abaixo de T I, B-13 está abaixo de T III).

Como os pontos de transporte posterior são atribuídos de modo segmentar aos órgãos dos círculos funcionais, os pontos de transporte posterior dos órgãos torácicos (pulmões, sistema circulatório, coração) estão localizados na região torácica, os pontos dos órgãos do sistema digestório (fígado, baço, pâncreas, estômago) estão na região abdominal, e os dos órgãos do sistema urogenital (rins, bexiga urinária) estão na região lombar.

Profundidade do agulhamento: 0,5 cun, perpendicular ou obliquamente.

> **Dica prática**
> Ao agulhar na direção oblíqua medial, direcionar a agulha discretamente na direção caudal, para evitar qualquer possibilidade de perfuração da medula espinal.

Indicação: distúrbios do sistema respiratório, asma, tosse, dispneia, sudorese noturna.

Ação na MTC
- Distribui e regula o *Qi* do Pulmão
- Dá suporte às funções descendentes do Pulmão.

8 | Meridiano da Bexiga

B-14 Jueyinshu

"Ponto de transporte posterior (Shu Dorsal) do *Jueyin*" ("Shu dorsal do pericárdio")

Localização: 1,5 cun lateralmente à margem inferior do processo espinhoso da quarta vértebra torácica (▶ **Figura 8.6**).

Profundidade do agulhamento: 0,5 cun, perpendicularmente ou em uma direção caudal-medial oblíqua (ver acupontos B-11, p. 43, e B-13, p. 44).

Indicação: distúrbios cardíacos funcionais, singulto (soluço), condições psicossomáticas, angina de peito, asma brônquica, desregulação circulatória.

Ação na MTC: regula o Coração.

B-15 Xinshu

"Ponto de transporte posterior (Shu Dorsal) do coração" ("Shu dorsal do coração")

Localização: 1,5 cun lateralmente à margem inferior do processo espinhoso da quinta vértebra torácica (▶ **Figura 8.7**).

Profundidade do agulhamento: 0,5 cun, perpendicularmente ou em uma direção caudal-medial oblíqua (ver acupontos B-11, p. 43, e B-13, p. 44).

Indicação: "distúrbios cardíacos", febre, sudorese noturna, problemas de menopausa, insônia, inquietação.

Ação na MTC
- Tonifica o Cérebro e nutre o Coração
- Seda ou acalma a Mente (*Shen*).

B-17 Geshu

"Ponto de transporte posterior (Shu Dorsal) do diafragma" ("Shu dorsal do diafragma"), ponto mestre do Sangue

Localização: 1,5 cun lateralmente à margem inferior do processo espinhoso da sétima vértebra torácica (▶ **Figura 8.7**).

Profundidade do agulhamento: 0,5 cun, perpendicularmente ou em uma direção caudal-medial oblíqua (ver acupontos B-11, p. 43, e B-13, p. 44).

Indicação: efeito pronunciado no diafragma, singulto (soluço), vômitos,

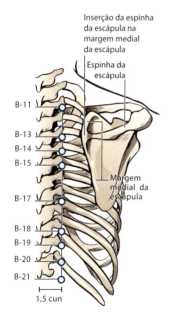

▶ **Figura 8.6** B-11, B-13 e B-14.

8 | Meridiano da Bexiga

asma brônquica, distúrbios hematológicos com um "componente venoso", dispneia, urticária.

Ação na MTC
- Regula o Sangue
- Resfria o Calor do Sangue
- Remove Estagnação do Sangue.

❗ Nota
Nos pacientes em posição ortostática, com os braços pendendo ao longo do corpo, a margem inferior da sétima vértebra torácica está geralmente localizada no nível do ângulo inferior da escápula.

ℹ Informação adicional
A numeração do segundo dígito de B-11 a B-17 no meridiano da bexiga se correlaciona com a numeração das vértebras torácicas (p. ex., B-11 está abaixo de T I, B-13 está abaixo de T III).

B-18 Ganshu

"Ponto de transporte posterior (Shu Dorsal) do fígado ("Shu dorsal do fígado")

Localização: 1,5 cun lateralmente à margem inferior do processo espinhoso da nona vértebra torácica (▶ **Figura 8.7**).

ℹ Informação adicional
Até o acuponto B-17, o último dígito na numeração dos pontos do meridiano da bexiga corresponde à numeração das vértebras torácicas (p. ex., B-17 está localizado abaixo da vértebra T VII).

A partir de B-18, uma vértebra é adicionada (p. ex., B-18 está localizado abaixo da vértebra T IX).

Profundidade do agulhamento: 0,5 cun, perpendicularmente ou em uma direção caudal-medial oblíqua (ver acupontos B-11, p. 43, e B-13, p. 44).

Indicação: distúrbios do metabolismo hepático, distúrbios da visão, vertigem, tensão na região epigástrica e no hipocôndrio, distúrbios do ciclo menstrual, tensão muscular, cãibras musculares, dor na parte alta do abdome, hiperexcitabilidade emocional.

Ação na MTC: regula o *Qi* do Fígado.

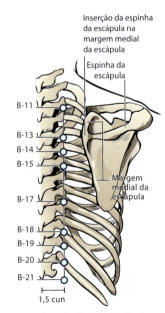

▶ **Figura 8.7** B-15, B-17 e B-18.

B-19 Danshu

"Ponto de transporte posterior (Shu Dorsal) da vesícula biliar" ("Shu dorsal da vesícula biliar")

Localização: 1,5 cun lateralmente à margem inferior do processo espinhoso da décima vértebra torácica (▶ **Figura 8.8**).

Profundidade do agulhamento: 0,5 cun, perpendicularmente ou em uma direção caudal-medial oblíqua (ver acupontos B-11, p. 43, e B-13, p. 44).

Indicação: distúrbios da vesícula biliar, vômitos, gosto amargo na boca, refluxo de ácido.

Ação na MTC: regula o Fígado e a Vesícula Biliar.

B-20 Pishu

"Ponto de transporte posterior (Shu Dorsal) do baço" ("Shu dorsal do baço")

Localização: 1,5 cun lateralmente à margem inferior do processo espinhoso da décima primeira vértebra torácica (▶ **Figura 8.8**).

Profundidade do agulhamento: 0,5 cun, perpendicularmente ou em uma direção caudal-medial oblíqua (ver acupontos B-11, p. 43, e B-13, p. 44).

Indicação: ponto importante para tratamento do sistema digestório; meteorismo, disenteria, inapetência, úlceras gástricas e duodenais, sensação de tensão e plenitude abdominal,

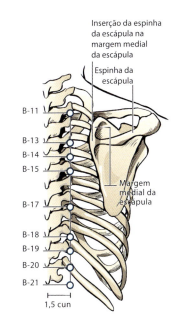

▶ **Figura 8.8** B-19, B-20 e B-21.

diarreia, tumefações palpáveis, doenças crônicas do sistema respiratório com produção de muco, convalescença.

Ação na MTC
- Tonifica e nutre:
  – *Qi* do Baço e *Yang* do Baço
  – Sangue.

B-21 Weishu

"Ponto de transporte posterior (Shu Dorsal) do estômago" ("Shu dorsal do estômago")

Localização: 1,5 cun lateralmente à margem inferior do processo espinhoso da décima segunda vértebra torácica (▶ **Figura 8.8**).

8 | Meridiano da Bexiga

Profundidade do agulhamento: 0,5 cun, perpendicularmente ou em uma direção caudal-medial oblíqua.

Indicação: distúrbios gástricos, problemas de digestão, náuseas, vômitos, distúrbios da motilidade gástrica, singulto (soluço), inapetência.

Ação na MTC: regula e desce o *Qi* do Estômago.

B-23 Shenshu

"Ponto de transporte posterior (Shu Dorsal) do rim" ("Mar de vitalidade", "Shu dorsal do rim")

Localização: 1,5 cun lateralmente à margem inferior do processo espinhoso da segunda vértebra lombar (▶ **Figura 8.9**).

❗ Nota
Para localizar a vértebra L II, recomenda-se começar na crista ilíaca (vértebra L IV, ver acuponto B-25, p. 49).

Profundidade do agulhamento: 0,5 a 1,5 cun, perpendicularmente.

Indicação: excelente ponto para fortalecimento de função e circulação renais, para todos os distúrbios crônicos: fraqueza e exaustão crônicas, lombalgia crônica, asma crônica, distúrbios do sistema urogenital, alergias, distúrbios reumáticos. Esse acuponto

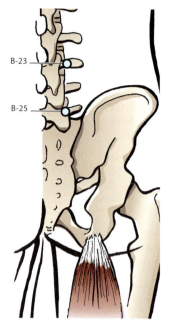

▶ **Figura 8.9** B-23.

é um dos mais importantes e mais usados com moxabustão.

J. Bischko: para condições que pioram com temperaturas frias.

Ação na MTC
- Tonifica e nutre:
  - Rim
  - *Yang* do Rim e sustenta a Essência (*Jing*)
- Regula o equilíbrio hídrico e promove diurese
- Fortalece a região lombar, as orelhas, os olhos e o útero.

8 | Meridiano da Bexiga

B-25 Dachangshu

"Ponto de transporte posterior (Shu Dorsal) do intestino grosso" ("Shu dorsal do intestino grosso")

Localização: 1,5 cun lateralmente à margem inferior do processo espinhoso da quarta vértebra lombar (▶ **Figura 8.10**).

❗ Nota
A vértebra L IV está localizada no nível da crista ilíaca (palpação a partir da região caudal para evitar que a crista ilíaca seja pressionada por dobras de pele). A margem inferior do processo espinhoso está localizada um pouco mais profundamente.

Profundidade do agulhamento: 0,5 a 1,5 cun, perpendicularmente.

Indicação: obstipação, diarreia, distúrbios do intestino grosso; importante ponto local em casos de lombalgia.

Ação na MTC
- Nutre e regula a função intestinal
- Remove Estagnação e alivia a dor.

B-27 Xiaochangshu

"Ponto de transporte posterior (Shu Dorsal) do intestino delgado" ("Shu dorsal do intestino delgado")

Localização: no nível do primeiro forame sacral, 1,5 cun lateralmente à linha mediana dorsal, em uma depressão entre o sacro e a região superior da crista ilíaca posterossuperior (▶ **Figura 8.11**).

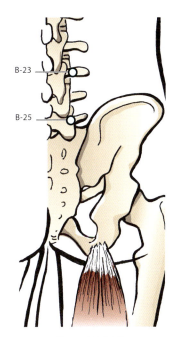

▶ **Figura 8.10** B-25.

❗ Nota
Na palpação da crista ilíaca posterossuperior, o acuponto B-27 está localizado em uma direção cranial e medial. A palpação da crista ilíaca posterossuperior sempre é realizada a partir da região caudal porque o polo ósseo está curvado caudalmente.

Dica para localizar a crista ilíaca posterossuperior: começar na fenda interglútea, palpar aproximadamente 3 cun em um ângulo de 45 graus na direção laterocranial.

Profundidade do agulhamento: 0,5 a 1,5 cun, perpendicularmente; possivelmente em uma direção discretamente lateral oblíqua em direção à articulação sacroilíaca.

Indicação: lombalgia, distúrbios genitais, ejaculação espontânea, enurese.

Ação na MTC: regula os Intestinos e a Bexiga.

B-28 Pangguangshu

"Ponto de transporte posterior (Shu Dorsal) da bexiga") ("Shu dorsal da bexiga")

Localização: no nível do segundo forame sacral, 1,5 cun lateralmente à linha mediana dorsal. Na palpação da crista ilíaca posterossuperior (ver acuponto B-27, p. 49), B-28 está localizado discretamente caudal e medial (▶ **Figura 8.11**).

Profundidade do agulhamento: 0,5 a 1,5 cun, perpendicularmente; possivelmente em uma direção discretamente lateral oblíqua em direção à articulação sacroilíaca.

Indicação: lombalgia, distúrbios vesicais.

Ação na MTC
- Regula a Bexiga
- Elimina o Calor.

B-36 Chengfu

"Recebendo suporte" ("Auxiliando com a mão")

Localização: no ponto médio da prega glútea (não da coxa) (▶ **Figura 8.11**).

❗ Nota funcional

Esse acuponto está localizado muito próximo do nervo isquiático. Se for realizado agulhamento profundo, pode ocorrer punção desse nervo. A posição da agulha no tecido perineural explica parte do efeito da acupuntura.

Profundidade do agulhamento: 0,5 a 1,5 cun, perpendicularmente.

Indicação: lombociatalgia.

❗ Nota

O acuponto B-36 está localizado sobre a tuberosidade isquiática. Esse

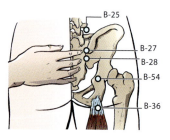

▶ **Figura 8.11** B-27, B-28 e B-36.

ponto também é doloroso na entesopatia dos músculos isquiotibiais (músculos semitendíneo, semimembranáceo e bíceps femoral).

Ação na MTC: remove obstruções no meridiano da bexiga.

B-40 Weizhong

"Centro da fossa poplítea", ponto Mar Inferior (ponto He Inferior) da bexiga

Localização: no ponto médio da fossa poplítea. Esse acuponto está localizado perto do nervo tibial e da artéria poplítea (▶ **Figura 8.12**).

Profundidade do agulhamento: 0,5 a 1,0 cun, perpendicularmente.

Indicação: lombalgia, gonalgia, paresia no membro inferior; ponto distante importante para a região lombar da coluna vertebral; distúrbios cutâneos, distúrbios renais e vesicais, eczema, herpes-zóster, psoríase (Calor do Sangue, microflebotomia), disúria.
 H. Schmidt: é sempre uma boa ideia realizar microflebotomia.

Ação na MTC
- Regula o fluxo de *Qi* na região lombar da coluna vertebral e remove estagnação
- Dá suporte à Bexiga
- Esfria Calor do Sangue.

💡 Dica prática
Agulhar o acuponto B-40 em condições de estase (plenitude), enquanto o B-60 é melhor para condições crônicas (vazio) e sintomas de Frio.

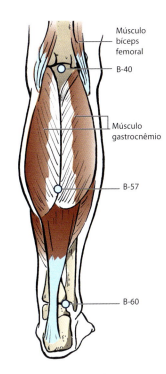

▶ Figura 8.12 B-40.

B-43 Gaohuang

"Ponto de transporte posterior (Shu Dorsal) do Gaohuang" ("Órgãos vitais"), Shu da área entre coração e pericárdio

Localização: 3 cun lateral à margem inferior do processo espinhoso da quarta vértebra torácica (▶ **Figura 8.13**).

8 | Meridiano da Bexiga

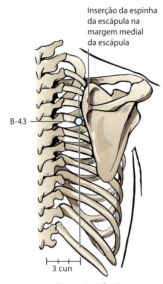

▶ **Figura 8.13** B-43.

🔴 Nota

A localização do acuponto B-43 corresponde a um ponto-gatilho muito comum no músculo romboide maior ou no músculo iliocostal do tórax. No agulhamento profundo, a ponta da agulha atravessa alguns músculos (parte ascendente do músculo trapézio, músculo romboide maior, músculo iliocostal do tórax) que são supridos pelos nervos espinais de vários segmentos (C4-C5, T1-T4). A parte ascendente do músculo trapézio se desenvolveu embriologicamente a partir de partes do mesênquima da cabeça e é suprida pelo nervo acessório. Isso explica o amplo efeito do acuponto B-43 (cobrindo vários segmentos). Ver indicações adicionais adiante.

Profundidade do agulhamento: 0,5 a 1 cun, subcutaneamente em uma direção oblíqua ao acuponto B-14 (potencializando o efeito) ou 0,5 cun em uma direção vertical, usando o método de proteção com dois dedos.

Indicação: distúrbios do sistema respiratório, transtornos do sono, palpitações, problemas de concentrações, disfunção erétil, distúrbios gastrintestinais, dorsalgia; amplo espectro de indicações: esse acuponto é indicado para distúrbios crônicos resistentes à terapia.

Ação na MTC
- Tonifica e nutre:
  – Pulmão, Coração, Rim, Baço e Estômago
  – Sangue e Yin
- Elimina Calor Vazio
- Sustenta a Essência (*Jing*)
- Acalma e sustenta a Mente (*Shen*).

B-54 Zhibian

"Margem mais baixa" (*"Limite da ordem"*)

Localização: 3 cun lateralmente ao hiato sacral, no nível do quarto forame sacral (▶ **Figura 8.14**).

🔴 Nota

O agulhamento do acuponto B-54 atinge primeiro o músculo glúteo máximo e, ainda mais profundamente, o músculo piriforme. Existem pontos-gatilho importantes nesses dois músculos nessa localização. A tensão nesses dois músculos tem participação importante na indução de dor no quadril, na pelve e na região lombar. Visto que o nervo isquiático está situado profundamente, existe o risco de atingi-lo durante o agulhamento profundo. Em aproximadamente 20% dos casos, o nervo isquiático atravessa o músculo piriforme. Esse também é o caso quando o ponto de ramificação é alto; a parte fibular atravessa o músculo piriforme, enquanto a parte tibial atravessa o forame infrapiriforme. Isso explica a irritação e a dor que podem ocorrer quando o tônus do músculo piriforme aumenta. O desconforto, portanto, nem sempre é a única causa de pontos-gatilho nessa região.

Profundidade do agulhamento: muito profundo, algumas vezes chegando a 4 cun.

Indicação: importante ponto distal para problemas da coluna lombar (usar agulhamento profundo); relação segmentar.

Ação na MTC: remove obstruções no meridiano da bexiga e alivia dor.

B-57 Chengshan

"Apoio da montanha" ("Colina de suporte")

Localização: ponto médio entre os acupontos B-40 e B-60; 8 cun caudalmente ao acuponto B-40, em uma depressão entre os ventres do músculo gastrocnêmio (▶ **Figura 8.15**).

❗ Nota

A posição ortostática na ponta dos pés demonstra os músculos da panturrilha (sobre o músculo gastrocnêmio).

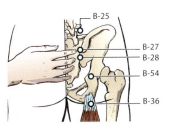

▶ Figura 8.14 B-54.

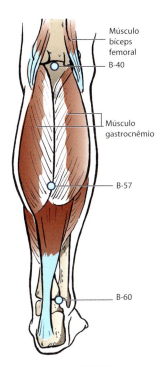

▶ Figura 8.15 B-57.

8 | Meridiano da Bexiga

Outro modo de localizar esse acuponto é pelo método da mão espalmada: no ponto médio entre os acupontos B-40 e B-60 (ver também acuponto E-38, p. 23).

Profundidade do agulhamento: 0,5 a 1 cun, perpendicularmente.

Indicação: condições semelhantes a ciatalgia, cãibras nos músculos da panturrilha, dor no tendão de Aquiles (tendão do calcâneo); ponto distal importante para distúrbios da coluna lombar e para a região anal (hemorroidas), distúrbios da circulação periférica (claudicação intermitente).

Ação na MTC: remove obstruções no meridiano da bexiga.

B-60 Kunlun

"Montanhas Kunlun" ("Grande e alto")

Localização: ponto médio de uma linha imaginária que liga o maléolo lateral e o tendão de Aquiles (▶ **Figura 8.16**).

❗ Nota

A sensação *De Qi* ocorre, com frequência, quando a agulha é direcionada para o calcâneo. O acuponto B-60 é, muitas vezes, descrito na literatura como oposto ao acuponto R-3. Todavia, esse não é o caso, pois os maléolos medial e lateral não estão situados no mesmo nível.

Profundidade do agulhamento: 0,5 a 1 cun, perpendicularmente.

Indicação: um dos principais pontos de dor periférica, sobretudo para o membro inferior.

Síndromes álgicas da coluna vertebral, cefalalgia, dor no tendão de Aquiles, distúrbios da região do tornozelo; dismenorreia com eliminação de sangue coagulado; evolução arrastada do trabalho de parto; retenção da placenta.

Ação na MTC
- Dá suporte à coluna vertebral
- Remove Estagnação do Sangue.

❗ Nota

Não realizar agulhamento desse ponto durante a gravidez.

B-62 Shenmai

"Vaso estendido" ("Canal alongado", "Nono canal"), ponto de abertura do meridiano extraordinário *Yang Qiao Mai* (Vaso *Yang* do calcanhar).

Localização: em uma depressão diretamente abaixo da ponta do maléolo lateral, na cavidade articular entre o tálus e o calcâneo (▶ **Figura 8.16**).

ℹ️ Informação adicional

Na literatura chinesa esse acuponto é, às vezes, situado diretamente caudal ao maléolo lateral. Isso torna uma boa ideia a localização desse acuponto por meio da localização da frequência máxima de dor (*Very Point Method*, segundo Gleditsch).

Profundidade do agulhamento: 3 a 5 mm, perpendicularmente.

8 | Meridiano da Bexiga

Indicação: cefaleia tensional, desregulação psicovegetativa, neuralgia e paresia fibulares, disfunção das articulações talocalcâneas (pronação, supinação).

Combinação comprovada: ID-3 + B-62 para cefaleia tensional.

H. Schmidt: dor no canto interno do olho.

Ação na MTC
- Remove obstruções no meridiano da bexiga
- Relaxa tendões e músculos
- Alivia dor.

B-67 Zhiyin

"Alcançando o *Yin*" ("Alcançando o interior"), ponto de tonificação

Localização: canto lateral da unha do quinto dedo do pé (▶ **Figura 8.16**).

Profundidade do agulhamento: 1 a 2 mm, perpendicularmente; deixar sangrar, se necessário.

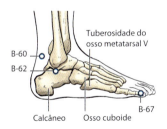

▶ **Figura 8.16** B-60, B-62 e B-67.

Indicação: cefalalgia, retenção urinária, inércia uterina; facilitação do trabalho de parto, correção de posição incorreta do feto (moxabustão).

 Nota

Não realizar estimulação no sentido descendente durante a gravidez.

Ação na MTC
- Expele Vento
- Clareia a Mente (*Shen*) e os olhos.

9 Meridiano do Rim

▶ Figura 9.1, ▶ Figura 9.2

Pontos principais

- R-3: ponto fonte (ponto Yuan)
- R-6: ponto de abertura do meridiano extraordinário *Yin Qiao Mai* (Vaso *Yin* do Calcanhar)
- R-7: ponto de tonificação
- R-27: ponto local.

Pontos associados

- VB-25: ponto de coleta frontal (ponto Mu) do rim
- B-23: ponto de transporte posterior (ponto Shu Dorsal) do rim.

Relações de acoplamento

▶ Figura 9.3

Acoplamento alto-baixo: coração-rim

Acoplamento *Yin-Yang*: rim-bexiga

R-3 Taixi

"Cânion maior" ("Riacho maior"), ponto fonte (ponto Yuan)

Localização: no ponto médio de uma linha imaginária que conecta a maior proeminência do maléolo medial e o tendão de Aquiles (tendão do calcâneo) (▶ **Figura 9.4**).

Profundidade do agulhamento: 0,5 a 1 cun, perpendicularmente.

Indicação: excelente acuponto para fortalecimento da função e da circulação renais; exaustão psicovegetativa, disfunção erétil, enurese, dismenorreia, distúrbios dos sistemas urinário e genital, dor no tendão de Aquiles, distúrbios nas articulações do tornozelo.

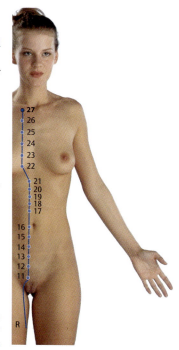

▶ **Figura 9.1** Pontos principais do meridiano do rim (1).

9 | Meridiano do Rim

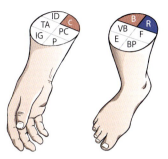

▶ **Figura 9.3** Relações de acoplamento do meridiano do rim.

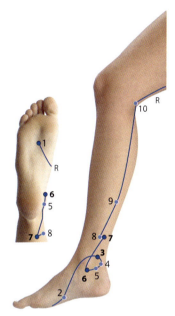

▶ **Figura 9.2** Pontos principais do meridiano do rim (2).

Ação na MTC
- Tonifica e nutre:
  - *Qi* do rim
  - *Yang* do rim
  - *Yin* do rim.

R-6 Zhaohai

"Mar brilhante" ("Brilho no mar"), ponto de abertura do meridiano extraordinário *Yin Qiao Mai* (Vaso *Yin* do calcanhar)

Localização: 0,5 cun caudalmente ao maléolo medial, na região da cavidade articular entre o tálus e o calcâneo, na região do sustentáculo do tálus (▶ Figura 9.5).

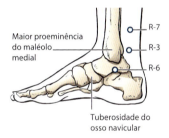

▶ **Figura 9.4** R-3.

O acuponto R-6 está localizado no mesmo nível do acuponto B-62.

🛈 Nota
A parte tibiocalcânea do ligamento deltóideo se expande entre o maléolo medial e o sustentáculo do tálus do calcâneo. Esse ligamento é importante para a estabilização da parte interna do maléolo. Muitos proprioceptores estão localizados aí, perto da articulação talocalcânea. A importância funcional da articulação talocalcânea para o movimento equilibrado e pleno também é reconhecida pela quiropraxia.

9 | Meridiano do Rim

R-6 é o ponto de abertura do meridiano extraordinário *Yin Qiao Mai*. A tradução de *Qiao* é "calcanhar" (salto da dançarina), "mobilidade". *Yin Qiao Mai* e *Yang Qiao Mai* equilibram o tônus muscular *Yang* e *Yin*, regulam a mobilidade articular e afetam a síndrome *Bi* (manifestações reumáticas).

Profundidade do agulhamento: 0,3 a 0,5 cun, perpendicularmente.

Indicação: distúrbios dos sistemas genital e urinário; efeito regulador de distúrbios hormonais, enxaqueca, transtornos do sono, sudorese noturna, prurido nos órgãos genitais externos; manifestações gerais de ressecamento crônico (sobretudo nos olhos); mucosas ressecadas na área da garganta, ressecamento cutâneo, disfunção da parte superior da articulação do tornozelo e da articulação talocalcânea.

J. Bischko: um ponto importante para tonificação mental e emocional.

Ação na MTC
- Tonifica e nutre:
  - Círculo funcional do rim
  - *Yin* do rim.

R-7 Fuliu

"Corrente de retorno" ("Riacho contínuo"), ponto de tonificação

Localização: 2 cun acima do acuponto R-3, na margem anterior do tendão de Aquiles (▶ **Figura 9.5**).

Profundidade do agulhamento: 0,5 a 1 cun, perpendicularmente.

Indicação: ponto importante para distúrbios urogenitais, lombalgia e gonalgia crônicas, falta de motivação, depressão, exaustão mental e física, diarreia matinal.

Ação na MTC
- Tonifica e nutre:
  - Círculo funcional do rim
  - *Qi* do rim e *Yang* do rim.

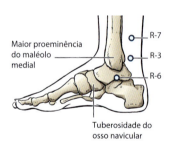

▶ **Figura 9.5** R-6 e R-7.

R-27 Shufu

"Mansão do ponto de transporte"
("Mansão do Shu")

Localização: sob a clavícula, 2 cun lateralmente à linha mediana, próximo da articulação esternoclavicular (▶ **Figura 9.6**).

Profundidade do agulhamento: 2 a 4 mm, perpendicularmente.

ATENÇÃO
Agulhamento profundo é acompanhado de risco de pneumotórax.

Indicação: ponto importante para tratamento de asma e dor torácica.

Ação na MTC: relaxa o tórax.

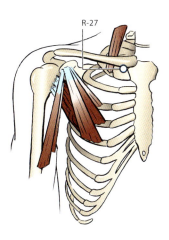

▶ **Figura 9.6** R-27.

10 Meridiano do Pericárdio

▶ Figura 10.1

Pontos principais

- PC-3: ponto local
- PC-6: ponto de conexão (ponto Luo). Ponto de abertura do meridiano extraordinário *Yin Wei Mai* (Vaso de Ligação *Yin*)
- PC-7: ponto fonte (ponto Yuan), ponto de sedação.

Pontos associados

- VC-17: ponto de coleta frontal (ponto Mu) do pericárdio
- B-14: ponto de transporte posterior (ponto Shu Dorsal) do pericárdio.

Relações de acoplamento

▶ Figura 10.2

Acoplamento alto-baixo: pericárdio-fígado

Acoplamento Yin-Yang: pericárdio-triplo aquecedor

PC-3 Quze

"Charco tortuoso"
("Pântano tortuoso")

Localização: ulnar ao tendão do músculo bíceps braquial, na prega do cotovelo (▶ **Figura 10.3**).

Profundidade do agulhamento: 0,5 a 1 cun, perpendicularmente.

Indicação: epicondilopatia, angina de peito, taquicardia, inquietação e ataques de pânico, febre e erupções cutâneas, hipermenorreia.

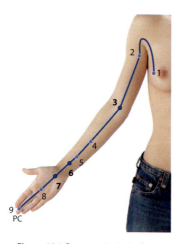

▶ **Figura 10.1** Pontos principais do meridiano do pericárdio.

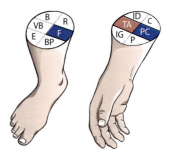

▶ **Figura 10.2** Relações de acoplamento do meridiano do pericárdio.

10 | Meridiano do Pericárdio

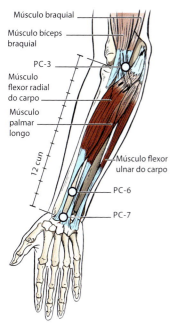

▶ **Figura 10.3** PC-3, PC-6 e PC-7.

Ação na MTC
- Elimina Calor
- Acalma a Mente (*Shen*).

PC-6 Neiguan

"Portão interno" ("Portão interior"), ponto de abertura do meridiano extraordinário *Yin Wei Mai* (Vaso de ligação *Yin*)

Localização: 2 cun proximalmente à prega do punho, entre os tendões dos músculos palmar longo e flexor radial do carpo (▶ **Figura 10.4**).

Como foi descrito na localização do acuponto C-7, usar a prega do punho que está localizada entre os ossos rádio e ulna e os ossos carpais proximais. Os ossos carpais proximais são assinalados pelo osso pisiforme. A prega em questão está localizada proximalmente ao osso pisiforme.

❗ Nota

Para localizar esse ponto precisamente, é preconizada a técnica de "palpação dinâmica" descrita para o acuponto TA-5. A mobilização da prega de pele entre o músculo flexor radial do carpo e o músculo palmar longo na direção proximal cria um espessamento da prega cutânea que para no acuponto PC-6. A localização de PC-6 é oposta à do acuponto TA-5.

Profundidade do agulhamento: 0,5 cun, perpendicularmente.

Indicação: ponto funcional importante, acuponto proeminente para dor e distúrbios nas regiões torácica e epigástrica; intenso efeito regulador mental e emocional, sobretudo para estados de ansiedade e agitação; distúrbios cardíacos funcionais, náuseas, vômitos, singulto (soluço).

Ação na MTC
- Regula o *Qi* do Coração e o Sangue do Coração, e seda e/ou acalma a Mente (*Shen*)
- Desce o *Qi* rebelde do Pulmão e do Estômago.

PC-7 Daling

"Grande colina" ("Grande monte"), ponto fonte (ponto Yuan), ponto de sedação

Localização: no ponto médio da prega do punho, entre os tendões dos músculos palmar longo e flexor radial do carpo (▶ **Figura 10.4**).
(Para ajudar na localização da prega de flexão do punho, ver acuponto C-7, p. 32.)

Profundidade do agulhamento: 0,3 a 0,5 cun, perpendicularmente.

Indicação: distúrbios na região do punho, entesopatia na região do antebraço, condições cardíacas funcionais, estados emocionais de agitação e ansiedade.

J. Bischko: efeito analgésico forte para herpes-zóster e cãibra do escritor.

Ação na MTC
- Regula o Coração
- Clareia a Mente (*Shen*).

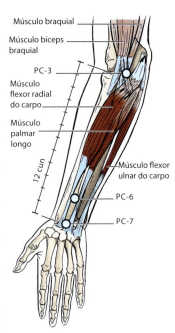

▶ **Figura 10.4** PC-3, PC-6 e PC-7.

11 Meridiano do Triplo Aquecedor

O meridiano do Triplo Aquecedor (TA) (***San Jiao***) – também conhecido como Triplo Energizador (TE) e Triplo Queimador (TQ) – direciona o ***Qi Original*** para os diversos órgãos internos; assim distribui a Energia e o Calor entre as suas três cavidades: aquecedores superior, médio e inferior.

► Figura 11.1

Pontos principais

- TA-3: ponto de tonificação
- TA-4: ponto fonte (ponto Yuan)
- TA-5: ponto de conexão (ponto Luo). Ponto de abertura do meridiano extraordinário *Yang Wei Mai* (Vaso de Ligação *Yang*)
- TA-14: ponto local
- TA-15: ponto local
- TA-17: ponto local
- TA-21: ponto local.

Pontos associados

- VC-5: ponto de coleta frontal (ponto Mu) do triplo aquecedor
- B-22: ponto de transporte posterior (ponto Shu Dorsal) do triplo aquecedor
- B-39: ponto Mar Inferior (ponto He Inferior) do triplo aquecedor.

Relações de acoplamento

► Figura 11.2

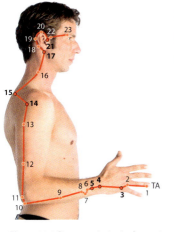

► **Figura 11.1** Pontos principais do meridiano do triplo aquecedor.

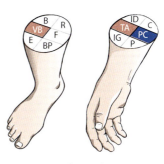

► **Figura 11.2** Relações de acoplamento do meridiano do triplo aquecedor.

Acoplamento alto-baixo: triplo aquecedor-vesícula biliar

Acoplamento Yang-Yin: triplo aquecedor-pericárdio

TA-3 Zhongzhu

"Ilha do meio", ponto de tonificação

Localização: em uma depressão no dorso da mão, entre o quarto e o quinto ossos metacarpais, perto da transição entre o corpo e a cabeça desses ossos (▶ Figura 11.3).

Profundidade do agulhamento: 0,5 a 1 cun, obliquamente em uma direção proximal.

Indicação: ponto importante para distúrbios otológicos, tinido, perda auditiva, vertigem, cefalalgia, dor e paresia no membro superior.

Ação na MTC
- Elimina Vento
- Esfria Calor.

TA-4 Yangchi

"Lagoa do Yang" ("Lagoa ativa"), ponto fonte (ponto Yuan)

Localização: discretamente ulnar ao ponto médio na prega do punho (face dorsal) (cavidade articular entre rádio-ulna e ossos carpais proximais), ulnar ao tendão do músculo extensor dos dedos, radial ao tendão do músculo extensor do dedo mínimo (▶ Figura 11.4).

❗ Nota

A maneira mais fácil de localizar o tendão do músculo extensor dos dedos consiste em mover o segundo, o terceiro e o quarto dedos da mão como se a pessoa estivesse tocando um teclado. Com frequência, a prega do punho (face dorsal) somente se torna visível na flexão dorsal da mão. Se ainda não for possível detectar o tendão, seguir uma linha imaginária discretamente convexa (em forma de arco) em uma direção proximal entre os processos estiloides do rádio e da ulna.

De acordo com J. Bischko, o acuponto TA-4 está localizado mais distalmente, no nível da cavidade articular entre o quarto e o quinto ossos metacarpais e o osso hamato. Esse acuponto é com frequência, muito mais sensível à pressão que o acuponto localizado segundo o método chinês. Quando houver dúvida, o fator decisivo é a sensibilidade à pressão.

Profundidade do agulhamento cerca de 0,3 cun, perpendicularmente.

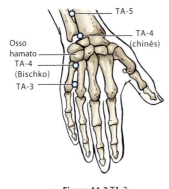

▶ Figura 11.3 TA-3.

11 | Meridiano do Triplo Aquecedor

Indicação: distúrbios do punho, dor e paresia no membro superior.

H. Schmidt: moxabustão do acuponto TA-4 na mão esquerda tem efeito estimulante geral, sobretudo nos órgãos do andar inferior do abdome.

J. Bischko: ponto mestre para cefaleia vasomotora (em salvas).

Ação na MTC: remove obstrução no meridiano do triplo aquecedor.

TA-5 Waiguan

"Porta externa" ("Fechadura exterior"), ponto de conexão (ponto Luo), ponto de abertura do meridiano extraordinário *Yang Wei Mai* (Vaso de ligação *Yang*)

Localização: 2 cun proximalmente ao acuponto TA-4 (discretamente ulnar ao ponto médio da prega do punho na face dorsal; ver acuponto TA-4 [p. 64]), em uma linha imaginária conectando TA-4 com a ponta do olécrano (▶ **Figura 11.4**).

🛠 Dica prática
O acuponto TA-4 está localizado no antebraço, entre o rádio e a ulna, em uma linha imaginária conectando TA-5 e a extremidade do olécrano. Quando o antebraço está supinado (como é mostrado na vista dorsal na ▶ **Figura 11.4**), a linha imaginária está localizada aproximadamente no ponto médio do músculo extensor do antebraço.

Normalmente, entretanto, quando os pacientes estão em decúbito dorsal, os antebraços estão pronados. Nesses casos, a linha imaginária de conexão avança de modo bem definido na direção ulnar à linha mediana para o olécrano. Quando o braço está nessa posição, a linha imaginária entre TA-4 e a cabeça do rádio é usada para fins de orientação. O acuponto TA-5 está localizado diretamente ulnar a essa linha de orientação.

❗ Nota
O acuponto TA-5 pode ser localizado mais rapidamente por meio de palpação dinâmica. O dedo indicador do acupunturista desliza a partir da prega do punho (face dorsal) no sentido proximal entre o rádio e a ulna. No acuponto TA-5, o dedo para porque a espessura da prega cutânea aumenta. TA-5 está localizado em posição quase oposta ao acuponto PC-6.

Profundidade do agulhamento: 0,5 a 1 cun, perpendicularmente ou em sentido oblíquo proximal.

Indicação: cefalalgia, síndrome cervical, tinido, distúrbios do punho, perda auditiva; ponto importante para sensibilidade a mudanças climáticas; dor e paresia no membro superior, resfriado febril, eczema.

J. Bischko: ponto mestre para distúrbios reumáticos.

11 | Meridiano do Triplo Aquecedor

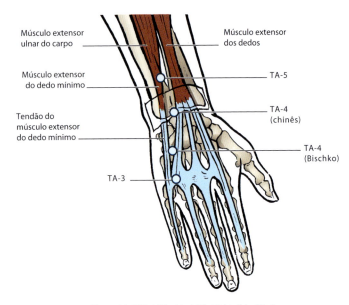

▶ **Figura 11.4** TA-4 (Bischko), TA-4 (chinês) e TA-5.

Ação na MTC
- Elimina Vento
- Esfria Calor.

TA-14 Jianliao

"Fenda do ombro"

Localização: na "depressão posterior do ombro" que se forma quando o braço é abduzido 90 graus, discretamente caudal ao polo dorsal do acrômio (▶ **Figura 11.5**).

Profundidade do agulhamento: 0,5 a 1,5 cun, perpendicularmente ou no sentido oblíquo distal.

Nota
O acuponto TA-14 está localizado no ponto onde a parte acromial e a parte espinal do músculo deltoide se encontram no polo dorsal do acrômio. Em pessoas musculosas, os diferentes componentes do músculo deltoide (partes clavicular, acromial e espinal) são proeminentes e é fácil acompanhar os sulcos dos músculos. TA-14 está localizado na extremidade cranial do sulco posterior, caudal ao polo dorsal do acrômio. O polo dorsal do acrômio pode ser localizado acompanhando o trajeto da espinha da escápula, que é facilmente palpável, no sentido lateral.

11 | Meridiano do Triplo Aquecedor

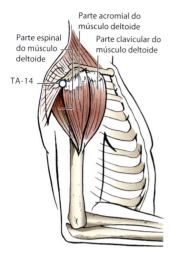

▶ Figura 11.5 TA-14.

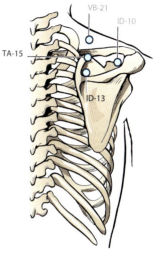

▶ Figura 11.6 TA-15.

Indicação: dor na região do ombro; importante ponto local.

Ação na MTC: remove obstruções no meridiano do triplo aquecedor.

TA-15 Tianliao

"Fenda celestial"

Localização: 1 cun caudal ao acuponto VB-21, no ponto médio entre VB-21 e ID-13, no ângulo superior da escápula (▶ **Figura 11.6**).

(Localização de VB-21: ponto médio entre a margem inferior do processo espinhoso de C VII e o acrômio.)

(Localização de ID-13: ponto médio entre a margem inferior do processo espinhoso da vértebra T II e ID-10 [▶ **Figura 7.6**], no prolongamento da prega dorsal da axila, logo acima da espinha da escápula.)

Profundidade do agulhamento: 0,5 a 0,8 cun, perpendicularmente.

ATENÇÃO
Risco de pneumotórax.

Nota
Ver informações sobre a localização da vértebra C VII em VB-21 (p. 75).

Indicação: cefalalgia, síndrome cervical, torcicolo, sensibilidade a mudanças climáticas.

J. Bischko: ponto mestre para os braços.

Ação na MTC: remove obstruções no meridiano do triplo aquecedor.

TA-17 Yifeng

"Escudo contra o vento"
("Tela do vento")

Localização: atrás do lóbulo da orelha, entre a mandíbula e o processo mastoide (▶ **Figura 11.7**).

> 🔲 **Dica prática**
> O acuponto TA-17 está localizado muito próximo ao nervo facial no ponto em que este sai do forame estilomastóideo. Existe, portanto, o risco de punção desse nervo em caso de agulhamento profundo.

Profundidade do agulhamento: 0,5 a 1,5 cun, perpendicular ou obliquamente em direção da fronte.

> ❗ **Nota**
> A ponta da agulha é posicionada muito perto do processo transverso do atlas, que geralmente pode ser palpado facilmente entre a mandíbula e o processo mastoide. Isso explica o efeito desse acuponto nas articulações atlantoccipitais (ver Indicação, a seguir). Também está localizado muito próximo da artéria vertebral, motivo pelo qual deve ser agulhado pela frente.

Indicação: tinido, perda auditiva, cefalalgia, neuralgia do trigêmeo, neuralgia facial, paresia facial, espasmólise.

As articulações atlantoccipitais influenciam o tônus global do corpo e têm uma participação importante como órgão regulador periférico.

Ação na MTC
- Elimina Vento
- Esfria Calor.

TA-21 Ermen

"Portão da orelha" ("Porta do ouvido")

Localização: no nível da incisura supratrágica acima do acuponto ID-19, imediatamente atrás da parte dorsal superior do processo condilar da mandíbula (▶ **Figura 11.7**, ▶ **Figura 11.8**).

Profundidade do agulhamento: 0,5 cun, perpendicular ou subcutaneamente no sentido caudal.

> ❗ **Nota**
> A agulha é inserida enquanto a boca do paciente está discretamente aberta. Isso faz com que a articulação temporomandibular (ATM) se desloque discretamente no sentido ventral e evita o risco de lesão da ATM (profundidade do agulhamento de aproximadamente 0,5 cun). Após a inserção da agulha, o paciente deve fechar a boca. Outra possibilidade é o agulhamento subcutâneo na direção de ID-19 e VB-2. O movimento da agulha para frente mais ou menos profundamente também influencia esses pontos e aumenta o efeito de TA-21 (mesmas indicações dos acupontos ID-19, VB-2 e TA-21).

11 | Meridiano do Triplo Aquecedor

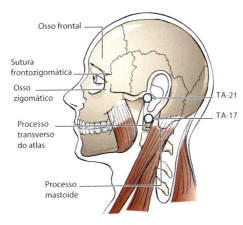

▶ **Figura 11.7** TA-17.

🛈 Dica prática
O acuponto TA-21 está localizado muito perto da artéria temporal superficial. Para evitar a punção dessa artéria, seu pulso deve ser palpado antes do agulhamento.

Indicação: distúrbios otológicos, distúrbios gnatológicos, dor de dente, cefalalgia.

Ação na MTC
- Dá suporte à orelha
- Promove audição
- Elimina Vento.

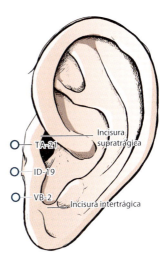

▶ **Figura 11.8** TA-21.

12 Meridiano da Vesícula Biliar

▶ Figura 12.1, ▶ Figura 12.2

Pontos principais

- VB-2: ponto local
- VB-8: ponto local
- VB-14: ponto local
- VB-20: ponto com amplo efeito regulador nas doenças causadas pelo Vento
- VB-21: ponto local
- VB-30: ponto local
- VB-34: ponto Mar Inferior (ponto He Inferior) da vesícula biliar. Ponto mestre dos músculos e tendões
- VB-39: ponto mestre da medula óssea
- VB-41: ponto de abertura do meridiano extraordinário *Dai Mai* (Vaso da Cintura).

Pontos associados

- VB-24: ponto de coleta frontal (ponto Mu) da vesícula biliar
- VB-19: ponto de transporte posterior (ponto Shu Dorsal) da vesícula biliar
- VB-34: ponto Mar Inferior (ponto He Inferior) da vesícula biliar.

Relações de acoplamento

▶ Figura 12.3

Acoplamento alto-baixo: triplo aquecedor-vesícula biliar

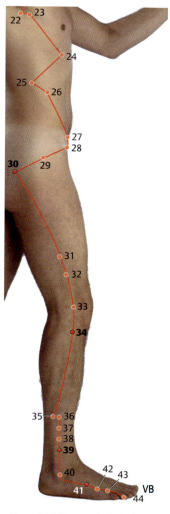

▶ **Figura 12.1** Pontos principais do meridiano da vesícula biliar (1).

12 | Meridiano da Vesícula Biliar

Acoplamento Yang-Yin: vesícula biliar-fígado

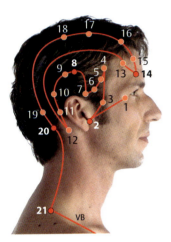

▶ Figura 12.2 Pontos principais do meridiano da vesícula biliar (2).

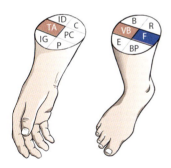

▶ Figura 12.3 Relações de acoplamento do meridiano da vesícula biliar.

VB-2 Tinghui

"Convergência da audição"

Localização: na frente da incisura intertrágica, diretamente abaixo do acuponto ID-19 (depressão na frente do trago quando a boca está discretamente aberta), na frente da margem posterior do processo condilar da mandíbula (▶ **Figura 12.4**).

❗ Nota

A agulha é inserida quando a boca do paciente está discretamente aberta. Essa posição desloca a articulação temporomandibular discretamente no sentido ventral e evita o risco de lesão da articulação (profundidade do agulhamento de aproximadamente 0,5 cun). Após a inserção da agulha, o paciente fecha a boca.

Se o paciente tiver distúrbios otológicos, os acupontos TA-21, ID-19 e VB-2 podem ser agulhados ao mesmo tempo. Para esse propósito, a agulha é introduzida subcutaneamente, a partir de TA-21, no sentido caudal até ser atingido o acuponto VB-2.

💡 Dica prática

O acuponto VB-2 está localizado bem próximo à artéria temporal superficial. Palpar o pulso dessa artéria antes do agulhamento para evitar perfuração.

12 | Meridiano da Vesícula Biliar

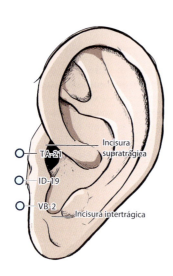

▶ **Figura 12.4** VB-2.

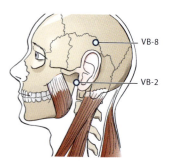

▶ **Figura 12.5** VB-2 e VB-8.

Profundidade do agulhamento: 0,5 a 1 cun, perpendicularmente (ver também Nota, p. 71).

Indicação: distúrbios gnatológicos, condições otológicas, enxaqueca, tinido, dor de dente.

Ação na MTC
- Desobstrui as orelhas
- Elimina Vento.

VB-8 Shuaigu

"Vale condutor" ("Seguindo o vale")

Localização: 1,5 cun acima do ponto mais alto da orelha externa (▶ **Figura 12.5**).

Profundidade do agulhamento: 0,3 a 0,5 cun, obliquamente na direção do local da dor.

Indicação: cefalalgia parietal e temporal.

J. Bischko: o agulhamento bilateral do acuponto VB-8 e de VB-20 (*Du Mai* 20) provoca fluxo horizontal através da cabeça. Fluxo vertical é promovido por agulhamento dos seguintes pontos: PdM (ponto de Merveille; também denominado Yintang, EX-CP-3), VG-16 (*Du Mai* 16) e VG-20 (*Du Mai* 20).

Ação na MTC: beneficia a orelha.

VB-14 Yangbai

"Yang branco"

Localização: 1 cun acima do ponto médio da sobrancelha, logo acima da pupila quando a pessoa está olhando para a frente (▶ **Figura 12.6**).

A distância total entre o ponto médio da sobrancelha e a linha frontal de implantação do cabelo é de 3 cun; o acuponto VB-14 está localizado no fim do primeiro terço dessa distância.

12 | Meridiano da Vesícula Biliar

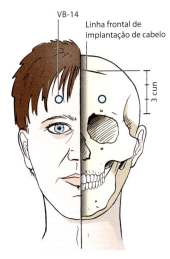

▶ Figura 12.6 VB-14.

Nota

Em caso de calvície, a margem da linha original de implantação do cabelo pode ser detectada pedindo-se ao paciente para franzir a testa.

Profundidade do agulhamento: 0,3 a 0,5 cun, obliquamente em direção ao local da dor (local da disfunção).

Indicação: cefalalgia, neuralgia do trigêmeo, sinusite, distúrbios da visão.

O acuponto VB-14 é especialmente sensível à pressão quando existem distúrbios da vesícula biliar (ponto-gatilho óbvio).

A combinação dos acupontos VB-14 e VB-20 também com o VB-8 melhora o fluxo através da cabeça no sentido de acoplamento alto-baixo.

J. Bischko: ponto teste para distúrbios da vesícula biliar.

Ação na MTC: promove a visão.

VB-20 Fengchi

"Lagoa dos ventos"

Localização: em uma depressão entre as inserções dos músculos esternocleidomastóideo e trapézio na margem inferior do occipício (▶ **Figura 12.7**).

A agulha é inserida no nível entre o occipício e o atlas (articulações atlantoccipitais) na região do processo transverso do atlas. A agulha atravessa o músculo esplênio da cabeça, depois o músculo semiespinal da cabeça e fica posicionada perto dos músculos oblíquos superior e inferior da cabeça.

Profundidade do agulhamento: aproximadamente 1 cun na direção da órbita do olho contralateral ou da região do incisivo superior contralateral (dependendo da posição da cabeça).

Nota

A artéria vertebral é muito profunda (4 cm, frequentemente ainda mais profunda). De modo geral, o agulhamento de VB-20 é profundo porque é preciso induzir a sensação *De Qi*. Todavia, quando o paciente é magro, a profundidade do agulhamento não deve exceder 2 cm.

Indicação: todos os distúrbios cujas manifestações lembram Vento; aparecem subitamente e variam em intensidade e localização (p. ex., síndrome cervical, paresia facial, tinido, conjuntivite, alergias, *influenza* ou manifestações gripais).

J. Bischko: ponto mestre para distúrbios do Vento, ponto mestre do

12 | Meridiano da Vesícula Biliar

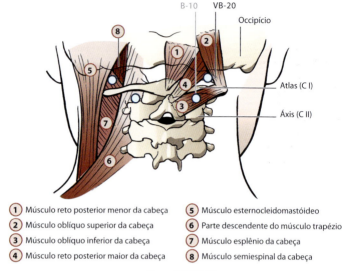

1. Músculo reto posterior menor da cabeça
2. Músculo oblíquo superior da cabeça
3. Músculo oblíquo inferior da cabeça
4. Músculo reto posterior maior da cabeça
5. Músculo esternocleidomastóideo
6. Parte descendente do músculo trapézio
7. Músculo esplênio da cabeça
8. Músculo semiespinal da cabeça

▶ **Figura 12.7** VB-20.

sistema nervoso simpático, para todos os distúrbios que apresentam reação excessiva do sistema nervoso simpático (hipertensão arterial, tinido, vertigem, desregulação vegetativa, *influenza* ou outras infecções, enxaqueca), tensão no corpo (afetando o tônus global do corpo), como enxaqueca, cefaleia tensional, síndrome pré-menstrual, dismenorreia, bem como vertigem e perda do equilíbrio.

Esse acuponto é, com frequência, agulhado junto com o B-10, o ponto mestre do sistema nervoso parassimpático (J. Bischko).

A localização do acuponto VB-20 explica seu efeito positivo na tensão nos músculos do pescoço e no bloqueio das articulações atlantoccipitais. Por meio de reflexos, os nervos aferentes provenientes das articulações atlantoccipitais exercem seus efeitos:

- Na regulação autônoma (existem conexões neurais com centros autônomos)
- No tônus global do corpo (ao influenciar o sistema gama que controla o tônus global do corpo)
- Na regulação do equilíbrio (a parte superior da coluna cervical, especialmente, é um importante órgão periférico de equilíbrio).

Os acupontos na região das articulações atlantoccipitais podem explicar muitas das indicações arroladas anteriormente. Estes também proporcionam uma explicação médica convencional para o termo usado por J. Bischko – "ponto mestre do sistema nervoso simpático" (B-10).

Ação na MTC
- Elimina Vento e Calor
- Alentece o *Yang* do Fígado ascendente
- Clareia a Mente (*Shen*) e abre os sentidos.

VB-21 Jianjing

"Poço do ombro"

Localização: no ponto médio de uma linha imaginária conectando o acrômio com o processo espinhoso da sétima vértebra cervical (C VII), na extensão vertical dorsal da linha mamária (▶ **Figura 12.8**).

🛈 Nota
Como localizar C VII: é o primeiro processo espinhoso da coluna cervical que não desliza anteriormente quando da retroflexão da cabeça. Durante a palpação, com a cabeça em anteflexão, busca-se primeiro o processo espinhoso mais proeminente (provavelmente C VII) e apoia-se a ponta do dedo da mão nele. Se o dedo permanecer no lugar enquanto a cabeça do paciente se move para retroflexão, então se trata de C VII. Se, entretanto, o dedo se deslocar no sentido ventral, então se trata de C VI. Outra possibilidade é utilizar dois dedos da mão para o exame: um dedo da mão é colocado no processo espinhoso presumido de C VI e o outro dedo, no processo espinhoso de C VII. Durante a retroflexão, é possível palpar o deslizamento ventral do processo espinhoso superior e a aproximação dos dois processos espinhosos.

Profundidade do agulhamento: 0,5 a 1 cun, perpendicularmente à superfície da pele ou pelo método de agulhamento a seco.

ATENÇÃO
O agulhamento profundo pode causar pneumotórax no primeiro espaço intercostal (1º EIC).

Indicação: dor no ombro e no pescoço, cefaleia, facilitação do parto, retenção de placenta, distúrbios da lactação, mastite.

O acuponto VB-21 corresponde a um ponto-gatilho comum.

Ação na MTC
- Remove obstruções no meridiano da vesícula biliar
- Relaxa ligamentos e tendões.

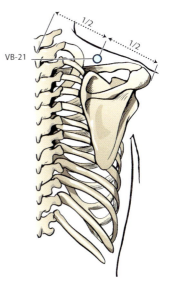

▶ **Figura 12.8** VB-21.

VB-30 Huantiao

"Salto em círculo" ("Círculo saltitante")

Localização: face lateral do quadril, na linha imaginária que conecta o trocanter maior do fêmur e o hiato sacral, entre o terço externo e o terço médio da linha (▶ **Figura 12.9**). Na China, esse acuponto sempre é agulhado com o paciente em decúbito lateral. O quadril e o joelho do lado a ser tratado são flexionados, enquanto o outro membro inferior (embaixo) fica esticado.

Profundidade do agulhamento: 1,5 a 3 cun, perpendicularmente.

Indicação: lombalgia, síndrome de lombociatalgia; manifestações semelhantes a neuralgia e paresia do membro inferior, coxalgia.

Ação na MTC: remove obstruções no meridiano da vesícula biliar.

VB-34 Yanglingquan

"Riacho do monte Yang", "Manancial *Yang* da colina", ponto Mar inferior (ponto He inferior) da vesícula biliar, ponto mestre dos músculos e tendões

Localização: na depressão na frente e abaixo da cabeça da fíbula (▶ **Figura 12.10**).

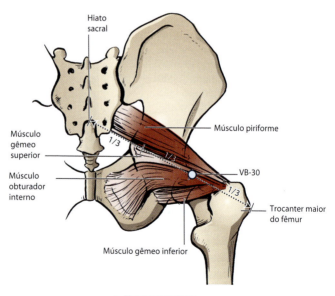

▶ Figura 12.9 VB-30.

12 | Meridiano da Vesícula Biliar

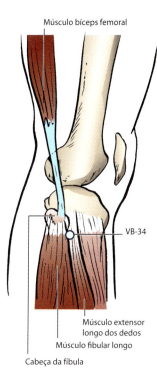

▶ **Figura 12.10** VB-34.

🛑 Nota

Para encontrar esse acuponto, procura-se primeiro a cabeça da fíbula na região onde estaria a costura lateral da calça comprida. A seguir, segura-se a cabeça da fíbula entre os dedos indicador e médio, com os dois dedos da mão deslizando caudalmente. O acuponto VB-34 está localizado sob o dedo indicador, diretamente abaixo e na frente da cabeça da fíbula. O agulhamento é feito na direção da membrana interóssea, ou seja, entre a tíbia e a fíbula.

Quando o joelho está flexionado, a cabeça da fíbula pode ser localizada seguindo-se o trajeto do tendão, facilmente palpável, do músculo bíceps femoral que corre em direção à cabeça da fíbula.

📘 Dica prática

O agulhamento do ponto VB-34 pode irritar as fibras profundas do nervo fibular profundo. A punção do nervo fibular comum também é possível, se sua localização for alta.

Profundidade do agulhamento: 1 a 2 cun, obliquamente em direção à membrana interóssea (entre a tíbia e a fíbula).

Indicação: mialgia, gonalgia, coxalgia, dor e paresia no membro inferior, tinido, cefalalgia, hipertensão arterial.

Ação na MTC
- Dá suporte aos tendões e às articulações
- Regula o Qi do Fígado.

VB-39 Xuanzhong

"Sino suspenso", meridianos do pé, ponto mestre da medula óssea

Localização: 3 cun acima da proeminência mais evidente do maléolo lateral, na margem anterior da fíbula (▶ **Figura 12.11**). Na literatura chinesa (acupuntura chinesa e moxabustão), o acuponto VB-39 é, algumas vezes, localizado na margem posterior da fíbula. A decisão é tomada após palpação para determinar a sensibilidade à compressão.

12 | Meridiano da Vesícula Biliar

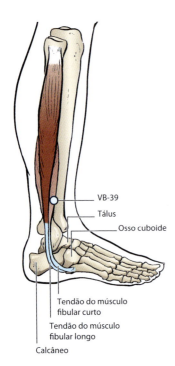

▶ Figura 12.11 VB-39.

Profundidade do agulhamento: 0,5 a 2 cun, perpendicularmente.

Indicação: torcicolo agudo, cefalalgia (Plenitude), síndrome cervical.

❗ Nota
Como um ponto do grupo Luo dos três canais Yang do pé, VB-39 influencia distúrbios dos três eixos. Isso explica o efeito especialmente bom nos distúrbios combinados de anteflexão e retroflexão/lateroflexão, além de rotação. Esses distúrbios têm participação, por exemplo, no torcicolo agudo e na neuralgia intercostal.

Ação na MTC
- Dá suporte à Essência (*Jing*)
- Nutre a medula óssea.

VB-41 Zulinqi

"Lágrimas caindo" ("Lágrimas de cima"), ponto de abertura do meridiano extraordinário *Dai Mai* (Vaso da cintura)

Localização: no dorso do pé, na transição entre o corpo e a base dos quarto e quinto ossos metatarsais, lateralmente ao tendão do músculo extensor longo dos dedos em direção ao dedo mínimo do pé (▶ **Figura 12.12**).

❗ Nota
A maneira mais acurada de localizar a base do quinto osso metatarsal é partindo da margem lateral do pé. Começando na base, de fácil localização, palpar distalmente em direção à transição entre o corpo e a base do quinto osso metatarsal. A partir daí, continuar na direção medial ao longo da linha imaginária estendida entre o quarto e o quinto dedos do pé. Nesse ponto, se houver indicação, o acuponto VB-41 é flagrantemente sensível à compressão.

Profundidade do agulhamento: 0,3 a 0,5 cun, perpendicularmente.

Indicação: enxaqueca (migrânea), distúrbios articulares, dor nas regiões laterais da cabeça, do tórax e do abdome, mastite, síndrome de lombociatalgia.

12 | Meridiano da Vesícula Biliar

Ação na MTC
- Regula o fluxo do *Qi* do Fígado
- Elimina Calor e Umidade.

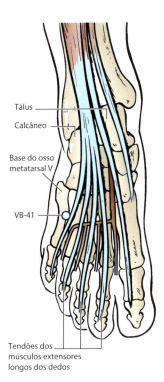

▶ **Figura 12.12** VB-41.

13 Meridiano do Fígado

▶ Figura 13.1

Pontos principais

- F-2: ponto de sedação
- F-3: ponto fonte (ponto Yuan)
- F-13: ponto de coleta frontal (ponto Mu) do baço. Ponto mestre dos órgãos *Zang*
- F-14: ponto de coleta frontal (ponto Mu) do fígado.

Pontos associados

- F-14: ponto de coleta frontal (ponto Mu) do fígado
- B-18: ponto de transporte posterior (ponto Shu Dorsal) do fígado.

Relações de acoplamento

▶ Figura 13.2

Acoplamento alto-baixo: pericárdio-fígado

Acoplamento *Yin-Yang*: fígado-vesícula biliar

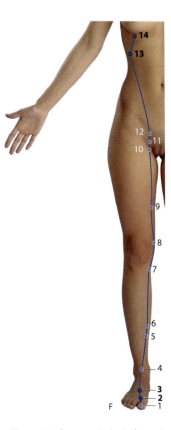

▶ Figura 13.1 Pontos principais do meridiano do fígado.

F-2 Xingjian

"Entre colunas" ("Passar entre"), ponto de sedação

Localização: proximal à extremidade da prega interdigital entre o hálux e o segundo dedo do pé (▶ Figura 13.3).

Profundidade do agulhamento: 0,5 a 1 cun, perpendicularmente.

Indicação: dor espasmódica (especialmente na área ginecológica), cefalalgia, glaucoma, dor e paresia no

13 | Meridiano do Fígado

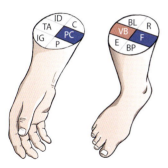

Figura 13.2 Relações de acoplamento do meridiano do fígado.

membro inferior, toracodinia, vertigem, tinido, transtornos do sono.

Ação na MTC
- Esfria Calor e drena Fogo (com padrões agudos de Plenitude)
- Esfria Calor do Sangue.

F-3 Taichong

"Grande jorrante" ("Penetração maior"), ponto fonte (ponto Yuan)

Localização: no canto proximal entre os primeiro e segundo ossos metatarsais, onde o corpo e a base desses dois ossos se aproximam (▶ **Figura 13.3**).

Profundidade do agulhamento: 0,5 a 1 cun, perpendicularmente, possivelmente em uma direção discretamente proximal.

Indicação: efeito espasmolítico (frequentemente associado ao acuponto F-2), cefalalgia, obstipação, diarreia, "problemas do fígado e da vesícula biliar", ponto distante importante para o sistema urogenital, hipertensão arterial, vertigem, distúrbios oculares.

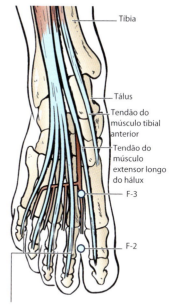

▶ Figura 13.3 F-2 e F-3.

Ação na MTC
- Regula o *Qi* do Fígado e a Estagnação do Sangue
- Esfria o Calor no Fígado e na Vesícula Biliar
- Acalma a Mente (*Shen*).

F-13 Zhangmen

"Portal de madeira de cânfora" ("Porta resplandecente"), ponto de coleta frontal (ponto Mu) do baço. Ponto mestre dos órgãos *Zang*

Localização: na extremidade livre da décima primeira costela, na face lateral do abdome (▶ **Figura 13.4**).

13 | Meridiano do Fígado

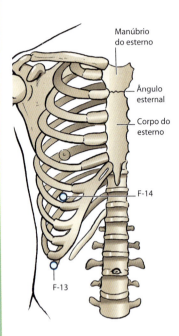

▶ Figura 13.4 F-13 e F-14.

Profundidade do agulhamento: 0,5 cun, obliquamente.

Indicação: distúrbios do fígado e da vesícula biliar, distúrbios digestivos, distúrbios metabólicos, vômitos.

Ação na MTC: tonifica o Baço.

F-14 Qimen

"Portão cíclico" "(Porta cíclica"), ponto de coleta frontal (ponto Mu) do fígado

Localização: no sexto espaço intercostal (6º EIC) abaixo do mamilo na linha mamilar (▶ **Figura 13.4**).

❗ Nota
Como localizar o espaço intercostal: encontrar a transição, facilmente palpável, entre o manúbrio do esterno e o corpo do esterno. Lateralmente à transição está localizada a segunda costela, e abaixo desta está o segundo espaço intercostal (2º EIC).

Profundidade do agulhamento 0,5 cun, obliquamente ao longo do trajeto da costela.

Indicação: hepatopatia, distúrbios digestivos, neuralgia intercostal, vertigem.

Ação na MTC: regula a função do Fígado.

14 Vaso da Concepção (*Ren Mai*)

▶ **Figura 14.1**

Pontos principais

- VC-3: ponto de coleta frontal (ponto Mu) da bexiga
- VC-4: ponto de coleta frontal (ponto Mu) do intestino delgado
- VC-6: ponto de tonificação geral
- VC-8: ponto de tonificação geral
- VC-12: ponto de coleta frontal (ponto Mu) do estômago. Ponto mestre dos órgãos *Fu*. Ponto de coleta frontal (ponto Mu) do Aquecedor Médio
- VC-17: ponto de coleta frontal (ponto Mu) do pericárdio. Ponto mestre do sistema respiratório. Ponto de coleta frontal (ponto Mu) do Aquecedor Superior
- VC-22: ponto local
- VC-24: ponto local.

Pontos associados

P-7: ponto de abertura do Vaso da Concepção.

VC-3 Zhongji

"Polo central" ("Extremo do meio"), ponto de coleta frontal (ponto Mu) da bexiga

Localização: 1 cun cranialmente ao ponto médio da margem superior da sínfise púbica (▶ **Figura 14.2**).

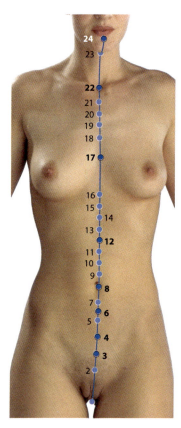

▶ **Figura 14.1** Pontos principais do Vaso da Concepção.

14 | Vaso da Concepção (*Ren Mai*)

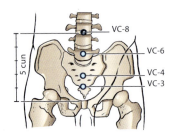

▶ Figura 14.2 VC-3.

❗ Nota

Quando cun é usado como medida da região abdominal, é muito importante usar como referência a distância total entre a margem superior da sínfise púbica e o umbigo (5 cun). Essa é a única maneira de levar em conta as diferenças na circunferência abdominal, algo que não pode ser realizado quando se utiliza a medida habitual polegar-cun.

Profundidade do agulhamento: 1 a 1,5 cun, perpendicularmente.

Indicação: distúrbios urogenitais, incontinência, distúrbios menstruais (como dismenorreia, amenorreia, menstruação irregular), infertilidade feminina, corrimento vaginal, hemorragia pós-parto, cólicas associadas a involução do útero após o parto, dor e prurido nos órgãos genitais externos, disfunção erétil, ejaculação prematura.

Ação na MTC: regula e nutre os Rins e a Bexiga.

VC-4 Guanyuan

"Porta do *Qi* original" ("Passagem da energia"), ponto de coleta frontal (ponto Mu) do intestino delgado

Localização: 2 cun cranialmente ao ponto médio da margem superior da sínfise púbica (para obter a orientação precisa, ver VC-3, p. 83) (▶ Figura 14.3).

❗ Nota

O acuponto VC-4 representa a interseção dos ramos interiores dos Três Meridianos *Yin* do Pé. Isso explica o amplo efeito nos distúrbios ginecológicos e urogenitais, semelhante ao efeito de BP-6 (interseção do exterior, partes carreadoras dos Três Meridianos *Yin* do Pé).

Profundidade do agulhamento: 1 a 1,5 cun, perpendicularmente.

Indicação: ponto importante para tratamento de distúrbios urogenitais

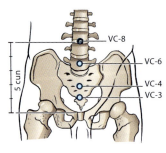

▶ Figura 14.3 VC-4 e VC-6.

14 | Vaso da Concepção (*Ren Mai*)

e ginecológicos; ponto de tonificação importante para exaustão emocional, mental e física, queixas abdominais, hemorragia pós-parto persistente.

König/Wancura: VC-4 + BP-6: combinação básica de pontos para distúrbios do sistema urogenital.

Ação na MTC
- Tonifica e nutre:
  – Rins e Qi Original (*Yuan Qi*)
  – Sangue, *Yin* e Essência (*Jing*).

VC-6 Qihai

"Mar do *Qi*" ("Mar de energia")

Localização: 1,5 cun abaixo do umbigo (para orientação precisa, ver VC-3, p. 83) (▶ **Figura 14.3**).

Profundidade do agulhamento: 1 a 1,5 cun, perpendicularmente.

Indicação: ponto importante de tonificação para exaustão emocional, mental e física, frequentemente usado com moxabustão; exaustão, desregulação circulatória, disfunção erétil.

Ação na MTC
- Tonifica e nutre: *Qi* e *Yang* (especialmente com moxabustão)
- Regula o *Qi* e harmoniza o fluxo do Sangue.

VC-8 Shenque

"Palácio do espírito" ("Umbigo")

Localização: no centro do umbigo (▶ **Figura 14.4**).

! Nota

Uma possibilidade de fornecer energia para estados gerais de exaustão consiste em aplicar moxabustão no umbigo com gengibre e sal (três substâncias *Yang*).

Indicação: é proibido agulhar esse ponto! A moxabustão é, com frequência, útil para tonificação geral.

Ação na MTC: tonifica e nutre *Qi* e *Yang* (usando moxabustão).

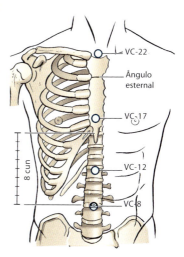

▶ **Figura 14.4** VC-8 e VC-12.

14 | Vaso da Concepção (Ren Mai)

VC-12 Zhongwan

"Meio do epigástrio" ("Centro da força"), ponto de coleta frontal (ponto Mu) do estômago, ponto mestre dos órgãos *Fu*, ponto de coleta frontal (ponto Mu) do Aquecedor médio

Localização: no ponto médio de uma linha imaginária que conecta a base do processo xifoide e o umbigo (▶ **Figura 14.4**).

❗ Nota

Como ocorre na parte inferior do abdome, é importante para a determinação dos pontos na sua parte superior usar como referência a distância entre a base do processo xifoide (interseção dos arcos costais) e o umbigo (8 cun). Essa é a única maneira de levar em conta as diferenças na circunferência abdominal.

Profundidade do agulhamento: 1 a 1,5 cun, perpendicularmente.

Indicação: ponto importante para todos os distúrbios do sistema digestório: gastrite, úlceras gástricas e duodenais, meteorismo, síndrome de Roemheld (síndrome gastrocardíaca), náuseas, vômitos, singulto (soluços), transtornos do sono.

Ação na MTC
- Tonifica e nutre: *Qi* do Estômago e *Qi* do Baço
- Remove a Estagnação do *Qi* do Estômago.

VC-17 Shanzhong

"Meio do tórax" ("Mar da tranquilidade"), ponto de coleta frontal (ponto Mu) do pericárdio, ponto mestre do sistema respiratório, ponto de coleta frontal (ponto Mu) do Aquecedor superior

Localização: na linha mediana no nível dos mamilos, no 4º EIC (▶ **Figura 14.5**).

❗ Nota

A distância entre a margem superior do manúbrio do esterno e a base do processo xifoide mede 9 cun. Todavia, a orientação na área ventral do tórax ocorre, em geral, pela determinação do espaço intercostal.

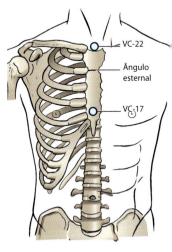

▶ **Figura 14.5** VC-17 e VC-22.

14 | Vaso da Concepção (*Ren Mai*)

Profundidade do agulhamento: 0,3 a 0,5 cun, subcutaneamente na direção caudal, com a ponta da agulha voltada para a ponta do processo xifoide ou na direção lateral para os mamilos.

> ⚠ **Nota**
>
> Do ponto de vista anatômico, a lâmina óssea na região do acuponto VC-17 pode ser muito delgada (em decorrência de comprometimento da ossificação esternal durante o desenvolvimento embrionário). Podem até mesmo existir forames, criando o risco de perfuração intracardíaca. Um forame esternal mais ou menos substancial é encontrado em 8 a 10% da população. Lâmina óssea delgada ou membrana de tecido conjuntivo podem tornar os resultados da palpação imperceptíveis. A distância entre a superfície da pele e a superfície dorsal do esterno mede apenas 12 a 22 mm. Já foram relatados casos de morte. Portanto, o agulhamento deve ser estritamente tangencial. Para a palpação do 4º EIC, recomenda-se primeiro procurar a transição facilmente palpável do ângulo esternal entre o manúbrio e o corpo do esterno. Lateralmente a esse local situa-se a segunda costela, e caudalmente a esta encontra-se o 2º EIC.

Indicação: ponto importante para distúrbios respiratórios agudos e crônicos, asma brônquica, bronquite, dispneia, toracodinia, condições cardíacas funcionais, sensação de opressão torácica.

Ação na MTC
- Regula o *Qi* e abre o tórax
- Desce o *Qi* rebelde do Pulmão e o *Qi* do Estômago
- Fortalece o *Qi*, especialmente o *Qi* do tórax.

VC-22 Tiantu

"Proeminência do céu"
("Projeção celestial")

Localização: no ponto médio da incisura jugular do esterno, no nível da inserção da clavícula (▶ **Figura 14.5**).

Método de agulhamento: de acordo com a literatura chinesa, o acuponto VC-22 é agulhado profunda e retroesternalmente nos casos de crises asmáticas agudas.

Profundidade do agulhamento: 0,5 a 1 cun, retroesternalmente.

Indicação: asma brônquica, singulto (soluços), sensação de globo histérico, rouquidão.

> **ATENÇÃO**
>
> No caso de agulhamento muito profundo e nos pacientes com infecções, existe o risco de mediastinite por causa dos espaços interconectantes no tecido conjuntivo.

Ação na MTC
- Fortalece a voz
- Faz descer o *Qi* rebelde do Pulmão.

14 | Vaso da Concepção (*Ren Mai*)

VC-24 Chengjiang

"Receptáculo da saliva"
("Recebendo a saliva")

Localização: local mais profundo da linha mediana mandibular, no ponto médio do sulco mentolabial (▶ **Figura 14.6**).

❗ Nota
Se o agulhamento for realizado com o propósito de reduzir o reflexo faríngeo (p. ex., durante endoscopia ou colocação de próteses dentárias), é preconizado o uso de uma agulha bem curta antes do procedimento. Se a agulha for fletida em ângulo reto na área do cabo, pode ser deixada no lugar durante o procedimento.

Profundidade do agulhamento: 0,2 a 0,3 cun, perpendicularmente.

Indicação: dor facial, dor de dente, paresia facial, neuralgia do trigêmeo, hipersalivação, espasmo facial, redução do reflexo faríngeo (reflexo do vômito) para realização de endoscopia e de procedimentos odontológicos necessários à colocação de próteses.

Ação na MTC: elimina Vento exterior e interior.

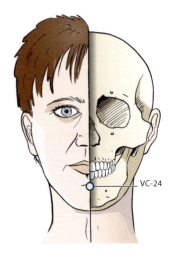

▶ Figura 14.6 VC-24.

15 Vaso Governador (*Du Mai*)

▶ **Figura 15.1**, ▶ **Figura 15.2**

Pontos principais

- VG-4: ponto de tonificação geral
- VG-14: convergência de todos os meridianos *Yang*
- VG-15: ponto local
- VG-16: ponto local
- VG-20: ponto local com efeito sistêmico
- VG-26: ponto local, ponto de emergência.

Pontos associados

- ID-3: ponto de abertura do Vaso Governador.

VG-4 Mingmen

"Portal da vida"

Localização: abaixo do processo espinhoso da segunda vértebra lombar (▶ **Figura 15.3**).

O acuponto VG-4 está localizado no mesmo nível do B-23. Um ramo interior do meridiano do rim se junta nesse local. O VG-4 reforça, portanto, o efeito do acuponto B-23.

ℹ Informação adicional

Na literatura, há descrições muito raras de lesões da medula espinal após agulhamento extremamente profundo na direção cranial. Se a agulha for inserida na direção descrita, a profundidade não deve ultrapassar

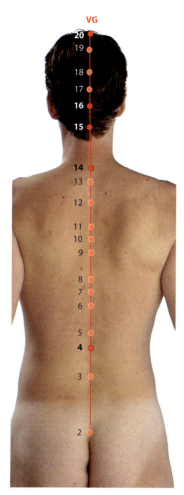

▶ **Figura 15.1** Pontos principais do Vaso Governador (1).

15 | Vaso Governador (*Du Mai*)

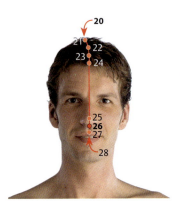

▶ **Figura 15.2** Pontos principais do Vaso Governador (2).

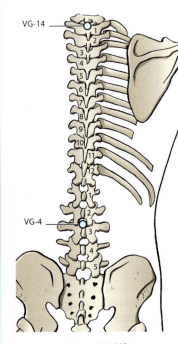

▶ **Figura 15.3** VG-4.

1 cun e a agulha deve ser orientada perpendicularmente em uma direção discretamente caudal.

❗ Nota

O VG-4, bem como o acuponto B-23, exerce efeito tonificante nas disfunções dos rins e da bexiga. Os dois acupontos são indicados para pacientes com sintomas de Frio, Fraqueza e Vazio. Quando existe lombalgia concomitante, é preconizado agulhamento ou moxabustão dessa "linha de tonificação dorsal para lombalgia". Se for apropriado (quando sensível à pressão), uma opção é o agulhamento ou moxabustão adicional de B-52 (1,5 cun lateralmente a B-23). Em vez de agulhar B-23 e B-52 conforme foi descrito, também é possível utilizar caixas de moxabustão ou outro material de odor neutro e autoaquecido.

Profundidade do agulhamento: 0,5 a 1,0 cun, perpendicularmente ou, talvez, em uma direção caudal oblíqua.

Indicação: ponto importante para tonificação do *Yang*, especialmente do *Yang* do Rim; lombalgia, distúrbios urogenitais, disfunção sexual, tinido, cefalalgia.

Ação na MTC
- Tonifica e nutre:
  - círculo funcional do Rim e *Qi* Original (*Yuan Qi*)
  - Sangue, *Yin* e Essência (*Jing*).

15 | Vaso Governador (*Du Mai*)

VG-14 Dazhui

"Grande vértebra"

Localização: abaixo do processo espinhoso da sétima vértebra cervical (C VII) (▶ **Figura 15.4**).

❗ Nota

Como localizar o processo espinhoso de C VII: ao contrário da C VI, a C VII não desliza ventralmente quando se flexiona a cabeça para a frente. Os dedos médio e indicador do acupunturista são colocados sobre os supostos processos espinhosos da C VI e da C VII. Se os dedos forem posicionados corretamente, eles se aproximam quando a cabeça do paciente é inclinada para a frente e o processo espinhoso superior se desloca na direção ventral.

Profundidade do agulhamento: 0,5 a 1,0 cun, perpendicularmente.

Indicação: cefalalgia, imunomodulação, febre, paralisia, tinido.

J. Bischko: ponto de convergência ("reunião") com conexões com os seis órgãos *Fu*. (Em combinação com outros pontos, o acuponto VG-14 também é denominado "aranha".)

O VG-14 afeta todos os canais *Yang*. Orientação rápida no caso de cefaleia e dor no pescoço pode ser obtida pela palpação dos pontos principais da "aranha" em torno do acuponto VG-14.

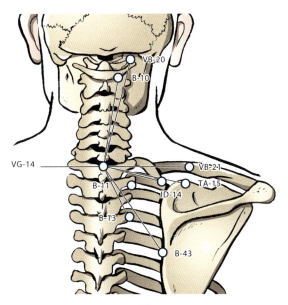

▶ **Figura 15.4** VG-14.

15 | Vaso Governador (*Du Mai*)

> **!** **Nota**
> Nem todos os pontos da "aranha" são agulhados ao mesmo tempo. Selecionar apenas os pontos que são mais sensíveis à pressão.

Ação na MTC
- Clareia o Calor
- Tonifica e nutre: *Yang* e *Qi* defensivo (*Wei Qi*).

VG-15 Yamen

"Portal da mudez"

Localização: acima do processo espinhoso da segunda vértebra cervical (C II), no mesmo nível de B-10, 0,5 cun acima da linha dorsal de implantação de cabelo (▶ **Figura 15.5**).

> **!** **Nota**
> Ao agulhar simultaneamente VG-15 e VG-16: agulhamento em direção discretamente caudal enquanto a cabeça do paciente está discretamente flexionada para a frente. A ponta da agulha deve ser posicionada no ligamento nucal. Não estimular.

Se o acuponto VG-16 for agulhado muito profundamente, existe risco de penetração da cisterna bulbocerebelar.

Profundidade do agulhamento: 0,5 cun, em direção discretamente caudal.

Indicação: ponto importante para transtornos da fala, especialmente em crianças; afasia, transtornos gerais da fala, epilepsia, apoplexia (hemorragia cerebral), síndrome cervical, rigidez de nuca, dor occipital.

Ação na MTC: fortalece os sentidos e a Mente (*Shen*).

VG-16 Fengfu

"Palácio do vento" ("Mansão tempestuosa")

Localização: abaixo da protuberância occipital exterior, no mesmo nível de VG-20 (▶ **Figura 15.5**).

> **!** **Nota**
> Ver acuponto VG-15, anteriormente.

Profundidade do agulhamento: 0,5 cun, em uma direção discretamente caudal (ver acuponto VG-15, anteriormente).

Indicação: cefalalgia, promove fluxo longitudinal através da cabeça (em combinação com o acuponto EX-CP-1), tinido, confusão, ponto proeminente para distúrbios do Vento interior e exterior, vertigem, rinite, sinusite.

Ação na MTC: expele Vento interior e exterior.

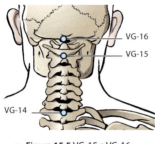

▶ **Figura 15.5** VG-15 e VG-16.

15 | Vaso Governador (*Du Mai*)

VG-20 Baihui

"Cem encontros"
("Cem convergências")

Localização: na linha mediana da cabeça, 5 cun em direção ao escalpo, a partir da linha frontal de implantação do cabelo, em uma linha imaginária que conecta as pontas das orelhas. Na literatura alemã, o eixo da orelha (▶ **Figura 15.6**) é, com frequência, apontado como referência para localização da ponta da orelha e da linha de conexão.

Profundidade do agulhamento: 0,5 cun, subcutaneamente em direção ventral ou dorsal.

Indicação: ponto importante de sedação; harmonização mental e emocional; cefalalgia, transtornos do sono, vertigem, manifestações de ansiedade (com exceção de IG-4 e E-36, é um dos acupontos mais frequentemente agulhados).

Ação na MTC
- Acalma Vento interior
- Harmoniza e seda e/ou acalma a Mente (*Shen*).

VG-26 Shuigou

"Canal das águas", também conhecido como "*Ren Zhong*", "Meio da pessoa" ("Metade do homem")

Localização: no filtro na linha mediana anterior da face, na transição entre o terço nasal e os dois terços remanescentes da linha imaginária que conecta o nariz e a margem superior do lábio (▶ **Figura 15.7**).

Profundidade do agulhamento: 0,5 cun, obliquamente na direção cranial.

Indicação: colapso, crise epiléptica, lombalgia aguda.

⚠ Nota
Em situações de emergência (quando não houver agulhas) para as indicações mencionadas, aplica-se acupressão (pressionar com firmeza o polegar contra a margem inferior do nariz).

Ação na MTC: fortalece os sentidos.

15 | Vaso Governador (*Du Mai*)

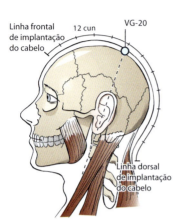

▶ **Figura 15.6** VG-20.

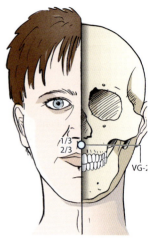

▶ **Figura 15.7** VG-26.

16 Pontos Extraordinários

Na China, desde 1991, existe um consenso oficial sobre 48 Pontos Extraordinários. A Organização Mundial da Saúde (OMS) fundamenta esse consenso. Os 48 Pontos Extraordinários são nomeados de acordo com a respectiva região do corpo (▶ Tabela 16.1, ▶ Tabela 16.2) e a numeração varia de uma região para outra.

▶ Tabela 16.1

Nomes em português	Número de pontos
EX-CP (**C**abeça-**P**escoço)	15
EX-TA (**T**órax-**A**bdome)	1
EX-D (**D**orso)	9
EX-MS (**M**embro **S**uperior)	11
EX-MI (**M**embro **I**nferior)	12

▶ Tabela 16.2

Nome em chinês	Nome em português	Acupuntura chinesa e moxabustão
Sishencong	EX-CP-1	Extra 6
Yintang	EX-CP-3	Extra 2
Yuyao	EX-CP-4	Extra 5
Taiyang	EX-CP-5	Extra 1
Jingbailao	EX-CP-15	Extra 16
Dingchuan	EX-D-1	Extra 14
Huatuojiaji	EX-D-2	Extra 15
Shiqizhui	EX-D-8	Extra 18
Wailaogong/Luozhen	EX-MS-8	Extra 28
Baxie	EX-MS-9	Extra 27
Heding	EX-MI-2	Extra 38
Neixiyan	EX-MI-4	–
Xiyan	EX-MI-5	Extra 37
Lanweixue	EX-MI-7	Extra 39
Bafeng	EX-MI-10	Extra 40

EX-CP-1 Sishencong

"Quatro cavaleiros da mente"

Localização: Sishencong é constituído por quatro pontos que estão situados 1 cun frontal, dorsal e lateralmente, respectivamente, ao acuponto VG-20 (▶ **Figura 16.1**).

Profundidade do agulhamento: cada ponto é agulhado 0,5 a 1 cun subcutaneamente para fora (não para dentro).

Indicação: inquietação, nervosismo (efeito sedativo, semelhante ao acuponto VG-20), vertigem, cefaleia, transtornos do sono; exacerba o efeito de VG-20.

Combinações: transtornos do sono: EX-CP-1 + C-7 + BP-6.
Náuseas, vômitos: EX-CP-1 + PC-6 + E-36.

Ação na MTC: acalma a mente (*Shen*).

EX-CP-3 Yintang

"Palácio da fronte"

Localização: no ponto médio entre as sobrancelhas (▶ **Figura 16.2**).
J. Bischko localiza esse ponto mais profundamente na raiz do nariz.

Profundidade do agulhamento: aproximadamente 1 cun, subcutaneamente na direção caudal para a raiz do nariz.

> **Dica prática**
> Para agulhar EX-CP-3 deve-se levantar uma prega de pele entre as sobrancelhas e introduzir a agulha subcutaneamente na direção caudal para a raiz do nariz. A formação da prega de pele sobre a glabela possibilita a introdução da agulha sem provocar desconforto.

Indicação: cefaleia, sobretudo cefaleia frontal e tensional, distúrbios oculares, rinite, sinusite, transtornos do sono.

Na nomenclatura francesa, o ponto extraordinário Yintang é denominado PdM (ponto maravilhoso). Isso se refere à ação rápida desse acuponto na rinite e na cefaleia.

Combinações: de acordo com J. Bischko, o ponto extraordinário Yintang (EX-CP-3) e os dois acupontos B-2

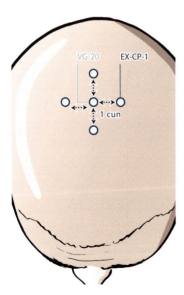

▶ **Figura 16.1** EX-CP-1.

formam o "triângulo mágico ventral", o qual exerce efeito relaxante, especialmente no caso de cefaleia, rinite e sinusite. Os dois acupontos B-2 são agulhados perpendicularmente ou com a ponta da agulha direcionada para a raiz do nariz (na mesma direção de EX-CP-3).

Ação na MTC
- Alivia o nariz
- Elimina Vento.

EX-CP-4 Yuyao

"Espinha de peixe"

Localização: no ponto médio da sobrancelha, acima da pupila quando a pessoa está olhando diretamente para a frente (▶ **Figura 16.2**).

Profundidade do agulhamento: 0,5 cun, subcutaneamente em direção à extremidade medial ou lateral da sobrancelha.

Indicação: distúrbios oculares, cefaleia frontal, paresia facial, neuralgia do trigêmeo.

Ação na MTC: melhora a visão.

EX-CP-5 Taiyang

"Yang maior"

Localização: em uma depressão aproximadamente 1 cun posterior (em direção à orelha) a partir do ponto médio da linha imaginária que conecta a extremidade externa da sobrancelha e o canto lateral do olho (▶ **Figura 16.3**).

Profundidade do agulhamento: aproximadamente 0,5 cun, perpendicular ou subcutaneamente em direção à têmpora.

❗ Nota

Em geral, existe uma depressão facilmente palpável. Os pacientes pressionam esse acuponto em caso de cefaleia. Se a compressão provocar uma sensação prazerosa, Taiyang pode ser usado para tratar localmente até mesmo cefaleias agudas. (Caso contrário, usar pontos distantes para cefaleias agudas.)

Indicação: cefaleia, sobretudo enxaqueca, distúrbios oculares, neuralgia do trigêmeo, paresia facial.

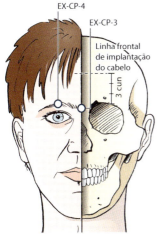

▶ **Figura 16.2** Acupontos EX-CP-3 e EX-CP-4.

16 | Pontos Extraordinários

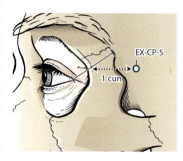

▶ Figura 16.3 EX-CP-5.

Ação na MTC
- Alivia a dor
- Melhora a visão

EX-CP-15 Jingbailao

"Cem cobranças"

Localização: 2 cun cranialmente à ponta do processo espinhoso da sétima vértebra cervical (C VII) e 1 cun lateralmente à linha mediana (▶ **Figura 16.4**).

! Nota
A distância entre a linha dorsal de implantação do cabelo e a margem inferior do processo espinhoso da sétima vértebra cervical (C VII) mede 3 cun.

Profundidade do agulhamento: 0,5 a 1 cun, em uma direção discretamente caudal.

Indicação: síndrome cervical, torcicolo espástico, torcicolo fixo.

Ação na MTC: harmoniza o fluxo de *Qi*.

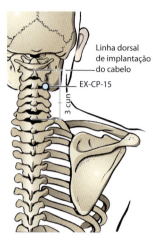

▶ Figura 16.4 EX-CP-15.

EX-D-1 Dingchuan

"Acalmar a dispneia", "Parar a asma"

Localização: 0,5 cun lateralmente ao acuponto VG-14 (lateralmente à ponta do processo espinhoso da sétima vértebra cervical – C VII (▶ **Figura 16.5**).

Profundidade do agulhamento: 0,5 a 1 cun, na direção da coluna vertebral, ou sagitalmente em uma direção discretamente caudal.

Indicação: distúrbios do sistema respiratório.

Ação na MTC: regula a função pulmonar.

16 | Pontos Extraordinários

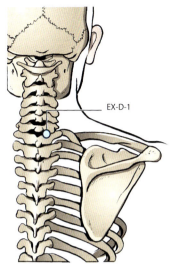

▶ Figura 16.5 EX-D-1.

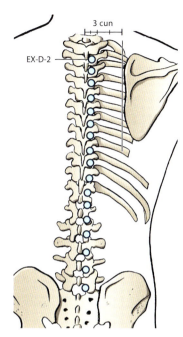

▶ Figura 16.6 EX-D-2.

EX-D-2 Huatuojiaji

"Pontos paravertebrais" segundo Hua Tuo

Localização: trata-se de uma série de 17 pontos de cada lado da coluna vertebral, 0,5 cun lateralmente à extremidade dos processos espinhosos da primeira vértebra torácica (T I) à quinta vértebra lombar (L V) (▶ **Figura 16.6**). Esses pontos, portanto, estão localizados no mesmo nível dos pontos do ramo interior do meridiano da bexiga.

🛈 Nota

Os pontos Hua Tuo se localizam na região das articulações zigapofisárias. Isso explica seu efeito nas disfunções nessa região. Quando existem disfunções na área cervical, locais sensíveis à pressão também podem ser encontrados ao longo da linha dos pontos Hua Tuo na direção cervical. Esses locais representam miogelose na área dos músculos paravertebrais que é consequente a disfunções segmentares e deve ser tratada.

Profundidade do agulhamento: 0,3 a 0,5 cun, obliquamente contra as vértebras.

🛈 Nota

Quando os pontos do ramo interior do meridiano da bexiga são agulhados em um ângulo de 45 graus na direção medial, a ponta da agulha atinge a área dos pontos Hua Tuo (exacerbando o efeito).

Indicação: dor local na região da coluna vertebral, disfunção crônica de órgãos internos.

Ação na MTC: alivia dor e disfunção.

EX-D-8 Shiqizhui

"Décima sétima vértebra" (contada a partir da T I)

Localização: abaixo da extremidade do processo espinhoso da quinta vértebra lombar (L V) (▶ **Figura 16.7**).

! Nota
O ponto Shiqizhui está localizado na transição entre a região lombar e a região sacral, onde instabilidades têm uma participação importante. Instabilidade representa uma contraindicação à manipulação (abordagem terapêutica da quiropraxia). A acupuntura, entretanto, oferece a possibilidade de tratar disfunções envolvendo aumento da mobilidade articular (instabilidade) e diminuição da mobilidade articular (bloqueio).

Profundidade do agulhamento: cerca de 0,5 cun, um pouco obliquamente na direção cranial para a área do ligamento interespinal (ver detalhes da profundidade do agulhamento em VG-4, p. 89).

Indicação: lombalgia, síndrome de lombociatalgia, distúrbios menstruais, hemorragia vaginal; apresentação pélvica na gravidez, em combinação com o acuponto B-67 (moxabustão).

! Nota
Não realizar estimulação descendente em gestantes.

Ação na MTC: alivia dor e disfunção.

EX-MS-8 Wailaogong

"Espasmo externo no ponto do pescoço", também conhecido como "Luozhen", "Laogong externo"

Localização: no dorso da mão, na transição entre o corpo e a cabeça dos segundo e terceiro ossos metacarpais, aproximadamente 0,5 cun proximalmente às segunda e terceira articulações metacarpofalângicas (▶ **Figura 16.8**).

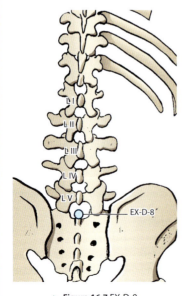

▶ Figura 16.7 EX-D-8.

16 | Pontos Extraordinários

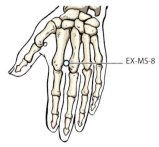

▶ Figura 16.8 EX-MS-8.

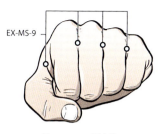

▶ Figura 16.9 EX-MS-9.

Profundidade do agulhamento: 0,5 a 1 cun, obliquamente na direção proximal, ou perpendicularmente.

Indicação: síndrome cervical, dor na nuca, dor no ombro.

Informação adicional
König e Wancura descreveram PaM (ponto exterior ao meridiano) 108 = Luozhen no mesmo local de EX-MS-8 (Wailaogong). PaM 108 é um ponto distante importante para síndrome cervical aguda e/ou dor no ombro.

Ação na MTC: alivia dor e disfunção.

EX-MS-9 Baxie

"Oito fatores patogênicos"

Localização: quatro pontos no dorso de cada mão (▶ Figura 16.9).
 Com o punho cerrado frouxamente, esses pontos estão localizados na extremidade das pregas interdigitais, na margem entre a face lateral da mão e a palma.

Nota
O melhor método de localização das articulações metacarpofalângicas consiste em discreta tração do respectivo dedo da mão. Isso traciona delicadamente a pele na área da articulação.

Profundidade do agulhamento: 0,3 cun, em uma direção proximal, com o punho cerrado frouxamente.

Indicação: distúrbios das articulações metacarpofalângicas, cefaleia, dor de dente, inquietação, osteoartrite e artrite nos dedos das mãos.

Ação na MTC: fortalece o *Qi* Defensivo (*Wei Qi*).

EX-MI-2 Heding

"Topo do guindaste"

Localização: no ponto médio da margem superior da patela (▶ **Figura 16.10**).

Profundidade do agulhamento: cerca de 0,3 cun, perpendicularmente.

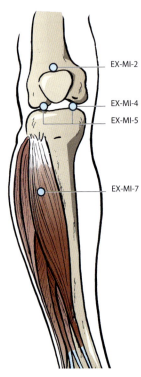

▶ Figura 16.10 EX-MI-2.

> **Dica prática**
> No agulhamento muito profundo, existe o risco de perfuração da bolsa suprapatelar e infecção.

Indicação: dor e disfunção na região do joelho (instabilidade, torção involuntária do joelho).

Combinações: gonalgia: EX-MI-2 + E-36 + VB-34 + BP-9.

Ação na MTC: alivia dor e disfunção.

EX-MI-4 Neixiyan

"Olho interno do joelho" (EX-MI-4 faz parte de EX-MI-5)

Localização: quando o joelho está discretamente flexionado, na depressão medial ao ligamento da patela na região do "olho interno do joelho" (▶ Figura 16.11).

Profundidade do agulhamento: 0,3 cun, perpendicularmente, ou cerca de 0,5 cun subcutaneamente na direção do acuponto E-35 (ver EX-MI-5, a seguir).

Indicação: gonalgia.

Ação na MTC: alivia dor e disfunção.

EX-MI-5 Xiyan

"Olhos do joelho"

Localização: dois pontos abaixo da patela, medial e lateralmente ao ligamento da patela: E-35 e EX-MI-4. Portanto, EX-MI-4 é incluído no EX-MI-5 (▶ Figura 16.11).

> **Nota**
> Esses dois pontos correspondem aos locais de punção para artroscopia. No agulhamento profundo, a ponta da agulha pode estar em uma posição intra-articular. (**Atenção:** isso é indesejável!)

Profundidade do agulhamento: aproximadamente 0,3 cun, perpendicularmente (ver também EX-MI-4, anteriormente).

Indicação: dor e disfunção (ver EX-MI-2, p. 101).

Combinações: gonalgia: EX-MI-5 + EX-MI-2 + E-36 + VB-34 + BP-9.

Ação na MTC: alivia dor e disfunção.

EX-MI-7 Lanweixue
"Ponto do apêndice"

Localização: no meridiano do estômago, 2 cun distalmente ao acuponto E-36 (▶ **Figura 16.11**).

Profundidade do agulhamento: 1 a 1,5 cun, perpendicularmente.

Indicação: ponto teste para apendicite (importante para fins diagnósticos), dor e disfunção na área da perna.

Ação na MTC: alivia dor e disfunção.

EX-MI-10 Bafeng
"Oito ventos"

Localização: quatro pontos no dorso do pé, proximalmente à extremidade das pregas interdigitais, na margem entre a face lateral do pé e a planta (▶ **Figura 16.12**).

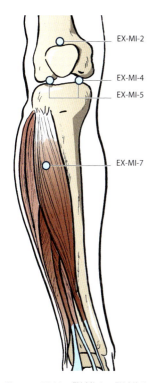

▶ **Figura 16.11** EX-MI-4, EX-MI-5 e EX-MI-7.

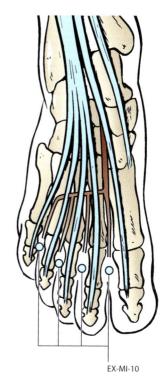

▶ **Figura 16.12** EX-MI-10.

16 | Pontos Extraordinários

> **! Nota**
>
> A melhor maneira de localizar as articulações metacarpofalângicas é por meio de tração discreta do respectivo dedo do pé. Isso "puxa" a pele na área da articulação um pouco para dentro.

Profundidade do agulhamento: aproximadamente 3 cun, em uma direção discretamente proximal.

Indicação: dor no dorso do pé.

Ação na MTC
- Expele Vento
- Alivia dor e disfunção.

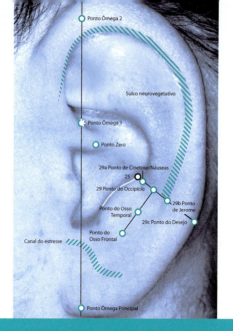

Parte 2

Pontos de Acupuntura Auricular

17 Anatomia da Orelha Externa (Pavilhão Auricular)

A hélice (margem helicoidal) é responsável pelo formato externo da orelha (▶ **Figura 17.1**). A hélice se origina na parte inferior da cavidade da concha e ascende como a raiz da hélice. Depois, segue o corpo da hélice que desce na forma da cauda da hélice em direção ao lóbulo da orelha. A hélice torna-se, então, o lóbulo da orelha. Na parte superior da hélice existe, habitualmente, uma protrusão ou um alargamento da margem helicoidal, o chamado tubérculo de Darwin. A antélice corre paralelamente à hélice; origina-se na parte cranial do pavilhão auricular com uma extensão inferior (ramo inferior da antélice) e uma extensão superior (ramo superior da antélice). A fossa triangular está localizada entre as duas extensões da antélice. A antélice se torna o antítrago na parte inferior da orelha. A borda entre a antélice e o antítrago é formada pela fossa pós-antítrago.

A escafa está localizada entre a hélice e o ramo antélice superior mais a antélice.

O trago é limitado pela incisura intertrágica e a incisura supratrágica.

A cavidade da concha está localizada na parte inferior do pavilhão auricular, sendo dividida pela raiz da hélice em duas partes: a concha superior (cimba) e a concha inferior.

O meato acústico externo está localizado na concha inferior e está oculto pelo trago.

17 | Anatomia da Orelha Externa (Pavilhão Auricular)

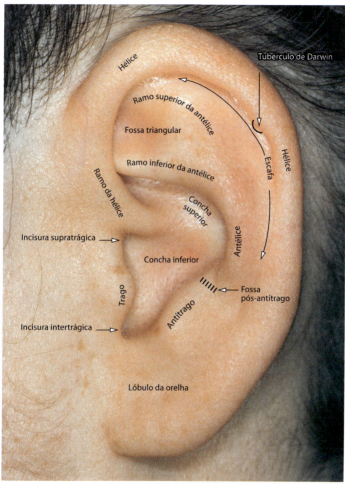

▶ **Figura 17.1** Anatomia da orelha externa (pavilhão auricular).

18 Zonas de Inervação Auricular Segundo Nogier

A orelha externa (▶ **Figura 18.1**) é suprida por três nervos:
- O ramo auricular do nervo vago
- O nervo auriculotemporal do nervo trigêmeo
- O nervo auricular magno do plexo cervical.

O ramo auricular do nervo vago supre a concha. Os "órgãos endodérmicos" são aí projetados. O nervo auricular magno do plexo cervical supre o lóbulo da orelha, a margem externa da hélice até o tubérculo de Darwin e a parte posterior da orelha externa. Essas áreas correspondem à camada germinativa ectodérmica.

O restante da orelha (a maior parte) é suprido pelo nervo auriculotemporal do nervo trigêmeo. Os "órgãos mesodérmicos" são aí projetados (▶ **Figura 18.2**).

Segundo Nogier, as diferentes zonas são atribuídas a diferentes áreas funcionais:
- Zona endodérmica → metabolismo
- Zona mesodérmica → função motora
- Zona ectodérmica → cabeça e sistema nervoso central.

De acordo com essa divisão, Nogier encontrou pontos de controle para cada área funcional – os chamados Pontos Ômega.

 Nervo auriculotemporal do nervo trigêmeo

 Ramo auricular do nervo vago

 Nervo auricular magno do plexo cervical

▶ **Figura 18.2** Pontos de regulação auricular.

18 | Zonas de Inervação Auricular Segundo Nogier

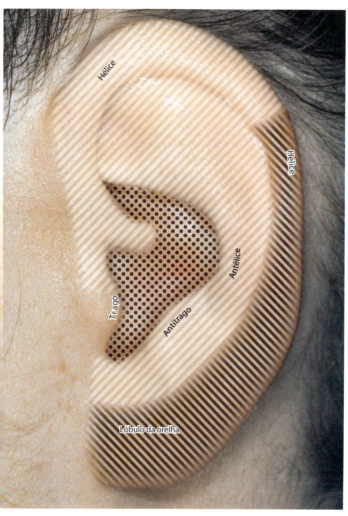

▶ **Figura 18.1** Zonas de inervação auricular segundo Nogier.

19 Pesquisa Mais Recente sobre Inervação Auricular

A pesquisa mais recente sobre inervação auricular (Peuker; Filler, 2001) documenta densidade e número elevados de fibras nervosas na orelha externa em comparação com outras regiões da cabeça (▶ **Figura 19.1**, ▶ **Figura 19.2**). O pavilhão auricular é suprido por quatro nervos diferentes de origem branquiogênica e somatogênica:
- Nervo auricular magno (plexo cervical)
- Nervo auriculotemporal (nervo trigêmeo)
- Ramo auricular do nervo vago
- Nervo occipital menor (plexo cervical).

O nervo auricular magno (plexo cervical) supre a maior parte da superfície lateral da orelha externa. A antélice é suprida predominantemente pelo ramo auricular do nervo vago e/ou parcialmente pelo nervo auricular magno. Os ramos superior e inferior da antélice são supridos predominantemente pelo nervo auricular magno. O lóbulo da orelha e o antítrago são supridos basicamente pelo nervo auricular magno. O trago é suprido pelo

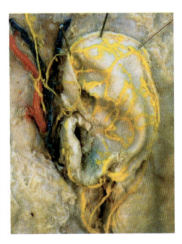

▶ **Figura 19.1** Inervação da orelha externa, lado.

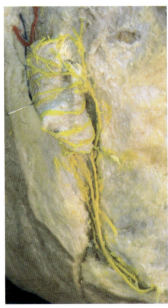

▶ **Figura 19.2** Inervação da orelha externa, dorso.

nervo auricular magno e pelo nervo auriculotemporal. A cauda da hélice e a escafa são supridas quase sempre apenas pelo nervo auricular magno. A espinha da hélice é suprida (90%) pelo nervo auriculotemporal.

A concha superior (cimba) é suprida consistentemente pelo ramo auricular do nervo vago, enquanto a concha inferior é suprida por esse nervo em aproximadamente metade dos casos; a outra metade é suprida pelo ramo auricular do nervo vago e o nervo auricular magno. Não há áreas de superposição entre os territórios dos três nervos.

Na face dorsal, o nervo occipital menor (▶ **Figura 19.3**) participa na inervação do terço superior da orelha, com frequência em associação ao nervo auricular magno.

O terço médio é suprido mais frequentemente pelo nervo auricular magno (▶ **Figura 19.4**) e pelo ramo auricular do nervo vago. Menos frequentemente, existe a participação do nervo occipital menor. O terço inferior é quase sempre suprido pelo nervo auricular magno, menos frequentemente pelo ramo auricular do nervo vago. A face dorsal também não tem quaisquer áreas que sejam supridas pelos três nervos.

Do mesmo modo, projeções do mesmo órgão são atribuídas a diferentes locais. Encontramos, por exemplo: (a) zonas de projeção que correspondem ao parênquima do órgão, (b) zonas de projeção do nervo correspondente e (c) zonas de projeção representando o estado funcional do órgão.

Por causa das variações no formato da orelha externa, é concebível que as superposições de zonas de inervação também variem individualmente. Isso significa que os pontos frequentemente descritos são, na verdade,

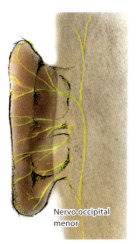

▶ **Figura 19.3** Nervo occipital menor.

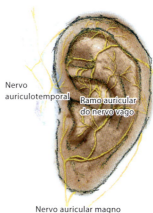

▶ **Figura 19.4** Nervo auricular magno.

zonas em vez de pontos. O ponto de acupuntura auricular ativo precisa ser pesquisado nessas zonas dependendo de circunstâncias individuais. Certamente o crédito dessa abordagem vai para Nogier, que tentou identificar representações individuais dos pontos de acupuntura por meio de seu modelo do Reflexo Auriculocardíaco (RAC).

Reflexo de Nogier (Reflexo Auriculocardíaco, RAC)

O reflexo de Nogier é do tipo cutâneo-vascular e foi descoberto por Nogier em 1968. Ele observou uma modificação na onda de pulso na artéria radial quando da estimulação de zonas ou pontos auriculares irritados. Enquanto fazia isso, ele constatou dois fenômenos: um aumento da força do pulso, que denominou RAC positivo, e uma redução da força do pulso, que denominou RAC negativo. Um reflexo auriculocardíaco positivo indica uma zona irritada (interferência) que precisa ser tratada.

De acordo com a escola de Nogier, essa é a abordagem mais importante quando são escolhidos os pontos de acupuntura. Nesse aspecto, a escola de medicina auricular difere significativamente da escola chinesa.

20 Topografia das Zonas Reflexas

A distribuição dos pontos de acupuntura auricular segue um padrão determinado. A localização de órgãos individuais ou de regiões corporais corresponde àquela de um feto em posição invertida (▶ **Figura 20.1**, ▶ **Figura 20.2**):

- Os pontos na área do lóbulo da orelha estão relacionados com a cabeça e com a face
- Os membros superiores estão projetados na área da escafa
- Os pontos na antélice e nos ramos da antélice estão relacionados com o tronco e com os membros inferiores
- Os órgãos internos estão projetados na concha
- De acordo com Nogier, os membros inferiores estão projetados na fossa triangular; contudo, para a escola chinesa, os órgãos pélvicos estão aí projetados
- Segundo Nogier, a inervação simpática dos intestinos se projeta no ramo da hélice, enquanto a escola chinesa determina essa área para o diafragma
- Os pontos relacionados com a atividade hormonal também são determinados de maneira diferente. A escola chinesa descreve apenas uma região endócrina, enquanto Nogier estabelece diferenciação entre as projeções hipotalâmicas das glândulas suprarrenais, tireoide, paratireoides e mamárias.

Essas circunstâncias anatômicas discretamente diferentes não são necessariamente contraditórias; podem ser compreendidas como diferentes tipos de reação e podem ser classificadas como distúrbios funcionais ou organopatológicos. Os pontos de Nogier podem, com frequência, ser determinados para patologias órgão-específicas, enquanto a escola chinesa descreve mais provavelmente as relações funcionais.

De acordo com Nogier, os elementos motores se projetam na parte posterior do pavilhão auricular, e os elementos sensoriais, na parte frontal do mesmo. Isso significa que a zona motora de um órgão na parte posterior da orelha está localizada exatamente na parte oposta à zona sensorial desse órgão na parte frontal da orelha.

20 | Topografia das Zonas Reflexas

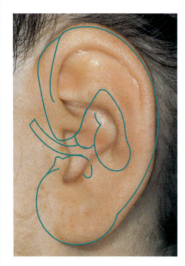

▶ **Figura 20.1** Topografia das zonas reflexas (1).

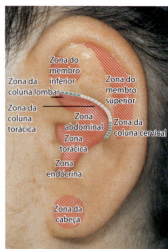

▶ **Figura 20.2** Topografia das zonas reflexas (2).

ℹ Informação adicional

Dependendo da escola seguida, a localização de pontos específicos varia significativamente. Isso pode ser compreendido do ponto de vista de que os pontos de acupuntura auricular são, na verdade, zonas nas quais cada ponto ativo precisa ser localizado.

21 Pontos no Lóbulo da Orelha Segundo a Nomenclatura Chinesa

1 Ponto de Analgesia para Extração de Dente

Localização: quadrante I
(▶ **Figura 21.1**).

Indicação: analgesia para extração de dente.

2 Ponto do Céu da Boca (Ponto do Palato Superior)

Localização: quadrante II
(▶ **Figura 21.1**).

Indicação: neuralgia do trigêmeo, dor de dente.

3 Ponto do Assoalho da Boca (Ponto do Palato Inferior)

Localização: quadrante II
(▶ **Figura 21.1**).

Indicação: neuralgia do trigêmeo, dor de dente.

4 Ponto da Língua

Localização: quadrante II
(▶ **Figura 21.1**).

Indicação: estomatite, dor de dente.

5 Ponto da Maxila

Localização: quadrante III
(▶ **Figura 21.1**).

Indicação: neuralgia do trigêmeo, dor de dente.

6 Ponto da Mandíbula

Localização: quadrante III
(▶ **Figura 21.1**).

Indicação: neuralgia do trigêmeo, dor de dente.

7 Ponto de Analgesia para Dor de Dente

Localização: quadrante IV
(▶ **Figura 21.1**).

Indicação: estomatite, dor de dente.

8 Ponto do Olho

Localização: quadrante V
(▶ **Figura 21.1**).

Indicação: transtornos oculares inflamatórios, hordéolo, glaucoma, cefaleia que "se irradia para os olhos".

21 | Pontos no Lóbulo da Orelha Segundo a Nomenclatura Chinesa

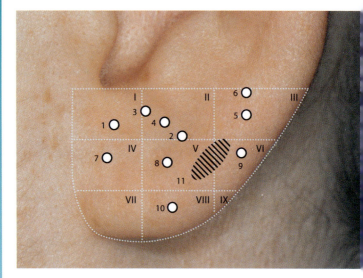

▶ **Figura 21.1** Pontos no lóbulo da orelha segundo a nomenclatura chinesa.

9 Ponto da Orelha Interna

Localização: quadrante VI (▶ **Figura 21.1**).

Indicação: vertigem, tinido, perda auditiva.

10 Ponto da Amígdala

Localização: quadrante VIII (▶ **Figura 21.1**).

Indicação: esse ponto tem atividade linfática.

11 Zona da Bochecha

Localização: quadrantes V/VI (▶ **Figura 21.1**).

Indicação: paresia facial, neuralgia do trigêmeo.

Como encontrar os pontos: o lóbulo da orelha pode ser dividido em nove campos por três linhas imaginárias horizontais e duas verticais, usando a sua margem natural. Isso cria nove campos que contêm os 11 acupontos do lóbulo da orelha (▶ **Figura 21.1**).

21 | Pontos no Lóbulo da Orelha Segundo a Nomenclatura Chinesa

Para fins de comparação: pontos importantes no lóbulo da orelha segundo Nogier (▶ Figura 21.2):

- Zona da Ansiedade e Preocupação
- Zona da Tristeza e Alegria
- Ponto Antidepressivo
- Ponto Antiagressividade
- Ponto Ômega Principal
- Zona do Trigêmeo
- Ponto do Seio Maxilar (componentes mucosos).

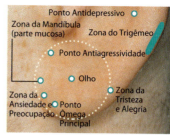

▶ **Figura 21.2** Principais pontos no lóbulo da orelha segundo Nogier.

22 Pontos no Lóbulo da Orelha Segundo Nogier

Zona da Ansiedade e Preocupação

Localização: margem anterior do lóbulo da orelha, onde se insere na cabeça, no nível do olho (▶ Figura 22.1).

Indicação: ansiedade (medo), preocupação.

❗ Nota

Para os pacientes destros: a ansiedade (medo) é tratada na orelha direita (agulha de prata); a preocupação é tratada na orelha esquerda (agulha de prata).
Para os pacientes canhotos: vice-versa.

Ponto Antidepressivo

Localização: na extensão do sulco neurovegetativo, em uma linha horizontal imaginária que atravessa o Ponto Zero e a primeira costela cervical (C I). Correlaciona-se com a localização do Ponto de Jerome (▶ Figura 22.1).

Indicação: depressão, transtornos psicossomáticos.

Ponto Antiagressividade

Localização: na borda inferior da incisura intertrágica, em direção à face (▶ Figura 22.1).

Indicação: importante ponto psicotrópico. Tratamento de dependência de drogas.

Ponto Ômega Principal

Localização: na parte caudal do lóbulo da orelha em direção à face, em uma linha imaginária que avança verticalmente através da extremidade do trago (▶ Figura 22.1).

Indicação: importante ponto psicotrópico; efeito profundo, harmonização neurovegetativa.

Zona do Trigêmeo

Localização: na margem lateral da orelha externa, no nível do antítrago e da coluna cervical inferior (▶ Figura 22.1).

Indicação: neuralgia do trigêmeo.

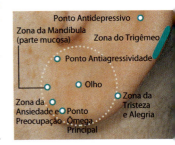

▶ **Figura 22.1** Pontos no lóbulo da orelha segundo Nogier.

22 | Pontos no Lóbulo da Orelha Segundo Nogier

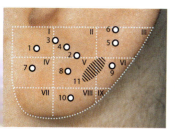

Figura 22.2 Pontos no lóbulo da orelha segundo a nomenclatura chinesa.

Zona da Tristeza e Alegria

Localização: na parte occipital do lóbulo da orelha, no mesmo nível (▶ **Figura 22.1**) da zona da Ansiedade e Preocupação.

Indicação: comprometimento do prazer de viver, tristeza.

Nota

Para os pacientes destros: o comprometimento do prazer de viver é tratado na orelha direita; a tristeza é tratada na orelha esquerda.

Para os pacientes canhotos: vice-versa.

Ponto do Olho

Localização: no ponto médio do lóbulo da orelha (▶ **Figura 22.1**).

Indicação: distúrbios oculares, enxaqueca, polinose.

Ponto do Seio Maxilar (componentes mucosos)

Localização: no ponto médio da área de inserção do lóbulo da orelha na pele da face (▶ **Figura 22.1**).

Indicação: distúrbios dos seios da face, campo de interferência.

Para fins de comparação: pontos no lóbulo da orelha segundo a nomenclatura chinesa (▶ **Figura 22.2**):

- 1 Ponto de Analgesia para Extração de Dente
- 2 Ponto do Céu da Boca
- 3 Ponto do Assoalho da Boca
- 4 Ponto da Língua
- 5 Ponto da Maxila
- 6 Ponto da Mandíbula
- 7 Ponto de Analgesia para Dor de Dente
- 8 Ponto do Olho
- 9 Ponto da Orelha Interna
- 10 Ponto da Amígdala
- 11 Zona da Bochecha.

23 Pontos no Trago Segundo a Nomenclatura Chinesa

12 Ponto do Ápice do Trago

Localização: na face cranial do trago com elevação única. No ápice cranial do trago com duas elevações (▶ **Figura 23.1**).

Indicação: analgésico, anti-inflamatório.

13 Ponto da Glândula Suprarrenal

Localização: no terço inferior do trago com elevação única. Na elevação caudal do trago com duas elevações (▶ **Figura 23.1**).

Indicação: diátese alérgica, distúrbios articulares, inflamação crônica, distúrbios circulatórios funcionais, paresia, neuralgia.

Indicado, de modo geral, para todos os tipos de disfunção das glândulas suprarrenais.

14 Ponto do Nariz Externo

Localização: no meio da base do trago (▶ **Figura 23.1**).

Indicação: afecções locais do nariz (eczema, rinofima etc.).

15 Ponto da Laringe/Faringe

Localização: na parte interna do trago, no nível do Ponto 12 (▶ **Figura 23.1**).

Indicação: faringite, amigdalite.

> **ATENÇÃO**
> Perigo de colapso circulatório (estimulação do nervo vago).

16 Ponto do Nariz Interno

Localização: na parte interna do trago, no nível do Ponto 13 (▶ **Figura 23.1**).

Indicação: rinite, sinusite.

23 | Pontos no Trago Segundo a Nomenclatura Chinesa

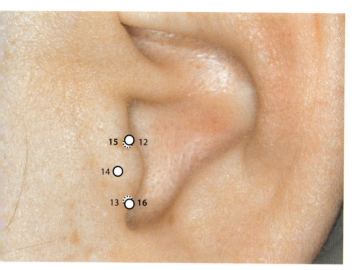

▶ **Figura 23.1** Pontos no trago segundo a nomenclatura chinesa.

ATENÇÃO
Perigo de colapso circulatório (estimulação do nervo vago).

Para fins de comparação: pontos importantes no trago e na incisura supratrágica segundo Nogier e Bahr (▶ Figura 23.2):

- Ponto da Frustração
- Ponto da Interferona
- Ponto da Garganta
- Ponto da Lateralidade
- Ponto Análogo ao Valium® (Ponto Tranquilizante)
- Ponto Análogo à Nicotina
- Ponto da Glândula Pineal.

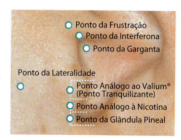

▶ **Figura 23.2** Principais pontos no trago e na incisura supratrágica segundo Nogier e Bahr.

24 Pontos no Trago Segundo Nogier e Bahr

Ponto da Frustração

Localização: no sulco entre o trago e o ramo da hélice (▶ **Figura 24.1**).

Indicação: transtornos psicossomáticos.

Ponto da Interferona

Localização: no ângulo da incisura intertrágica (▶ **Figura 24.1**).

Indicação: efeito imunomodulador, anti-inflamatório.

Ponto da Garganta

Localização: na parte cranioventral da concha inferior (▶ **Figura 24.1**).

Indicação: condições na área do pescoço, sensação de *globus histericus*, dor de dente.

Ponto da Lateralidade

Localização: em uma linha horizontal imaginária, aproximadamente 3 cm a partir do ponto médio do trago (▶ **Figura 24.1**).

> 🛑 **Nota**
>
> Realizar agulhamento preferencialmente no lado direito nos pacientes destros e no lado esquerdo no caso de pacientes canhotos (canhotos corrigidos).

Indicação: disfunção da lateralidade. Esse acuponto fortalece o equilíbrio interno graças a alívio geral do estresse. Fornece estabilidade interna (mental e emocional) no caso de oscilação direita-esquerda, síndromes psicossomáticas e tratamento de dependência química.

Ponto Análogo ao Valium® (Ponto Tranquilizante)

Localização: na porção descendente do trago (▶ **Figura 24.1**; ver também "Como encontrar os pontos", a seguir).

Indicação: tratamento de dependência química, efeito sedativo geral.

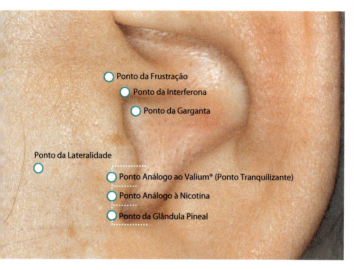

▶ Figura 24.1 Pontos no trago segundo Nogier e Bahr.

Ponto Análogo à Nicotina

Localização: logo abaixo do Ponto Análogo ao Valium® (▶ **Figura 24.1**; ver também "Como encontrar os pontos", a seguir).

Indicação: tratamento de dependência química.

Ponto da Glândula Pineal

Localização: abaixo do Ponto Análogo à Nicotina (▶ **Figura 24.1**; ver também "Como encontrar os pontos", a seguir).

Indicação: ponto psicotrópico funcional; distúrbios do ciclo circadiano; efeito de suporte nos distúrbios hormonais.

Como encontrar os pontos: traçar uma linha horizontal imaginária que atravesse o ponto médio do trago e outra linha horizontal através da parte inferior da incisura intertrágica. Conectar essas duas linhas por meio de uma linha vertical aproximadamente 3 mm à frente da margem do trago. Ao longo dessa linha vertical, dividir a distância entre as duas linhas horizontais em três seções. Os seguintes pontos estão localizados no meio de cada seção, de cima para baixo: Ponto Análogo ao Valium®, Ponto Análogo à Nicotina e Ponto da Glândula Pineal (▶ **Figura 24.1**).

24 | Pontos no Trago Segundo Nogier e Bahr

Para fins de comparação: pontos importantes no trago segundo a nomenclatura chinesa (▶ Figura 24.2):

- 12 Ponto do Ápice do Trago
- 13 Ponto da Glândula Suprarrenal
- 14 Ponto do Nariz Externo
- 15 Ponto da Laringe/Faringe
- 16 Ponto do Nariz Interno.

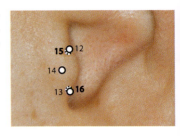

▶ **Figura 24.2** Principais pontos no trago segundo a nomenclatura chinesa.

25 Pontos na Incisura Intertrágica Segundo a Nomenclatura Chinesa

22 Zona Endócrina

Localização: na base da incisura intertrágica, em direção à face (▶ **Figura 25.1**).

Indicação: todos os transtornos endócrinos (ginecológicos, reumatológicos e cutâneos, alergias).

🛈 **Informação adicional**
De acordo com Nogier, essa zona corresponde aos pontos das glândulas suprarrenais, tireoide e paratireoides.

23 Ponto do Ovário (Ponto Gonadotrófico segundo Nogier)

Localização: na protrusão (toro) ventral e externa do antítrago ("Olho de cobra", quando se visualiza o antítrago e a antélice como uma cobra) (▶ **Figura 25.1**).

Indicação: disfunção ovariana, enxaquecas relacionadas com a menstruação e transtornos dermatológicos.

24a Ponto do Olho 1, 24b Ponto do Olho 2

Localização: abaixo da incisura intertrágica (▶ **Figura 25.1**).

Indicação: transtornos oculares não inflamatórios, possivelmente miopia, astigmatismo, atrofia óptica.

34 Ponto da Substância Cinzenta (Ponto Neurovegetativo II segundo Nogier)

Localização: na parte interna do antítrago, acima do ponto do ovário (▶ **Figura 25.1**).

Indicação: efeito de harmonização geral, atividade anti-inflamatória, efeito analgésico.

25 | Pontos na Incisura Intertrágica Segundo a Nomenclatura Chinesa

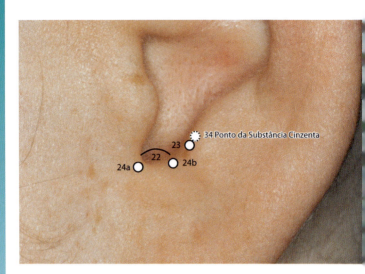

▶ **Figura 25.1** Pontos na incisura intertrágica segundo a nomenclatura chinesa.

Para fins de comparação: pontos importantes na incisura intertrágica segundo Nogier (▶ Figura 25.2):
- Ponto ACTH
- Ponto Gonadotrófico
- Ponto TSH
- Ponto Antiagressividade
- Ponto Neurovegetativo II.

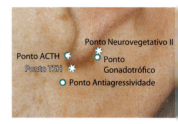

▶ **Figura 25.2** Pontos principais na incisura intertrágica segundo Nogier.

26 Pontos na Incisura Intertrágica Segundo Nogier

Ponto ACTH

Localização: na extremidade caudal para o terço caudal do trago, parcialmente na face interna (▶ **Figura 26.1**).

Indicação: ponto importante para o tratamento de distúrbios reumáticos, asma brônquica, distúrbios cutâneos.

Ponto TSH

Localização: no ponto médio da incisura intertrágica, na face interna (▶ **Figura 26.1**).

Indicação: distúrbios da glândula tireoide, distúrbios do sistema urogenital, condições cutâneas, bulimia.

Ponto Gonadotrófico

Localização: na protrusão (toro) ventral e externa do antítrago ("Olho de cobra" quando se visualiza o antítrago e a antélice como uma cobra) (▶ **Figura 26.1**).

Indicação: disfunção sexual, dismenorreia, amenorreia.

Ponto Antiagressividade

Localização: na margem inferior da incisura intertrágica, em direção à face (▶ **Figura 26.1**).

Indicação: importante ponto psicotrópico; tratamento de dependência de drogas.

Ponto Neurovegetativo II (34 Ponto da Substância Cinzenta segundo a nomenclatura chinesa)

Localização: na face interna do antítrago, na face caudal.

Indicação: analgésico; harmonização neurovegetativa.

26 | Pontos na Incisura Intertrágica Segundo Nogier

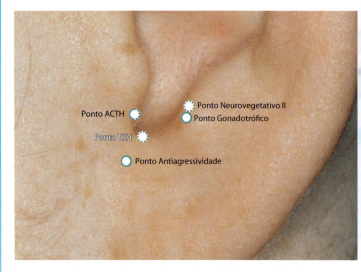

▶ **Figura 26.1** Pontos na incisura intertrágica segundo Nogier.

Para fins de comparação: pontos importantes na incisura intertrágica segundo a nomenclatura chinesa (▶ Figura 26.2):
- 22 Ponto da Zona Endócrina
- 23 Ponto do Ovário
- 24a Ponto do Olho 1
- 24b Ponto do Olho 2
- 34 Ponto da Substância Cinzenta.

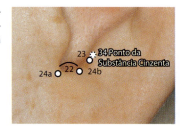

▶ **Figura 26.2** Pontos principais na incisura intertrágica segundo a nomenclatura chinesa.

27   Pontos no Antítrago Segundo a Nomenclatura Chinesa

26a Ponto da Glândula Hipófise (Ponto do Tálamo segundo Nogier)

Localização: na face interna do antítrago, oposto ao Ponto 35 (▶ **Figura 27.1**).

Indicação: um ponto analgésico geral.

ⓘ Informação adicional
De acordo com Nogier, esse ponto afeta o lado ipsilateral do corpo.

❗ Nota
Contraindicado durante a gravidez. Não realizar estimulação descendente durante a gravidez.

30 Ponto da Glândula Parótida

Localização: no ápice do antítrago (▶ **Figura 27.1**).

Indicação: prurido (forte efeito antipruriginoso), inflamação da glândula parótida, caxumba.

31 Ponto da Asma

Localização: entre os pontos 30 e 33 (▶ **Figura 27.1**).

Indicação: bronquite, asma; influencia o centro respiratório.

33 Ponto da Fronte

Localização: na parte ventral do antítrago (▶ **Figura 27.1**).

Indicação: distúrbios (dor, inflamação) na região da fronte; corresponde ao Ponto do Osso Frontal segundo Nogier; vertigem.

34 Ponto da Substância Cinzenta

Localização: na parte interna do antítrago, acima do Ponto Gonadotrófico (▶ **Figura 27.1**).

Indicação: efeito de harmonização geral, efeito anti-inflamatório, efeito analgésico.

27 | Pontos no Antítrago Segundo a Nomenclatura Chinesa

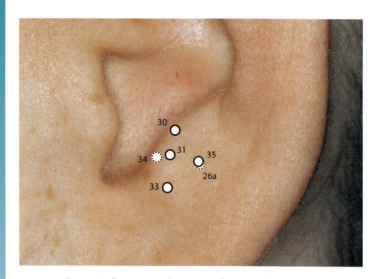

▶ **Figura 27.1** Pontos no antítrago segundo a nomenclatura chinesa.

35 Ponto Solar

Localização: no ponto médio da base do antítrago (▶ **Figura 27.1**).

Indicação: esse ponto é utilizado com frequência. Cefaleia, enxaqueca, distúrbios oculares, vertigem, transtornos do sono.

Para fins de comparação: pontos importantes na incisura intertrágica segundo Nogier (▶ **Figura 27.2**):
- Fossa Pós-Antítrago
- 29 Ponto do Occipício
- 29a Ponto de Cinetose/Náuseas
- 29b Ponto de Jerome
- 29c Ponto do Desejo
- Linha de Vertigem segundo von Steinburg

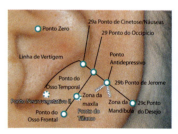

▶ **Figura 27.2** Pontos principais no antítrago segundo Nogier.

- Ponto Neurovegetativo II (Substância Cinzenta)
- Ponto do Tálamo
- Ponto do Osso Temporal
- Ponto do Osso Frontal
- Ponto da Articulação Temporomandibular.

28 Pontos no Antítrago Segundo Nogier

Fossa Pós-Antítrago

Localização: a fossa pós-antítrago é uma linha reta imaginária traçada do Ponto Zero através da incisura entre o antítrago e a antélice até a margem da orelha. Nessa linha estão localizados acupontos importantes (29a, 29b, 29c) (▶ Figura 28.1).

Indicação: ver Pontos 29a, 29, 29b, 29c.

29 Ponto do Occipício

Localização: na fossa pós-antítrago, aproximadamente no ponto médio entre os Pontos 29a e 29b. De acordo com a nomenclatura chinesa, o ponto do occipício está discretamente mais próximo da face (▶ Figura 28.1).

Indicação: importante ponto analgésico, com amplo espectro de atividade. Condições álgicas, distúrbios cutâneos, distúrbios circulatórios funcionais, alergias, vertigem, disfunção autônoma, convalescença.

29a Ponto de Cinetose/Náuseas

Localização: entre a margem da antélice e o Ponto 29 (Ponto do Occipício; ▶ Figura 28.1).

Indicação: cinetose, vômitos.

29b Ponto de Jerome (Ponto de Relaxamento)

(Projeção múltipla: o Ponto 29b [Ponto de Jerome], o Ponto da Articulação Temporomandibular e o Ponto Antidepressivo compartilham a mesma área de projeção.)

Localização: na fossa pós-antítrago, na intersecção com o sulco neurovegetativo (▶ Figura 28.1).

Indicação: harmonização neurovegetativa. Dificuldade para adormecer. No caso de dificuldade de permanecer dormindo, o ponto correspondente atrás da orelha é agulhado.

Ponto da Articulação Temporomandibular

Localização: Ponto de Jerome (▶ Figura 28.1).

Existem várias zonas de projeção na área do Ponto da Articulação Temporomandibular:

- Tonsila palatina
- Molares superiores e inferiores
- Fossa (espaço) retromolar
- Músculos posteriores da mastigação
- Ponto Antidepressivo
- Ponto do Magnésio (Bahr)
- Glândula Parótida
- Inserção do músculo pterigóideo lateral.

28 | Pontos no Antítrago Segundo Nogier

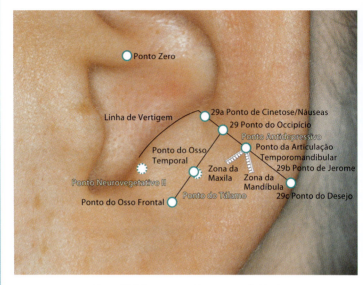

▶ **Figura 28.1** Pontos no antítrago segundo Nogier.

Indicação: condições gnatológicas, síndromes álgicas, tinido.

Para fins de comparação: pontos importantes no antítrago segundo a nomenclatura chinesa (▶ Figura 28.2):

- 26a Ponto da Glândula Hipófise
- 30 Ponto da Glândula Parótida
- 31 Ponto da Asma
- 33 Ponto da Fronte
- 34 Ponto da Substância Cinzenta
- 35 Ponto Solar.

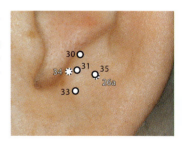

▶ **Figura 28.2** Pontos importantes no antítrago segundo a nomenclatura chinesa.

Ponto Antidepressivo

Localização: Ponto de Jerome (▶ Figura 28.3).

Indicação: humor depressivo, transtornos psicossomáticos.

29c Ponto do Desejo

Localização: na extremidade da fossa pós-antítrago, na intersecção com a margem da hélice da orelha (▶ Figura 28.3).

Indicação: é agulhado na terapia de dependência de drogas.

Linha de Vertigem segundo von Steinburg

Localização: corre ao longo da fossa pós-antítrago e da margem superior do antítrago, discretamente na parte interna (▶ Figura 28.3).

Indicação: vertigem.

Ponto Neurovegetativo II (Substância Cinzenta)

Localização: na face interna do trago, corresponde aproximadamente ao Ponto da Substância Cinzenta (▶ Figura 28.3).

Indicação: analgésico, harmonização neurovegetativa.

Ponto do Tálamo (26a Ponto da Glândula Hipófise segundo a nomenclatura chinesa)

Localização: na face interna do trago, oposto ao ponto do osso temporal (▶ Figura 28.3; 35 Ponto Solar).

Indicação: ponto analgésico geral; harmonização neurovegetativa. Ejaculação precoce, disfunção sexual feminina, influencia o dimídio homolateral do corpo.

> **Dica prática**
> Nos casos de artrite (reumatismo das articulações), usar agulhas de ouro.

Ponto do Osso Temporal (35 Ponto Solar segundo a nomenclatura chinesa)

Localização: no ponto médio da base do antítrago (▶ Figura 28.3).

Indicação: ponto usado com frequência. Cefalalgia, enxaqueca, distúrbios oculares, vertigem, transtornos do sono.

28 | Pontos no Antítrago Segundo Nogier

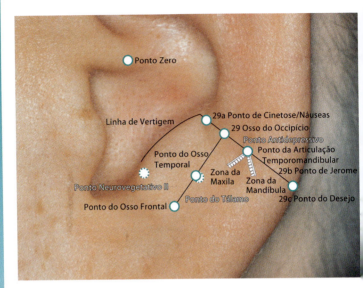

▶ **Figura 28.3** Pontos no antítrago segundo Nogier.

Ponto do Osso Frontal (33 Ponto da Fronte segundo a nomenclatura chinesa)

Localização: na parte ventral do antítrago (▶ **Figura 28.3**).

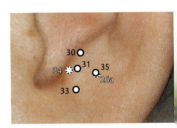

▶ **Figura 28.4** Pontos importantes no antítrago segundo a nomenclatura chinesa.

Indicação: distúrbios (álgicos, inflamatórios) na área da fronte.

Para fins de comparação: pontos importantes no antítrago segundo a nomenclatura chinesa (▶ **Figura 28.4**):
- 26a Ponto da Glândula Hipófise
- 30 Ponto da Glândula Parótida
- 31 Ponto da Asma
- 33 Ponto da Fronte
- 34 Ponto da Substância Cinzenta
- 35 Ponto Solar.

29 Projeção do Esqueleto Ósseo Segundo Nogier

▶ **Figura 29.1**

Os ossos cranianos estão projetados na área do antítrago, que contém múltiplas projeções, como há em outras áreas. O osso frontal está representado na parte descendente do antítrago. O osso etmoide e o osso maxila projetam-se mais em direção à margem da hélice. O osso parietal está representado na extremidade do antítrago. A projeção do osso occipital (occipício) forma a margem na direção dorsal. O osso temporal está representado no ponto médio do antítrago. A articulação temporomandibular, a mandíbula e os dentes estão projetados próximo ao osso occipital.

Os seios paranasais desempenham um papel importante como campos de interferência e também estão localizados na região do antítrago. O seio maxilar está projetado na área da maxila. O seio frontal está localizado um pouco abaixo da área do osso frontal. O seio esfenoidal e os seios etmoidais estão projetados em uma linha na vizinhança imediata do seio maxilar.

As zonas de projeção dos membros superiores estão localizadas na área da escafa, enquanto as dos membros inferiores estão projetadas na fossa triangular.

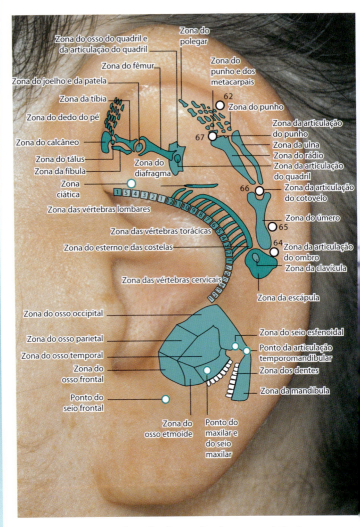

▶ **Figura 29.1** Projeções do esqueleto ósseo segundo Nogier.

30 Zonas de Projeção da Coluna Vertebral Segundo Nogier

Pontos neurais relacionados com a cadeia paravertebral de gânglios simpáticos

C I/II (▶ Figura 30.1)

Localização: Zona II. Ponto do Gânglio Cervical Superior.

Indicação: tinido, vertigem.

C II/III (▶ Figura 30.1)

Localização: Zona II. Ponto do Gânglio Cervical Médio.

Indicação: distúrbios cardíacos funcionais.

C VII/T I (▶ Figura 30.1)

Localização: Zona II. Ponto do Gânglio Cervical Inferior, Ponto do Gânglio Estrelado.

Indicação: tinido, dor no tórax (toracodinia); detecção de campos de interferência.

Pontos de controle nervoso das glândulas endócrinas

T XII/L I (glândulas suprarrenais, localização 1), T VI (glândulas suprarrenais, localização 2)

Localizações diferentes são arroladas dependendo da escola de acupuntura.

Localização: Zona III. Córtex Suprarrenal, Ponto da Cortisona (▶ **Figura 30.1**).

Indicação: pneumonia por *Pneumocystis carinii* (PCP) na artrite reumatoide (AR); alergias, efeitos anti-inflamatórios e analgésicos gerais.

T XII (pâncreas, localização 1), T VI (pâncreas, localização 2)

Localizações diferentes são arroladas dependendo da escola de acupuntura.

Localização: Zona III. Pâncreas, Ponto da Insulina (▶ **Figura 30.1**).

Indicação: distúrbios digestivos.

30 | Zonas de Projeção da Coluna Vertebral Segundo Nogier

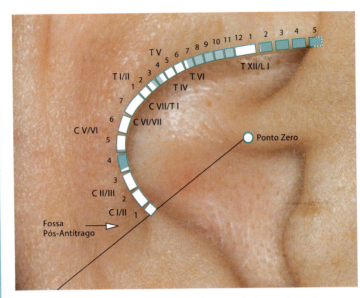

▶ **Figura 30.1** Zonas de projeção da coluna vertebral segundo Nogier.

T IV (timo, localização 1), T I/II (timo, localização 2)

Localizações diferentes são arroladas dependendo da escola de acupuntura.

Localização: Zona III. Timo (▶ **Figura 30.1**).

Indicação: distúrbios alérgicos; efetivo contra campos de interferência.

T V (ponto da glândula mamária)

(Também arrolado ocasionalmente como não glândula endócrina nessa área [a variação depende da escola de acupuntura].)

Localização: Zona III. Glândula Mamária (▶ **Figura 30.1**).

Indicação: distúrbios da lactação, mastopatia pré-menstrual.

C VI/VII (ponto da glândula tireoide)

Localização: Zona III. Tireoide (▶ **Figura 30.1**).

Indicação: doenças da tireoide, sensação de *globus*.

C V/VI (glândulas paratireoides)

Localização: Zona III. Glândulas Paratireoides (▶ **Figura 30.1**).

Indicação: doenças ósseas, osteoporose, consolidação de fraturas, "cãibras".

Corte transversal das zonas I a VIII (▶ Figura 30.2)

I Zona do parênquima dos órgãos
II Zona da cadeia paravertebral dos gânglios simpáticos
III Zona dos pontos de controle nervoso das glândulas endócrinas
IV Zona dos discos intervertebrais
V Zona das vértebras
VI Zona dos músculos e ligamentos paravertebrais
VII Sulco neurovegetativo (zona de origem dos núcleos simpáticos)

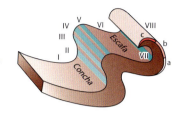

▶ **Figura 30.2** Corte transversal das zonas I a VIII.

VIII Zona da medula espinal com projeções dos tratos (a) motores, (b) autônomos e (c) sensitivos.

31 Pontos dos Plexos na Concha Segundo Nogier

Plexo Cardíaco (Ponto Maravilhoso)

Localização: ventral à projeção do gânglio cervical médio, no nível das vértebras C II/III (▶ **Figura 31.1**).

Indicação: hipertensão arterial, condições cardíacas funcionais.

Plexo Broncopulmonar

Localização: na concha inferior, ventralmente ao ponto terminal do plexo solar (Ponto da Opressão, ▶ **Figura 31.1**).

Indicação: efeito bronquiolítico.

Plexo Solar

Localização: na zona que inclui o Ponto Zero e o Ponto da Opressão (▶ **Figura 31.1**).

Indicação: queixas gastrintestinais.

Plexo Hipogástrico (Plexo Urogenital)

Localização: na margem superior do ramo da hélice, em direção à concha superior, aproximadamente no meio entre o Ponto Zero e a intersecção do ramo ascendente da hélice e o ramo inferior da antélice. Idêntico ao Ponto Ômega 1 (▶ **Figura 31.1**).

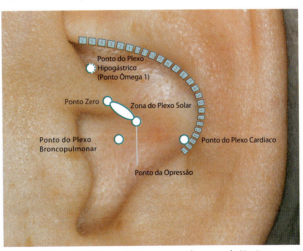

▶ **Figura 31.1** Pontos do plexo na concha segundo Nogier.

31 | Pontos dos Plexos na Concha Segundo Nogier

Indicação: queixas gastrintestinais e urogenitais, cólica renal.

Para fins de comparação: zonas de projeção de órgãos internos segundo Nogier (▶ Figura 31.2).

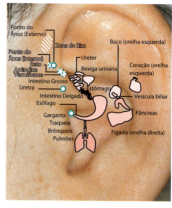

▶ Figura 31.2 Zonas de projeção dos órgãos internos segundo Nogier.

32 Pontos na Fossa Triangular Segundo a Nomenclatura Chinesa

49 Ponto da Articulação do Joelho

Localização: no ponto médio do ramo superior da antélice (▶ **Figura 32.1**).

Indicação: dor na área do joelho – mais relacionada com distúrbios funcionais.

> **! Nota**
>
> O Ponto "Francês" do Joelho está localizado no meio da fossa triangular e representa uma projeção anatômica da articulação do joelho.

51 Ponto Autônomo (Ponto Simpático, Ponto Neurovegetativo I)

Localização: na intersecção do ramo inferior da antélice e da hélice (▶ **Figura 32.1**).

Indicação: um acuponto importante. Harmonização neurovegetativa, estabilização vegetativa de todos os órgãos viscerais.

55 Ponto Shenmen (Ponto do Portal Divino)

Localização: acima do ângulo formado pelos ramos superior e inferior da antélice, mais em direção ao ramo superior da antélice (▶ **Figura 32.1**).

Indicação: um dos pontos de acupuntura auricular mais importantes.

Fortes efeitos de estabilização emocional e mental; ponto funcional para condições álgicas; anti-inflamatório.

56 Ponto da Pelve

Localização: no ângulo formado pelos ramos superior e inferior da antélice (▶ **Figura 32.1**).

Indicação: dor na área da pelve.

> **i Informação adicional**
>
> De acordo com Nogier, o ponto da articulação do quadril e o ponto da pelve são idênticos ao Ponto 56.

32 | Pontos na Fossa Triangular Segundo a Nomenclatura Chinesa

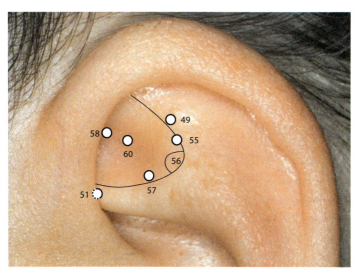

▶ **Figura 32.1** Pontos na fossa triangular segundo a nomenclatura chinesa.

57 Ponto do Quadril

Localização: na margem inferior da fossa triangular, ventral ao 56 Ponto da Pelve (▶ **Figura 32.1**).

Indicação: dor na região do quadril.

58 Ponto do Útero

Localização: na fossa triangular, próximo à hélice (▶ **Figura 32.1**).

Indicação: condições após histerectomia total, por exemplo, dor pós-operatória.

60 Ponto da Dispneia

Localização: lateral (e caudal) ao 58 Ponto do Útero (▶ **Figura 32.1**).

Indicação: asma brônquica.

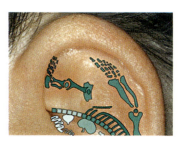

▶ **Figura 32.2** Zonas de projeção na fossa triangular segundo Nogier.

Para fins de comparação: zonas de projeção na fossa triangular segundo Nogier (▶ **Figura 32.2**).

33 Pontos na Parte Ascendente da Hélice Segundo a Nomenclatura Chinesa

78 Ápice da Orelha (Ponto da Alergia segundo Nogier)

Localização: na extremidade da orelha, formado pela margem da hélice na direção do ramo da hélice) (▶ **Figura 33.1**).

Indicação: efeito imunomodulador geral, por exemplo, alergias, asma brônquica.

79 Ponto dos Órgãos Genitais Externos

Localização: na parte ascendente da hélice, no nível da intersecção com o ramo inferior da antélice (▶ **Figura 33.1**).

Indicação: todas as formas de disfunção erétil; enxaqueca, disúria.

80 Uretra

Localização: no nível da intersecção da parte ascendente da hélice com a margem inferior do ramo inferior da antélice (▶ **Figura 33.1**).

Indicação: infecção urinária, disúria.

82 Diafragma

Localização: na parte ascendente da hélice, cranioventral ao ramo da hélice, em uma fóssula facilmente palpável; a localização topográfica corresponde ao Ponto Zero de Nogier (▶ **Figura 33.1**).

Indicação: distúrbios hematológicos, efeito espasmolítico.

ℹ Informação adicional
De acordo com Nogier, esse é *o* ponto clássico de controle da energia.

83 Ponto da Bifurcação

Localização: na origem do ramo da hélice (▶ **Figura 33.1**).

Indicação: a escola chinesa não atribui importância a esse ponto.

ℹ Informação adicional
Para Nogier, esse é o ponto terminal do plexo solar (Ponto da Opressão).

33 | Pontos na Parte Ascendente da Hélice Segundo a Nomenclatura Chinesa

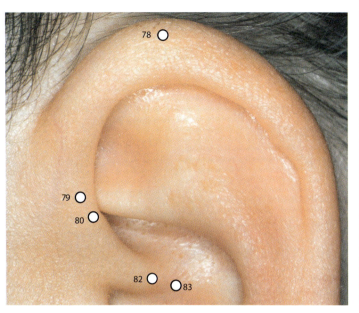

▶ **Figura 33.1** Pontos na parte ascendente da hélice segundo a nomenclatura chinesa.

Dica prática
Esse acuponto é, com frequência, agulhado nos estados de ansiedade. Também é denominado "Ponto da Ansiedade 2".

Para fins de comparação: pontos importantes na parte ascendente da hélice segundo Nogier (▶ Figura 33.2):
- Ponto R
- Ponto do Órgãos Genitais Externos
- Ponto do Ânus (Externo)
- Ponto Ômega 1

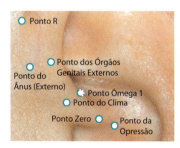

▶ **Figura 33.2** Pontos importantes na parte ascendente da hélice segundo Nogier.

- Ponto Zero
- Ponto da Opressão
- Ponto do Clima.

34 Pontos na Hélice Segundo Nogier

Ponto Ômega 2

Localização: na margem superior da hélice, ventral ao 78 Ponto da Alergia, na extremidade da orelha (ver ▶ **Figura 38.1**).

Indicação: importante ponto de regulação funcional; ponto para relações comprometidas com o meio ambiente.

Ponto R (R. J. Bourdiol)

Localização: na extensão da parte ascendente da hélice, na fóssula na transição para a pele facial (▶ **Figura 34.1**).

Indicação: ponto adjuvante na psicoterapia.

Ponto dos Órgãos Genitais Externos

Localização: na parte ascendente da hélice, no nível do ramo inferior da antélice (▶ **Figura 34.1**).

Indicação: todas as formas de disfunção erétil, enxaqueca, disúria.

Ponto do Ânus (Externo)

Localização: na margem da hélice, aproximadamente na intersecção da extensão do ramo inferior da antélice (▶ **Figura 34.1**).

Indicação: condições anais, prurido anal.

Ponto Ômega 1

Localização: na margem superior do ramo da hélice, na concha inferior, aproximadamente no ponto médio entre o Ponto Zero e a intersecção da parte ascendente da hélice e o ramo inferior da antélice (▶ **Figura 34.1**).

Indicação: distúrbios metabólicos, transtornos neurovegetativos, exposição a mercúrio.

Ponto do Clima (Kropej)

Localização: no ponto médio de uma linha imaginária entre a incisura intertrágica e a intersecção do ramo inferior da antélice e a hélice (▶ **Figura 34.1**).

Indicação: sensibilidade a alterações no clima (meteoropatia, síndrome relacionada com a atmosfera, SRA); ponto adjuvante para angina de peito e enxaqueca, com frequência detectado na orelha direita.

34 | Pontos na Hélice Segundo Nogier

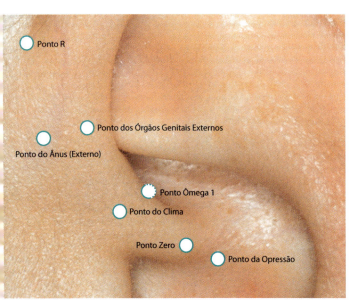

▶ **Figura 34.1** Pontos na hélice segundo Nogier.

Dica prática
Contraindicação relativa no caso de gravidez.

Para fins de comparação: pontos importantes na hélice segundo a nomenclatura chinesa (▶ Figura 34.2):
- 78 Ápice da Orelha (Ponto da Alergia segundo Nogier)
- 79 Ponto dos Órgãos Externos Externos
- 80 Uretra
- 82 Diafragma
- 83 Ponto da Bifurcação.

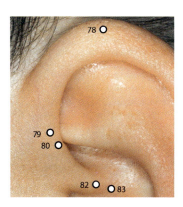

▶ **Figura 34.2** Pontos importantes na hélice segundo a nomenclatura chinesa.

Ponto Zero

Localização: na parte ascendente da hélice, cranioventral ao ramo da hélice, em uma fóssula facilmente palpável; a localização topográfica corresponde ao Ponto 82 (Diafragma) da escola chinesa (▶ **Figura 34.1**).

Indicação: de acordo com Nogier, este é *o* ponto clássico do controle de energia.

> **Dica prática**
> Tratamento com agulhas de ouro no caso de exaustão neurovegetativa, tratamento com agulhas de prata no caso de hiper-reatividade após o agulhamento.

Além disso, o Ponto Zero tem forte efeito espasmolítico.

78 Ponto da Alergia

Localização: na ponta da orelha, formado pela margem da hélice na direção do ramo da hélice (▶ **Figura 34.2**).

Indicação: efeito imunomodulador geral, por exemplo, alergias, asma brônquica.

Ponto da Opressão

Localização: na origem do ramo da hélice (ponto terminal do Plexo Solar), correspondendo ao Ponto 83 (Ponto da Bifurcação) da escola chinesa (▶ **Figura 34.1**).

Indicação: de acordo com Nogier, o ponto terminal do Plexo Solar também é denominado Ponto da Ansiedade, refletindo suas indicações: estado de ansiedade, condições gastrintestinais funcionais.

35 Pontos Cobertos na Hélice Segundo Nogier

Ponto da Progesterona

Localização: próximo à prega da parte ascendente da hélice, na parte interna, no nível do ramo superior da antélice (▶ **Figura 35.1**).

Indicação: desequilíbrio hormonal, enxaqueca relacionada aos hormônios.

Ponto de Renina/Angiotensina

Localização: acima da zona do parênquima renal, na parte interna (▶ **Figura 35.1**).

Indicação: hipertensão arterial (agulha de prata na orelha direita), hipotensão (agulha de ouro na orelha direita).

Zona do Parênquima Renal

Localização: na parte interna da hélice, aproximadamente no nível da fossa triangular (▶ **Figura 35.1**).

Indicação: doenças renais.

Ponto da Hemorroida (Ponto do Cóccix)

Localização: na extremidade do ramo inferior da antélice (coberto pela hélice) (▶ **Figura 35.1**).

Indicação: condições hemorroidárias, dor na região coccígea (coccidinia).

Ponto do Útero

Localização: aproximadamente na intersecção do ramo inferior da antélice e a hélice, na parte interna (▶ **Figura 35.1**).

Indicação: dismenorreia, campo de interferência após histerectomia.

> 🔹 **Dica prática**
> O agulhamento dos pontos na porção ascendente da hélice é contraindicado durante a gravidez.

Ponto da Próstata

Localização: entre o ponto do ovário/testículo e o ponto do útero, na parte interna (▶ **Figura 35.1**).

Indicação: prostatite, campo de interferência da próstata.

35 | Pontos Cobertos na Hélice Segundo Nogier

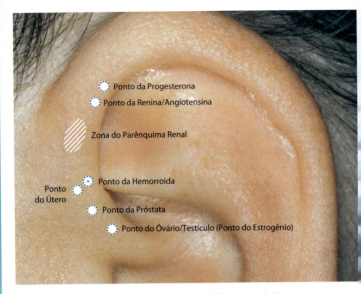

▶ **Figura 35.1** Pontos cobertos na hélice segundo Nogier.

Ponto do Ovário/ Testículo (Ponto do Estrogênio)

Localização: discretamente acima da incisura intertrágica, na parte interna da parte ascendente da hélice, aproximadamente 2 mm distante da reflexão (▶ **Figura 35.1**).

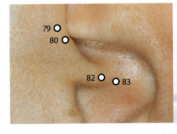

▶ **Figura 35.2** Pontos importantes na hélice segundo a nomenclatura chinesa.

Indicação: disfunção hormonal, enxaqueca relacionada com hormônios.

Para fins de comparação: pontos importantes na hélice segundo a nomenclatura chinesa (▶ **Figura 35.2**):

- 79 Pontos do Órgãos Genitais Externos
- 80 Uretra
- 82 Diafragma
- 83 Ponto da Bifurcação.

36 Zonas de Projeção dos Órgãos Internos Segundo a Nomenclatura Chinesa

84 Zona da Boca

Localização: parte superior da incisura supratrágica (▶ **Figura 36.1**).

Indicação: neuralgia do trigêmeo, estomatite.

85 Zona do Esôfago

Localização: abaixo do meio do ramo ascendente da hélice (▶ **Figura 36.1**).

Indicação: condições na região esofágica.

86 Zona da Cárdia

Localização: lateral à 85 Zona do Esôfago (▶ **Figura 36.1**).

Indicação: condições gástricas, refluxo gastresofágico.

87 Zona do Estômago

Localização: em torno do ramo da hélice (▶ **Figura 36.1**).

Indicação: condições gástricas, gastrite, úlcera, náuseas, vômitos.

88 Zona do Duodeno

Localização: concha superior, acima do ramo da hélice (▶ **Figura 36.1**).

Indicação: condições gastrintestinais.

89 Zona do Intestino Delgado

Localização: na concha superior, adjacente à 88 Zona do Duodeno (▶ **Figura 36.1**).

Indicação: condições gastrintestinais.

90 Zona do Apêndice 4

Localização: ventral adjacente à 89 Zona do Intestino Delgado (▶ **Figura 36.1**).

Indicação: esse ponto tem efeito linfático.

91 Zona do Intestino Grosso

Localização: na concha superior, oposta à Zona 94 (▶ **Figura 36.1**).

36 | Zonas de Projeção dos Órgãos Internos Segundo a Nomenclatura Chinesa

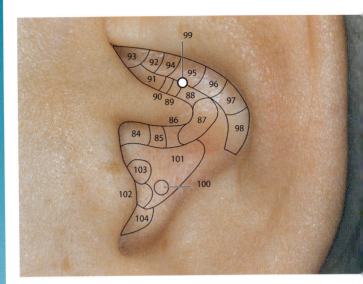

▶ **Figura 36.1** Zonas de projeção dos órgãos internos segundo a nomenclatura chinesa.

Indicação: queixas gastrintestinais, meteorismo, obstipação, diarreia.

92 Zona da Bexiga Urinária

Localização: cranial à Zona 91 (▶ Figura 36.1).

Indicação: distúrbios do sistema urogenital, disúria, incontinência.

Para fins de comparação: zonas de projeção dos órgãos internos segundo Nogier (▶ Figura 36.2).

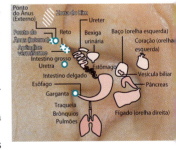

▶ **Figura 36.2** Zonas de projeção dos órgãos internos segundo Nogier.

93 Zona da Próstata

Localização: no assoalho da concha superior, no ângulo formado pela parte ascendente da hélice e o ramo inferior da antélice (▶ **Figura 36.1**).

Indicação: distúrbios da próstata, disúria, disfunção erétil.

94 Zona do Ureter

Localização: lateral à Zona 92 (▶ **Figura 36.1**).

Indicação: disúria.

🎯 Dica prática
Utilizada, com frequência, em combinação com a 95 Zona do Rim.

95 Zona do Rim

Localização: no ponto médio da parte cranial da concha superior (▶ **Figura 36.1**).

Indicação: essa é uma das zonas mais importantes da acupuntura auricular. É utilizada para distúrbios do sistema urogenital, bem como nos distúrbios articulares, queixas menstruais, enxaqueca, transtornos do sono, condições funcionais e condições otológicas, e também no tratamento de dependência química.

Esses pontos (▶ **Figura 36.1**) não têm localização fixa, mas estão localizados em uma zona. O agulhamento é feito no ponto mais sensível.

🎯 Dica prática
Esses pontos são agulhados de acordo com seu respectivo "propósito".

ATENÇÃO
É preciso ter cautela ao agulhar pontos próximos ao meato acústico externo (perigo de desregulação vasovagal).

96 Zona do Pâncreas/ Vesícula Biliar

Localização: próximo à Zona 95 (▶ **Figura 36.3**).

ℹ️ Informação adicional
De acordo com a localização chinesa, a vesícula biliar se projeta na orelha direita e o pâncreas, na orelha esquerda. De acordo com Nogier, a cabeça do pâncreas também se projeta na orelha direita, enquanto o corpo e a cauda do pâncreas estão projetados na orelha esquerda.

Indicação: colecistopatia, condições digestivas.

97 Zona do Fígado

Localização: na transição das conchas superior e inferior, lateral à 87 Zona do Estômago, próximo à antélice (▶ **Figura 36.3**).

> **ℹ Informação adicional**
> Na orelha direita, o fígado está projetado nas Zonas 97 e 98, enquanto sua projeção na orelha esquerda é na Zona 97.

Indicação: distúrbios gastrintestinais, distúrbios hematológicos, distúrbios cutâneos, distúrbios oculares. Esta é uma zona importante utilizada no tratamento de dependência química.

98 Zona do Baço

Localização: caudal à Zona 97, na concha inferior, próximo à antélice (▶ **Figura 36.3**).

Indicação: distúrbios da digestão, distúrbios hematológicos.

99 Ponto da Ascite

Localização: entre as Zonas 88, 89 e 95 (▶ **Figura 36.3**).

Indicação: ponto adjuvante nos distúrbios hepáticos.

100 Zona do Coração

Localização: no meio da concha inferior (▶ **Figura 36.3**).

Indicação: desregulação psicovegetativa, hipertensão arterial, hipotensão, transtornos do sono, ansiedade, condições cardíacas, depressão.

101 Zona do Pulmão

Localização: em torno da Zona 100 (▶ **Figura 36.3**).

Indicação: distúrbios do sistema respiratório e da pele. Utilizada no tratamento da dependência química, sobretudo durante abstinência de nicotina.

102 Zona dos Brônquios

Localização: medial à Zona do Pulmão, em direção ao meato acústico externo (▶ **Figura 36.3**).

Indicação: distúrbios do sistema respiratório.

103 Zona da Traqueia

Localização: acima da Zona 102 (▶ **Figura 36.3**).

Indicação: distúrbios do sistema respiratório.

104 Zona do Triplo Aquecedor

Localização: abaixo da Zona 102 (▶ **Figura 36.3**).

Indicação: um ponto adjuvante nos distúrbios hormonais.

36 | Zonas de Projeção dos Órgãos Internos Segundo a Nomenclatura Chinesa

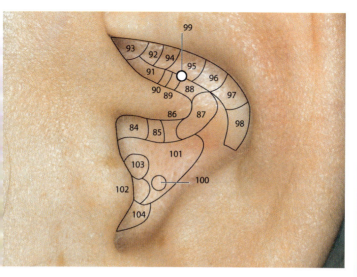

Figura 36.3 Zonas de projeção dos órgãos internos segundo a nomenclatura chinesa.

Para fins de comparação: zonas de projeção dos órgãos internos segundo Nogier (▶ **Figura 36.4**).

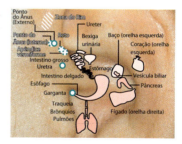

▶ **Figura 36.4** Zonas de projeção dos órgãos internos de acordo com Nogier.

37 Zonas de Projeção dos Órgãos Internos Segundo Nogier

Os órgãos da metade superior do corpo se projetam na concha inferior, enquanto os órgãos da metade inferior se projetam na concha superior. Exceções: o coração se projeta na antélice, e o rim e os órgãos genitais se projetam na parte ascendente da hélice (▶ Figura 37.1).

> **❗ Nota**
> O sangue e os vasos linfáticos sempre se projetam próximo às estruturas por eles irrigadas e drenadas.

Zona do Coração

Localização: na antélice, no nível das vértebras T IV a T VII, na orelha esquerda (▶ Figura 37.1).

Indicação: efeito de suporte para a função de bombeamento.

Zona do Pulmão

Localização: no ponto médio da concha inferior (▶ Figura 37.1).

Indicação: distúrbios do sistema respiratório.

Zona dos Brônquios

Localização: cranial à Zona do Pulmão, em direção à incisura supratrágica (▶ Figura 37.1).

Indicação: distúrbios do sistema respiratório.

Zona da Traqueia

Localização: medial-cranial à zona de projeção brônquica (▶ Figura 37.1).

Indicação: distúrbios do sistema respiratório.

Zona da Garganta

Localização: no assoalho da cavidade da concha, na área da incisura supratrágica (▶ Figura 37.1).

Indicação: distúrbios respiratórios e da orofaringe, terapia de drogadição.

Zona do Esôfago

Localização: abaixo do ramo da hélice; em direção à face, afunilando para a Zona da Garganta (▶ Figura 37.1).

Indicação: distúrbios na área do esôfago.

Zona do Estômago

Localização: em forma de crescente, em torno do ramo da hélice (▸ **Figura 37.1**).

Indicação: distúrbios gástricos.

Zona do Duodeno

Localização: adjacente à Zona do Estômago, em uma direção cranial (▸ **Figura 37.1**).

Indicação: distúrbios gástricos e duodenais.

Zona do Intestino Delgado

Localização: nas partes inferior e média da concha superior (▸ **Figura 37.1**).

Indicação: distúrbios do tubo gastrintestinal.

Zona do Intestino Grosso

Localização: na parte superior da concha superior (▸ **Figura 37.1**).

Indicação: distúrbios do tubo gastrintestinal.

Zona do Apêndice

Localização: posterior à parte ascendente da hélice, no ângulo que esta forma com a concha, na margem medial da concha superior (▸ **Figura 37.1**).

Indicação: essa é, com frequência, uma zona de interferência e pode ser tratada via orelha.

Zona do Reto

Localização: sob a parte ascendente da hélice, na parte medial anterior (não visível) da concha superior (▸ **Figura 37.1**).

Indicação: distúrbios do tubo gastrintestinal.

Zona do Ânus

Localização: no componente da membrana mucosa interna: no ramo inferior da antélice, abaixo do ramo da hélice (▸ **Figura 37.1**).

Indicação: distúrbios anais, hemorroidas.

Zona do Fígado

Localização: na orelha direita, nas partes lateral e média da concha (▸ **Figura 37.1**).

Indicação: disfunção hepática, tratamento de suporte para hepatite.

Zona da Vesícula Biliar

Localização: no terço médio da concha superior (▸ **Figura 37.1**).

Indicação: distúrbios da vesícula biliar, enxaqueca.

Zona do Pâncreas

Localização: caudal à Zona da Vesícula Biliar, na concha superior (▶ **Figura 37.1**).

A "parte endócrina" do pâncreas se projeta na antélice, no nível da vértebra T XII.

Indicação: distúrbios do pâncreas.

Zona do Baço

Localização: na orelha esquerda, na concha superior, cranial à Zona do Pâncreas (▶ **Figura 37.1**).

Indicação: distúrbios hematológicos, distúrbios da digestão.

Zona do Rim

Localização: coberta, sob a hélice, no nível da parte média da fossa triangular (▶ **Figura 37.1**).

Indicação: distúrbios renais.

Zona do Ureter

Localização: medial, adjacente à Zona da Bexiga Urinária, na concha (▶ **Figura 37.1**).

Indicação: distúrbios ureterais.

Zona da Bexiga Urinária

Localização: na concha superior, na projeção da coluna vertebral superior (▶ **Figura 37.1**).

Indicação: distúrbios da bexiga urinária.

Zona da Uretra

Localização: na margem anterior da parte ascendente da hélice, no ponto onde a margem cartilagínea é palpável (▶ **Figura 37.1**).

Indicação: distúrbios da uretra.

Para fins de comparação: zonas de projeção dos órgãos internos segundo a nomenclatura chinesa (▶ **Figura 37.2**):

- 84 Zona da Boca
- 85 Zona do Esôfago
- 86 Zona da Cárdia
- 87 Zona do Estômago
- 88 Zona do Duodeno
- 89 Zona do Intestino Delgado
- 90 Zona do Apêndice 4
- 91 Zona do Intestino Grosso
- 92 Zona da Bexiga Urinária
- 93 Zona da Próstata
- 94 Zona do Ureter
- 95 Zona do Rim
- 96 Zona do Pâncreas e da Vesícula Biliar
- 97 Zona do Fígado
- 98 Zona do Baço
- 99 Zona da Ascite
- 100 Zona do Coração
- 101 Zona do Pulmão
- 102 Zona dos Brônquios
- 103 Zona da Traqueia
- 104 Zona do Triplo Aquecedor.

37 | Zonas de Projeção dos Órgãos Internos Segundo Nogier

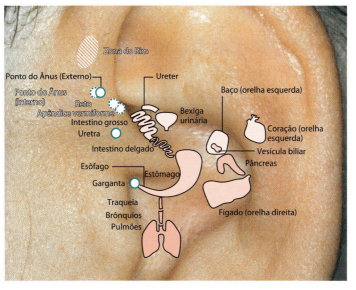

▶ **Figura 37.1** Zonas de projeção dos órgãos internos segundo Nogier.

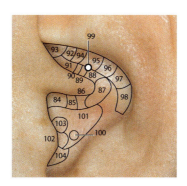

▶ **Figura 37.2** Zonas de projeção dos órgãos internos segundo a nomenclatura chinesa.

38 Linhas de Energia e Tratamento no Pavilhão Auricular

Já foram descritas várias linhas de energia e linhas de tratamento no pavilhão auricular. Pontos ativos de acupuntura são, com frequência, encontrados ao longo dessas linhas de tratamento (▶ **Figura 38.1**). Em geral, essas linhas formam um arcabouço básico para a elaboração de esquema de tratamento individual.

Fossa pós-antítrago

Localização: a fossa pós-antítrago é uma linha reta traçada desde o Ponto Zero até a margem da orelha, através da incisura entre o antítrago e a antélice (▶ **Figura 38.1**). Acupontos importantes (29a, 29b, 29c) estão localizados nessa linha.

29a Ponto de Cinetose/Náuseas

Localização: na transição do antítrago para a antélice, entre o Ponto 25 (Ponto do Tronco Encefálico, na margem da antélice, na transição do antítrago para a antélice) e o Ponto 29 (Ponto do Occipício) (▶ **Figura 38.1**).

Indicação: náuseas, vômitos e cinetose.

29 Ponto do Occipício

Localização: na fossa pós-antítrago, aproximadamente no ponto médio entre o 29a Ponto de Cinetose/Náuseas e o 29b Ponto de Jerome (▶ **Figura 38.1**).

Indicação: importante ponto analgésico, em especial para cefalalgia.

29b Ponto de Jerome (Ponto de Relaxamento)

Localização: na fossa pós-antítrago, na intersecção com o sulco neurovegetativo (▶ **Figura 38.1**).

Indicação: importante ponto com efeito de harmonização neurovegetativa sobre transtornos psicossomáticos, disfunção sexual, transtornos do sono.

> **Dica prática**
> De acordo com Nogier, o agulhamento do Ponto 29b é realizado com agulhas de ouro, nos casos de dificuldade para adormecer, e com agulhas de prata, no caso de dificuldade de continuar dormindo.

29c Ponto do Desejo

Localização: na extremidade da fossa pós-antítrago, na margem da hélice (▶ **Figura 38.1**).

Indicação: transtornos psicossomáticos, tratamento de drogadição.

Linha sensorial

A linha entre o Ponto do Osso Frontal (33 Ponto da Fronte), o Ponto do Osso Temporal (35 Ponto Solar) e o Ponto do Osso Occipital (29 Ponto do Occipício) é denominada linha sensorial por Nogier. Essa linha está associada ao fluxo energético de sangue para a cabeça, semelhante aos pontos sistêmicos VG-16 e Ponto Maravilhoso (PdM) (▶ **Figura 38.1**).

A fossa pós-antítrago e a linha sensorial representam dois pilares básicos no tratamento por meio de acupuntura auricular. Os respectivos pontos evidentes podem ser utilizados junto com o segmento relacionado da coluna vertebral para terapia básica da dor.

Canal do estresse

Localização: o canal do estresse é uma prega que avança diagonalmente através do lóbulo da orelha. Nós o encontramos frequentemente em pacientes em situação de estresse ou que não conseguem lidar com o estresse de modo apropriado. Esse canal tem importância puramente diagnóstica (▶ **Figura 38.1**). Não tem aplicação terapêutica.

Sulco neurovegetativo

Localização: o sulco neurovegetativo avança cranialmente, desde a fossa pós-antítrago, abaixo da margem da hélice, até a intersecção do ramo inferior da antélice e da parte ascendente da hélice (▶ **Figura 38.1**).

Indicação: o sulco neurovegetativo representa um importante elemento terapêutico na acupuntura auricular e deve ser examinado à procura de pontos ativos antes de cada tratamento.

Linha dos pontos ômega

De acordo com Nogier, essa é a linha que conecta os três pontos ômega. Ela avança verticalmente à frente da extremidade do trago (▶ **Figura 38.1**).

Nogier divide a orelha em três zonas:

- A Zona do Endoderma é atribuída ao metabolismo
- A Zona do Mesoderma é atribuída ao sistema motor
- A Zona do Ectoderma é atribuída à cabeça e ao sistema nervoso central, portanto, a um nível mais alto de regulação.

De acordo com essa subdivisão, Nogier encontrou um ponto controle para cada zona.

Ponto Ômega 2

Localização: na margem superior da hélice, no lado nasal do Ponto 78 (Ponto da Alergia), em uma linha imaginária que corre verticalmente à frente da extremidade do trago (▶ **Figura 38.1**).

Esfera de ação: Zona do Mesoderma; suprida pelo nervo auriculotemporal do nervo trigêmeo.

Função: motora. Um ponto para relações comprometidas com o meio ambiente.

Ponto Ômega 1

Localização: na margem superior do ramo da hélice, aproximadamente no ponto médio de uma linha imaginária entre o Ponto Zero e a intersecção da parte ascendente da hélice e o ramo inferior da antélice, em uma linha imaginária que avança verticalmente à frente da extremidade do trago (▶ **Figura 38.1**).

Esfera de ação: Zona do Endoderma; suprido pelo nervo vago.

Função: metabolismo.

Ponto Ômega Principal

Localização: na parte inferior ventral do lóbulo da orelha, em uma linha imaginária que corre verticalmente à frente da extremidade do trago (▶ **Figura 38.1**).

Esfera de ação: Zona do Ectoderma; inervada pelo plexo cervical.

Função: cabeça e sistema nervoso central.

Linha de vertigem segundo von Steinburg

Localização: corre ao longo da fossa pós-antítrago e na parte interna do antítrago; utilizada no caso de vertigem (▶ **Figura 38.1**).

Indicação: vertigem.

Método de agulhamento: procurar o(s) ponto(s) mais sensível(is) nessa linha.

38 | Linhas de Energia e Tratamento no Pavilhão Auricular

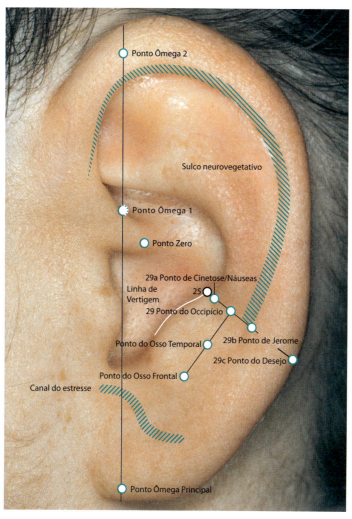

▶ **Figura 38.1** Linhas de energia e tratamento no pavilhão auricular.

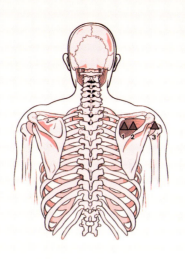

Parte 3

Pontos-Gatilho

39 Definição de Pontos-Gatilho

O termo "ponto-gatilho miofascial" foi criado por D. J. Simons e J. Travell nos anos 1950. O termo é usado para descrever áreas circunscritas de consistência mais firme nos músculos. Eles são dolorosos à palpação (sensíveis à compressão) e provocam sensação de dor distante da fonte (dor referida). Os pontos-gatilho são caracterizados por uma resposta de fasciculação localizada do músculo durante o agulhamento ou infiltração da sua área. Esse fenômeno pode, com frequência, ser induzido prontamente pela palpação profunda da área do ponto-gatilho. Um ponto-gatilho é causado pela contração dos sarcômeros em uma fibra muscular. Um nó ou um disco de contração formado por diversas fibras musculares é relativamente fácil de palpar (▶ **Figura 39.1**). As partes remanescentes da fibra muscular se tornam distendidas e formam uma faixa endurecida de músculo (faixa tensa) cuja palpação também é fácil. Pontos-gatilho crônicos apresentam alteração histológica nos discos Z. A eletromiografia (EMG) revela atividade aumentada na região do ponto-gatilho sem detectar atividade do motoneurônio alfa (neurônio motor alfa).

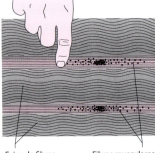

A. Feixe de fibras musculares contraídas (palpáveis)

Feixe de fibras musculares contraídas   Fibras musculares relaxadas

B. Resposta de fasciculação localizada

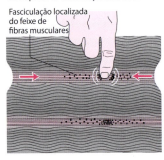

Fasciculação localizada do feixe de fibras musculares

▶ **Figura 39.1** Diagrama de um complexo ponto-gatilho.

Epidemiologia

De acordo com estudos de Raspe, a prevalência de dorsalgia ao longo da vida, na Alemanha, é superior a 80% (Raspe e Kohlmann, 1993). A previsão de dorsalgia por ocasião da pesquisa é de aproximadamente 35% (Raspe e Kohlmann, 1998).

Mais de 50% de todos os tratamentos realizados por ortopedistas e 25% daqueles realizados por clínicos gerais são para dorsalgia (Raspe e Kohlmann, op. cit.). Os estudos também mostraram que 25% de todos os pacientes com lombalgia são responsáveis por cerca de 95% dos gastos financeiros relacionados a distúrbios musculoesqueléticos (Webster e Snook, 1994). Nos EUA, a previsão é que os gastos totais com os distúrbios musculoesqueléticos representem 1% do produto interno bruto (Yelin e Felts, 1990). Na Alemanha, os gastos financeiros totais com incapacidade devido à dorsalgia eram de 17 bilhões de euros em 1998 (Bolten *et al.*, 1998).

Não seria correto presumir que os diversos sintomas apresentados pelos pacientes sejam causados por problemas estruturais graves. Pelo contrário, esses sintomas persistentes são, com frequência, induzidos por tensão muscular corriqueira em combinação com má postura e disfunção secundária de movimentos articulares. O tratamento convencional com medicação e fisioterapia resulta frequentemente em frustração dos pacientes e dos terapeutas. As taxas de cura espontânea para síndromes de dor miofascial aguda são altas (mais de 90%), mas as taxas de recidiva também são extremamente elevadas. Como resultado, disfunções recorrentes frequentemente evoluem para síndromes de dor miofascial crônica.

Fisiologia muscular

A tensão muscular em repouso está ligada diretamente à atividade do sistema nervoso simpático. A atividade simpática aumentada sempre provoca hipertonicidade muscular (Mense, 1998). Músculos relaxados não mostram atividade elétrica na EMG (Basmajian, 1957).

É importante diferenciar o tônus viscoelástico da atividade contrátil (Mense *et al.*, 2001). O tônus viscoelástico é influenciado pelo deslizamento das miofibrilas entre si (Ettlin e Kaeser, 1998) e diminui durante movimentos importantes (Walsh, 1992). A maioria das mudanças no tônus muscular está associada a alteração da atividade elétrica. O tônus muscular é regulado por neurônios motores gama (neurônios γ). Receptores de distensão nos feixes musculares respondem a modificações do comprimento com um reflexo monossináptico; portanto, a distensão induz atividade aumentada dos motoneurônios alfa. Durante a contração ou em repouso, não são esperados sinais aferentes provenientes dos feixes musculares. Sinais eferentes dos motoneurônios gama estimulam pequenas fibras musculares intrafusais e provocam a contração do fuso muscular. Isto aumenta o tônus muscular. Para proteger os músculos de ruptura traumática, existem receptores de distensão especiais nos órgãos tendíneos de Golgi que são estimulados durante o alongamento passivo rápido ou contração ativa excessiva do músculo. A inibição reflexa dos motoneurônios alfa resulta em redução do tônus muscular.

Vários fatores podem modificar o tônus muscular em repouso. A dor influencia o tônus dos músculos circundantes. Se a causa da dor estiver no próprio músculo, os motoneurônios alfa não mostram atividade elétrica. Entretanto, se a dor resultar de reflexos segmentares, como dor visceral ou dor artrogênica, frequentemente leva a aumento do tônus dos músculos circundantes (▶ **Figura 39.2**) (Middlekauff, 2004).

A tensão emocional também aumenta o tônus muscular e isso é, frequentemente, restrito a determinadas regiões da cintura escapular (McNulty *et al.*, 1994). Fatores climáticos, tais como frio e umidade, também provocam aumento do tônus muscular (Travell e Simons, 1992).

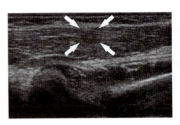

▶ **Figura 39.2** Visualização na ultrassonografia de um ponto-gatilho no músculo extensor radial longo do punho.

Fisiopatologia da dor miofascial

Habitualmente, as síndromes da dor miofascial começam com um estiramento muscular único ou repetitivo, tal como estiramento agudo ou, em casos raros, em resposta a um traumatismo direto em uma região muscular específica (Baker, 1985; Simons *et al.*, 1999). As síndromes da dor miofascial são, com frequência, encontradas em pacientes que executam movimentos repetitivos, geralmente monótonos, do braço e da mão, enquanto mantêm uma postura desfavorável do corpo (Andersen *et al.*, 1995; Lin *et al.*, 1997). Os indivíduos mais afetados são músicos (Dommerholt e Norris, 1997; Rosen, 1993), aqueles que trabalham com computador (Hünting *et al.*, 1981), trabalhadores de linhas de produção na indústria e linhas de montagem (Amano *et al.*, 1988; Silverstein, 1985), e atletas nos quais os movimentos repetitivos causam problemas (Dejung, 1988; Grosjean e Dejung, 1990).

A contração muscular é provocada basicamente por um potencial de ação nos motoneurônios do corno anterior. O potencial de ação causa a abertura dos canais iônicos na membrana pré-sináptica da junção neuromuscular (placa motora terminal) e o influxo de íons Ca^{++} nas terminações nervosas. Isso resulta na liberação de acetilcolina na fenda sináptica, que, por sua vez, promove a abertura dos canais iônicos na membrana pós-sináptica da fibra muscular e a criação de um novo potencial de ação que se propaga por toda a superfície da fibra muscular. A menor unidade contrátil é o sarcômero, onde as moléculas de actina e as cabeças de miosina deslizam umas contra as outras. Isso demanda a presença de ATP (carreador de energia). A liberação das cabeças de miosina dos filamentos de actina exige muita energia. Quando não há ATP suficiente, as cabeças de miosina não conseguem se soltar dos filamentos de actina e, assim, formam uma área de rigidez. De acordo com a teoria da crise de energia, complexos de rigidez persistentes em determinados locais no músculo são a base fisiopatológica da disfunção miofascial (Simons *et al.*, 1999).

A teoria da crise de energia, em combinação com os resultados de estudos histológicos e eletromiográficos nos pontos-gatilho, fornece a melhor explicação para os fenômenos observados. Entretanto, uma resposta definitiva ainda não é possível. Os achados até o momento mostram que a hipótese da placa motora terminal, preferida por Simons, não constitui uma explicação completa e demanda estudos adicionais. O desenvolvimento de síndrome de dor miofascial é sempre baseado em estiramento excessivo ou uso repetitivo, agudo ou crônico, do músculo afetado (▶ **Figura 39.3**).

Teoricamente, dois padrões diferentes de lesão são possíveis:
- Primeiro, disfunção das placas terminais provoca liberação contínua de pequenas quantidades de acetilcolina na fenda sináptica. O motoneurônio alfa não apresenta potencial de ação. A liberação da acetilcolina causa despolarização permanente da membrana pós-sináptica da fibra muscular. Esse potencial de ação é registrado como atividade elétrica espontânea da placa terminal (Hubbard e Berkoff, 1993)
- Segundo, de acordo com observações mais recentes, uma lesão muscular

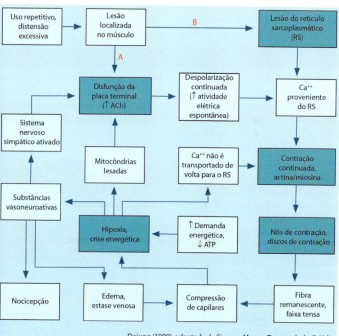

▶ **Figura 39.3** Fisiopatologia da síndrome de dor miofascial.

localizada provoca dano traumático do retículo sarcoplasmático e, portanto, liberação aumentada de íons Ca^{++}. Nesse contexto foi observada determinada distância entre a placa terminal e o disco de contração ou o nó de contração (Pongratz e Späth, 1997). Pongratz acredita que esse fenômeno seja a causa dos subsequentes processos fisiopatológicos.

O consequente potencial de ação se propaga em todas as direções sobre a membrana da fibra muscular e alcança o retículo sarcoplasmático dentro da fibra graças aos túbulos transversais (túbulos T). Isto resulta em liberação permanente de íons Ca^{++}.

Também se discute uma ruptura no retículo sarcoplasmático como causa fisiopatológica da formação do ponto-gatilho. A lesão na placa terminal ou do compartimento de íons cálcio provoca contratura permanente dos sarcômeros. Isso consome muito cálcio e ATP. A agregação significativa de sarcômeros contraídos cria nós ou discos de contração. O somatório desses discos e nós de contração de uma fibra muscular resulta, então, em um ponto-gatilho palpável. As fibras musculares afetadas remanescentes estão distendidas e formam uma faixa tensa palpável. A distensão excessiva das fibras musculares afetadas provoca estrangulamento de capilares e isquemia de toda a região muscular. A depleção de ATP quando há demanda aumentada do mesmo provoca uma crise de energia da seção envolvida do músculo. Isso é reforçado pela hipoxia, com queda da pressão parcial de oxigênio em direção a zero no ponto-gatilho. A hipoxia danifica as mitocôndrias, agravando assim a disfunção da placa terminal. Essa falta de energia impede a separação dos filamentos de actina e de miosina, criando uma área rígida (▶ **Figura 39.4**).

A hipoxemia e a crise energética do músculo causam a liberação de substâncias vasoneuroativas, tais como bradicinina, serotonina, histamina e substância P. Isso resulta em hiperemia na região em torno do ponto-gatilho. A permeabilidade vascular aumentada cria edema localizado associado à estase venosa reativa e congestão por influxo nas arteríolas. Isso agrava ainda mais a isquemia no ponto-gatilho. A transição do metabolismo aeróbico para metabolismo anaeróbico causa acidose no tecido, o que, por sua vez, sensibiliza e estimula os nociceptores musculares (▶ **Figura 39.5**). A liberação de substâncias vasoneuroativas resulta em ativação do sistema nervoso simpático. Essa atividade simpática

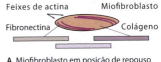

A. Miofibroblasto em posição de repouso

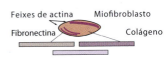

B. Posição de miofibroblasto e colágeno após contração

▶ **Figura 39.4** Estruturas de tecido conjuntivo recém-formadas durante a fase de reparo começam a se contrair após 2 semanas sob a influência de miofibroblastos.

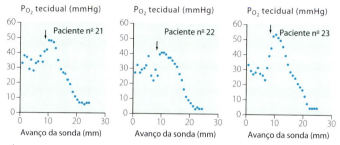

↓: limite palpatório de miogelose

▶ **Figura 39.5** Medida da P$_{O_2}$ tecidual em músculos tensos no dorso do corpo.

aumentada provoca liberação aumentada de acetilcolina na placa terminal e, assim, potencializa ainda mais a disfunção da placa terminal.

Esses mecanismos patológicos são amplificados por fatores que resultam da condição específica do paciente: falta de exercício, junto com capilarização insuficiente dos músculos e formação insatisfatória das mitocôndrias, promovendo esse círculo vicioso. Essencialmente, todos os fatores que aumentam o tônus muscular resultam em estrangulamento dos capilares. A miogelose, por sua vez, pode comprometer a função dos nervos motores e, portanto, exerce efeito negativo direto na função da placa terminal (Bogduk e Jull, 1985).

Outros resultados de pesquisa também apoiam a hipótese integrada para o desenvolvimento de pontos-gatilho.

Um grupo de trabalho liderado por Kuan discutiu as conexões da medula espinal com os pontos-gatilho miofasciais (Kuan *et al.*, 2007). Não foram constatadas diferenças entre fibras nervosas aferentes e eferentes dos músculos não comprometidos. Todavia, os neurônios motores das fibras musculares com pontos-gatilho tinham diâmetros menores.

Os resultados apresentados por Shah *et al.* (2008; 2005) mostram aumento significativo dos mediadores teciduais inflamatórios e redução do pH tecidual usando microdiálise quando comparados com os músculos não envolvidos. Esses resultados ainda precisam ser confirmados.

Recentemente, o tratamento da fáscia recebeu atenção maior, especialmente a partir da abordagem osteopática. De acordo com Paoletti (2001), as fáscias são as estruturas básicas de tecido conjuntivo que interconectam todos os sistemas de órgãos. Existem estruturas fasciais, especialmente nos músculos, que contêm elementos contráteis. Para o corpo conseguir aproveitamento ótimo, os músculos com função basicamente postural (suporte estático) são equipados com fáscias espessas. Essas fáscias conseguem receber tensão do músculo e manter o estado desejado de tensão (tônus). Isso possibilita que o corpo mantenha posturas estáticas durante longos períodos de tempo com menor uso possível da energia (Paoletti, 2001; Schwind, 2003).

Miogelose crônica de músculos contendo pontos-gatilho resulta em reestruturação de fáscias e músculos e contratura do tecido conjuntivo. Isso tem consequências terapêuticas consideráveis. Além de relaxar restrições geralmente encontradas na região articular por meio de manipulação manual ou tratamento apenas dos pontos-gatilho, as retrações fasciais precisam ser tratadas ao mesmo tempo (Hinkeltheln e Zalpour, 2005; Richter e Hebgen, 2008).

Modelo de cronificação das síndromes de dor miofascial

O tratamento de pontos-gatilho agudos no contexto de uma lesão a curto prazo por uso excessivo geralmente não é difícil. Após o tratamento dos pontos-gatilho, os sintomas desaparecerão completamente. As síndromes de dor miofascial crônicas, entretanto, impõem desafios terapêuticos consideráveis. Já foi descrita sensibilização periférica no ponto-gatilho (Richardson et al., 1999). O influxo contínuo de sinais nociceptivos no corno posterior resulta em transformação em termos de reorientação dos neurônios da medula espinal. Essa reorientação dos interneurônios, por sua vez, resulta em sensibilização do primeiro ou segundo neurônio de projeção no corno posterior. O neurônio que possui uma faixa de ação mais abrangente

(neurônio WDR) emite sinais nociceptivos para o tálamo pela via ascendente no trato espinotalâmico anterior. Aqui, a transmissão do sinal é feita pelas cápsulas interna e externa para o sistema límbico e de lá ao córtex cerebral. O reagrupamento também ocorre no sistema cerebral, com alteração nas zonas da projeção dos músculos (ou regiões do corpo) afetados e com representação exagerada, causando modificação no mapa da mente. Frequentemente ocorre alteração no sistema descendente inibidor da dor. Graças a esses mecanismos, um distúrbio originalmente nociceptivo periférico evolui de primariamente segmentar para regional e, por fim, para um distúrbio álgico sistêmico. Essa condição interfere consideravelmente no dia a dia porque o paciente apresenta mudanças na percepção da dor e, com frequência, desenvolve também estratégias de enfrentamento desfavoráveis. A integração desse distúrbio em um modelo biopsicossocial da doença (Egle et al., 2003) não é difícil somente para o paciente, mas também para o médico que frequentemente aceita o conceito do paciente da doença, que enfatiza o padrão típico de uma relação de causa e efeito ("se eu tenho uma doença, o tratamento apropriado irá me curar").

Outra consideração é que as estratégias de enfrentamento desfavoráveis, tais como a sensação de desamparo e de desespero (Hasenbring, 2001) a insatisfação no ambiente de trabalho (Egle et al., 2003), são preditores importantes de desfechos terapêuticos desfavoráveis. É, portanto, essencial que a terapia dos pontos-gatilho faça parte de um conceito terapêutico multimodal para os distúrbios de dor miofascial, porque estes podem logo se tornar crônicos.

Considerações terapêuticas básicas

Para tratar os pontos-gatilho de modo apropriado, o músculo afetado precisa ser classificado no sistema de tensão miofascial, que foi descrito, em 1999, por Richardson, Jull *et al.* Nele, a camada interna profunda do músculo representa a estrutura osteoligamentar que é essencial para a estabilidade segmentar (Richardson *et al.*, 1999). A camada externa superficial é formada, em sua maior parte, por músculos longos, multiarticulares, que funcionam basicamente como músculos motores. Entre essas duas camadas, há uma camada de músculos responsáveis pelo equilíbrio e pela estabilidade segmentar ativa.

Músculos locais como os paravertebrais são exemplos da *camada profunda*: músculos rotadores, músculos multífidos, músculo longo do pescoço e músculo reto da cabeça. Os dos membros superiores incluem os músculos infraespinais e supraespinais, o músculo subescapular, o músculo redondo menor. Nos membros inferiores estão os músculos vasto medial e poplíteo. Exemplos da *camada intermediária* são o músculo oblíquo externo, os músculos multífidos, o músculo deltoide e os músculos vasto lateral, intermédio e medial. Exemplos de músculos de funcionamento global e multiarticulares da *camada superficial*

são o músculo reto do abdome, o músculo esternocleidomastóideo, os músculos escalenos, o músculo trapézio, o músculo latíssimo do dorso, o músculo bíceps braquial (cabeça longa), o músculo reto femoral e o músculo bíceps crural.

A relevância clínica desta subdivisão é óbvia. O fortalecimento desses músculos locais é extremamente recomendado para prevenir instabilidades segmentares. Estudos demonstraram seu efeito a longo prazo no contexto de programas de reabilitação para a redução de dor recorrente (Hides *et al.*, 2001). O desconforto nos músculos locais é, muitas vezes, acompanhado por condições musculoesqueléticas (Kikaldy-Willis, 1988; O'Sullivan *et al.*, 1997).

As disfunções dos músculos multiarticulares estão associadas, frequentemente, com condições musculoesqueléticas agudas, porém com menos frequência com queixas crônicas (Hirayama *et al.*, 2001; Jull *et al.*, 1999). Existe, com frequência, atividade prematura associada com inervação. Esse tipo de músculo tende à atrofia com redução da circunferência muscular. Em comparação, os músculos locais tendem a apresentar redução das fibras do tipo I, com redução evidente da circunferência dos capilares e das fibras e aumento dos componentes de gordura e tecido conjuntivo.

O exame clínico desse grupo de músculos envolve tensão submáxima seletiva voluntária. No caso de músculos monoarticulares globais, os testes de função são executados para força, resistência e equilíbrio, enquanto os músculos multiarticulares globais são testados para sensibilidade ao alongamento, provocação, equilíbrio muscular e estruturas neurais.

Exame específico de pontos-gatilho e considerações terapêuticas básicas

A ferramenta diagnóstica mais importante é considerar a possibilidade de existirem pontos-gatilho. Os pontos-gatilho são indicados por queixas características do paciente, lembrando que as zonas de projeção superpostas de diferentes pontos-gatilho exigem que o terapeuta tenha substanciais conhecimentos de anatomia e fisiologia.

O DGS-Practice Questionnaire for Therapy of Spine, Back, Shoulder and Neck Pain, elaborado por Überall *et al.* (disponível [em alemão] no *site*: https://www.dgs-praxisleitlinien.de/), viabiliza o diagnóstico de sintomas miofasciais. Os pontos-gatilho são encontrados, com frequência, no centro de ventres musculares. Levando em consideração os princípios de osteopatia e com base na experiência clínica, pode-se dizer que os pontos-gatilho miofasciais podem ser encontrados em agonistas, assim como em antagonistas. A osteopatia diferencia músculos hipertônicos distendidos e músculos hipertônicos contraídos. Usando o exemplo de flexores e extensores dos dedos da mão, o relato a seguir pode ilustrar a diferença entre músculos hipertônicos distendidos e músculos hipertônicos contraídos de maneira

relevante para a prática diária. Isso se aplica primariamente aos músculos agonistas e antagonistas multiarticulares, por exemplo, os músculos do antebraço. Para cerrar o punho é necessária contração simultânea dos músculos flexores e extensores dos dedos das mãos, a saber, os músculos flexores são contraídos enquanto os músculos flexores são distendidos. Se os músculos flexores dos dedos da mão, em especial, estiverem contraídos persistentemente, eles desenvolverão pontos-gatilho latentes (ou seja, inativos). Os pacientes se queixam, em raras ocasiões, de irradiação nas mãos (semelhante a dor referida). Quando esses pontos-gatilho são palpados, também exibem respostas localizadas de fasciculação. Todavia, a experiência clínica mostrou que, no caso de músculos hipertônicos distendidos (nesse caso, o músculo extensor comum dos dedos da mão), podem ocorrer faixas tensas e pontos-gatilho palpáveis podem surgir nos ventres desses músculos relativamente fracos (em comparação com os flexores dos dedos da mão). Isso pode originar dor que se irradia ao longo do antebraço até as mãos. Músculos hipertônicos encurtados são criados por hiperestimulação neuronal, seja em decorrência de excesso de exercícios físicos ou de irritação das fibras nervosas que os suprem. Isso pode ser causado por irritação da raiz nervosa ou por compressão neural (neuropatia compressiva).

A identificação e a diferenciação dessas características na tonicidade muscular são cruciais para o sucesso do tratamento. Faz sentido que a desativação dos pontos-gatilho nos músculos hipertônicos distendidos possa promover apenas sucesso a curto prazo porque não soluciona a alteração causal subjacente – desequilíbrio dos músculos hipertônicos encurtados. A desativação duradoura dos pontos-gatilho na área dos músculos hipertônicos distendidos exige tratamento dos músculos encurtados, por exemplo, por alongamento, bem como tratamento dos processos subjacentes que provocam a contração dos músculos (▶ **Figura 39.6**).

O exame clínico envolve a palpação monodigital ou bidigital usando os dedos indicador e polegar (preensão em pinça) para fornecer rapidamente orientação para o músculo em questão. Uma resposta de fasciculação localizada do músculo pode, frequentemente, ser provocada na área do ponto-gatilho, e essa resposta é acompanhada por irradiação característica da dor para as zonas de projeção do ponto-gatilho. Com frequência também há pontos-gatilho satélites correspondentes e esses também devem ser tratados.

Além disso, pontos-gatilho miofasciais também podem ser diagnosticados por meio de ultrassonografia e ressonância magnética (RM). A elastografia por ultrassonografia consegue identificar nódulos de contração palpáveis em uma faixa tensa. Os estudos realizados por Sikdar *et al.* (2008), baseados no trabalho de Taylor *et al.* (2000) e confirmados por Turo *et al.* (2012), utilizaram basicamente sonoelastografia vibratória (combinação de fonte externa de vibração com ultrassonografia dúplex ou com Doppler). Esses estudos mostraram os pontos-gatilho como zonas focais, de configuração elíptica e predominantemente hipoecoicas, que se correlacionam com áreas localizadas de contração ("endurecimento") muscular palpáveis. Também foi possível fazer a diferenciação de nódulos circundantes. Não existem diferenças significativas de tamanho entre os pontos-gatilho ativos e latentes. Um achado notável foi o de pequenas artérias ou artérias dilatadas próximo dos pontos-gatilho miofasciais na ultrassonografia dúplex que mostrou fluxo

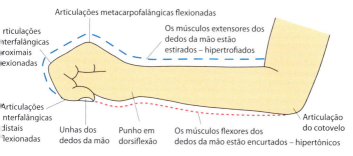

▶ **Figura 39.6** Ilustração de músculo flexor do dedo da mão contraído e músculo extensor do dedo da mão estirado.

retrógrado na diástole, indicando que o leito vascular é extremamente resistido. Essas alterações localizadas não foram observadas nos grupos de controle sem pontos-gatilho miofasciais.

A RM de alta resolução 3 tesla consegue revelar estruturas em um campo de visão muito pequeno com alta resolução e excelente contraste de tecidos moles. A pele acima dos pontos-gatilho é delimitada com cápsulas de nitroglicerina. Esses marcadores são facilmente visualizados nas sequências de RM e possibilitam a correlação morfológica-imagem positiva com os pontos-gatilho palpáveis subjacentes que apresentam modificações bem definidas e arredondadas do sinal no músculo na imagem de RM. As sequências ponderadas em T2 mostraram quase isointensidade no centro em comparação com os músculos circundantes. A área circundante foi delineada por uma borda hipotensa e hiperintensa um pouco menos focada. Algumas dessas endurações tinham formato de viga. O número aumentado de vasos com hemóstase foi confirmado por RM morfológica. A rigidez da faixa tensa palpável foi de 9,0 kPa, que excedeu a dos músculos não envolvidos em 50% (Chen *et al.*, 2007).

Há muitas opções para o tratamento de pontos-gatilho. Agulhamento a seco é o método mais efetivo (Gunn, 1996). Envolve a inserção de uma agulha de acupuntura diretamente no nó da contração e a manipulação rotatória da agulha para provocar respostas de fasciculação muscular localizada. Essas respostas são induzidas por tanto tempo quanto necessário para desativar o ponto-gatilho, o que pode ser confirmado pela palpação após o nó de contração ser dissolvido. O agulhamento a seco é seguido por alongamento direcionado do músculo. As técnicas de alongamento devem ser demonstradas ao paciente e sugeridas como exercícios para serem feitos em casa para prevenir recidivas.

No caso da tensão crônica, é essencial o uso da fascioterapia utilizando técnicas da medicina manual. As disfunções articulares, que são uma fonte de recidivas dos pontos-gatilho, também devem ser tratadas por técnicas manuais.

O agulhamento úmido, isto é, a injeção terapêutica de anestésico local, geralmente não é necessário e não oferece vantagem sobre o agulhamento seco porque seu efeito não depende do anestésico local (Middlekauff, 2004). Outros métodos terapêuticos, tais como liberação miofascial, massagem do acuponto (acupressão) combinada com a compressão isquêmica ou estimulação nervosa elétrica transcutânea ponteada (PuTENS), podem ser empregados (DÄGfA, 1995). Eletroterapias ou uso de TENS (estimulação elétrica transcutânea de nervos) são menos apropriadas. Todavia, TENS é muito importante no contexto do manejo geral da dor nas síndromes de dor miofascial.

40 Músculo Temporal

Descrição do músculo

▶ Figura 40.1

Origem: lâmina profunda da fáscia temporal, plano temporal, fáscia temporal do osso esfenoide, parte posterior do osso zigomático.

Inserção: processo coronoide da mandíbula, em sua superfície medial, em direção ao terceiro molar.

Inervação: nervos temporais profundos provenientes do nervo mandibular (divisão mandibular do nervo trigêmeo, terceira divisão do quinto nervo craniano).

Ação: eleva a mandíbula; parte posterior: retrusão, auxilia os movimentos de mastigação.

Nota: a artéria temporal superficial avança sobre o músculo; divide-se em ramos parietal e frontal na área temporal.

Pontos-gatilho

Introdução: o músculo temporal tem quatro áreas de ponto-gatilho (▶ **Figura 40.2**) que podem ser encontradas em uma linha imaginária traçada em direção da orelha, começando na parte inferior do músculo no nível do ângulo lateral do olho.

Esses pontos-gatilho são ativados por má oclusão, traumatismos diretos ou imobilização prolongada, mas também por intervenções odontológicas ou fatores psicogênicos (p. ex., bruxismo ou cerramento dos dentes) e, menos frequentemente, por fatores climáticos externos (p. ex., correntes de ar ou frio). Também devem ser

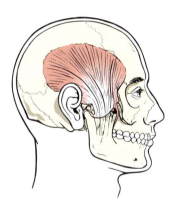

▶ Figura 40.1 Músculo temporal.

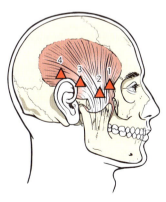

▶ Figura 40.2 Pontos-gatilho do músculo temporal.

considerados pontos-gatilho no músculo masseter ipsilateral e no músculo temporal contralateral. Os pterigóideos medial e lateral, seja unilateral ou bilateralmente, são acometidos com menor frequência. Pontos-gatilho satélites aparecem como zonas dolorosas nas partes superiores dos músculos trapézio e esternocleidomastóideo.

O diagnóstico diferencial deve incluir arterite temporal, polimialgia reumática e polimiosite. Entretanto, nessas condições não existem as áreas típicas de irradiação da dor que caracterizam os pontos-gatilho.

Exame dos pontos-gatilho: as regiões dos pontos-gatilho são palpadas com o paciente com a boca aberta aproximadamente 2 cm e com a cabeça fixa. Identificar endurações localizadas e sensíveis à pressão do músculo com projeção típica da dor. Palpar a face interna do processo coronoide da mandíbula intraoralmente. Identificar faixas tensas nos músculos onde podem ser deflagradas breves respostas de fasciculação localizada.

Terapia dos pontos-gatilho: enquanto se evitam os ramos da artéria temporal, os pontos-gatilho são agulhados de modo convencional. As agulhas são deixadas no local por 20 minutos. Uma alternativa seria relaxar diretamente os músculos contraídos por meio de estimulação intramuscular com as agulhas de acupuntura. A infiltração do ponto-gatilho com baixas concentrações de anestésico local é outra opção a ser aventada. Esse procedimento é seguido pelo alongamento passivo do músculo (tração da mandíbula para baixo e para a frente) e por relaxamento pós-isométrico, se houver indicação.

Pontos-gatilho e áreas de projeção de dor

Ponto-gatilho 1: o ponto, localizado na parte anterior do músculo (▶ **Figura 40.3**), mostra as seguintes áreas de projeção de dor: os incisivos superiores, a asa lateral inferior do nariz, o supercílio e a parte anterior do osso temporal.

Ponto-gatilho 2: localizado na parte anterior da parte medial do músculo (▶ **Figura 40.4**). Sintomas de irradiação são encontrados na região do dente canino e do primeiro pré-molar da maxila. Outras projeções de dor são encontradas cranialmente ao ponto-gatilho.

Ponto-gatilho 3: localizado em frente à orelha externa (▶ **Figura 40.5**). As áreas de projeção de dor estão localizadas na região molar da maxila e também ao longo das fibras centrais do músculo temporal, acima da zona do ponto-gatilho.

Ponto-gatilho 4: localizado atrás da orelha externa (▶ **Figura 40.6**). Área de projeção de dor dorsalmente ao longo das fibras do músculo temporal.

40 | Músculo Temporal 179

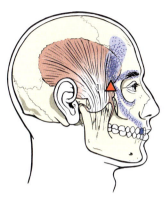

Figura 40.3 Músculo temporal, ponto-gatilho 1.

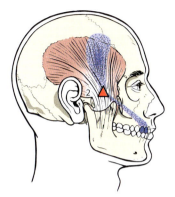

Figura 40.4 Músculo temporal, ponto-gatilho 2.

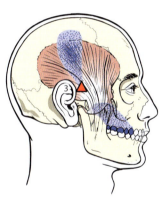

Figura 40.5 Músculo temporal, ponto-gatilho 3.

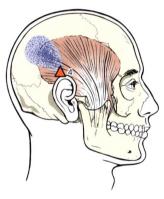

Figura 40.6 Músculo temporal, ponto-gatilho 4.

Importantes pontos de acupuntura

▶ Figura 40.7, ▶ Figura 40.8

E-8

Localização: 0,5 cun a partir da linha de implantação frontal do cabelo em direção ao cabelo, no ângulo dessa linha com a de implantação temporal do cabelo e avançando perpendicularmente ao mesmo. Esse ponto está localizado 4,5 cun lateralmente ao acuponto VG-24.

EX-CP-5 (Extra 5, Taiyang)

Localização: aproximadamente 1 cun em direção à orelha a partir do centro da linha que conecta a extremidade do supercílio ao ângulo lateral do olho.

E-7

Localização: no centro da depressão abaixo do arco zigomático, ou seja, na incisura mandibular entre o processo coronoide e o processo condilar da mandíbula.

O côndilo mandibular pode ser palpado facilmente anterior ao trago (desliza para a frente quando o indivíduo abre a boca). E-7 está localizado na depressão logo em frente ao trago. Esse ponto é pesquisado e agulhado quando a boca está fechada.

TA-22

Localização: no nível da inserção da orelha externa, discretamente ventral e cranial ao acuponto TA-21, dorsal à artéria temporal superficial.

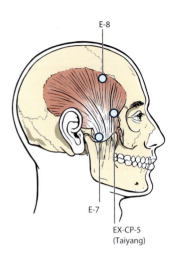

▶ **Figura 40.7** Acupontos E-8, EX-CP-5 e E-7.

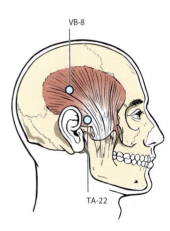

▶ **Figura 40.8** Acupontos TA-22 e VB-8.

VB-8

Localização: 1,5 cun acima do ápice do pavilhão auricular.

Aspectos gnatológicos

Músculo temporal, parte anterior

▶ **Figura 40.9**

Aspectos funcionais: músculo adutor (fecha a boca).

Palpação: aproximadamente 1 cm atrás da margem orbital lateral.

Sintomatologia: cefaleia parietal, cerramento central dos dentes, trituração pericentral dos dentes.

Dor projetada
- Dor nos incisivos medial e lateral da maxila (sintomas pulpares, hipersensibilidade, resposta álgica prolongada aos estímulos térmicos), às vezes, sensação de pré-contato
- Em direção à têmpora
- A partir da têmpora, através da maxila, em direção aos incisivos superiores
- Na direção parietal
- Na direção supraorbitária
- Na direção retrobulbar.

Músculo temporal, parte medial

▶ **Figura 40.9**

Aspectos funcionais
- Músculo adutor (fecha a boca) com a parte medial apenas
- Retrator junto com a parte posterior.

Palpação: cranial à orelha.

Sintomatologia
- Cefaleia temporal
- Cefaleia occipital.

Parafunção
- Protrusão
- Retrusão.

Dor projetada
- Para a laringe
- Em direção às têmporas
- A partir das têmporas, através da parte lateral da maxila e do arco zigomático para o dente canino e o primeiro pré-molar da parte superior; dor na área do dente canino e o primeiro pré-molar da parte superior (sintomas relacionados a polpa dentária, hipersensibilidade, resposta álgica prolongada aos estímulos térmicos), algumas vezes sensação de pré-contato.

Músculo temporal, parte posterior

▶ **Figura 40.9**

Aspectos funcionais
- Adutor (fecha a boca) junto com a parte medial
- Retrator quando apoiado pela parte medial.

Palpação: cranial à orelha.

Sintomatologia
- Cefaleia temporal
- Cefaleia occipital.

Parafunção
- Protrusão
- Retrusão
- Contribui para o deslocamento dos côndilos com disfunções secundárias do disco articular (luxação do disco).

40 | Músculo Temporal

Dor projetada
- Para a laringe
- Para a têmpora
- A partir da têmpora, através do arco zigomático, para a face lateral da maxila; para a mucosa e para os molares; dor na área do segundo pré-molar e molares superiores (sintomas relacionados a polpa dentária, hipersensibilidade, resposta álgica prolongada aos estímulos térmicos); algumas vezes sensação de pré-contato.

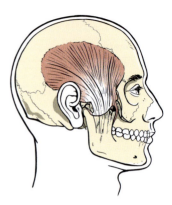

▶ **Figura 40.9** Aspectos gnatológicos do músculo temporal.

41 Músculo Masseter

▶ **Figura 41.1**

Descrição do músculo

Origem
- Parte superficial: borda inferior da superfície lateral e processo temporal do osso zigomático
- Parte profunda: borda inferior da superfície medial do arco zigomático.

Inserção
- Parte superficial: ângulo da mandíbula, em direção à região dos segundos molares
- Parte profunda: em direção ao terço superior do ramo da mandíbula (tuberosidade massetérica) e à base do processo coronoide.

Inervação: nervos temporais profundos provenientes do nervo mandibular (divisão mandibular do nervo trigêmeo).

Ação: eleva a mandíbula, dá suporte à protrusão.

Nota: a artéria facial cruza a borda da mandíbula na margem anterior desse músculo.

Pontos-gatilho

Introdução: o músculo masseter tem sete pontos-gatilho: seis estão localizados na parte superficial e apenas um está localizado na parte mais profunda do músculo. Esses pontos-gatilho podem ser ativados por bruxismo, fatores psicogênicos, disfunção da articulação temporomandibular (p. ex., resultante de má oclusão), falta de dentes ou disfunção do movimento mandibular resultantes de deslocamento dos dentes. Os pontos-gatilho também podem ser ativados por traumatismos agudos e distensão aguda. Com frequência esses pontos-gatilho são ativados por pontos-gatilho primários no músculo esternocleidomastóideo. Pontos-gatilho secundários estão localizados no músculo temporal e no músculo pterigóideo medial e, menos frequentemente, no músculo masseter contralateral.

Exame dos pontos-gatilho: com a boca aberta aproximadamente 2 cm, examinar as regiões dos pontos-gatilho por meio de compressão das zonas de ponto-gatilho enquanto é fornecido suporte intraoral. A dor projetada típica pode ser deflagrada, e as faixas tensas podem ser palpadas no músculo.

Terapia dos pontos-gatilho: esses pontos-gatilho são agulhados de forma convencional e as agulhas são deixadas no local por 20 minutos. O relaxamento das faixas tensas é obtido por meio de estimulação intramuscular. Se necessário, também é possível realizar infiltração do ponto-gatilho com um anestésico local. Depois disso, o alongamento passivo do músculo é realizado tracionando-se a maxila para baixo e para a frente; a seguir, o paciente realiza essa manobra sozinho.

41 | Músculo Masseter

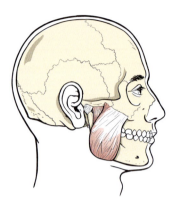

▶ Figura 41.1 Músculo masseter.

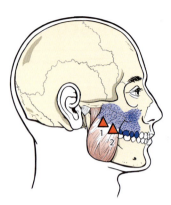

▶ Figura 41.2 Músculo masseter, pontos-gatilho 1 e 2.

Pontos-gatilho e áreas de projeção de dor

Pontos-gatilho 1 e 2: localizados na parte superficial do músculo masseter no nível dos dentes superiores (▶ **Figura 41.2**). A dor é projetada para os dentes molares e pré-molares, bem como para a maxila. É possível ocorrer confusão com sinusite maxilar.

Pontos-gatilho 3 e 4: localizados no nível do centro da mandíbula (▶ **Figura 41.3**). A dor é projetada para a mandíbula à frente do músculo masseter e para a região dos dentes pré-molares e molares da mandíbula.

Pontos-gatilho 5 e 6: localizados na inserção da parte superficial (▶ **Figura 41.4**). As áreas de projeção de dor são a mandíbula, o supercílio e, eventualmente, a região entre o ângulo da mandíbula e o supercílio ipsilateral.

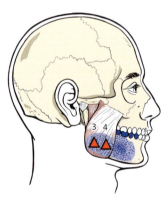

▶ Figura 41.3 Músculo masseter, pontos-gatilho 3 e 4.

Ponto-gatilho 7: Está localizado imediatamente à frente da articulação temporomandibular, na parte profunda do músculo masseter (▶ **Figura 41.5**). A dor está localizada na articulação temporomandibular e na região da concha inferior da orelha. Também pode ocorrer dor difusa em toda a região do músculo masseter.

Importantes pontos de acupuntura

▶ Figura 41.6

E-5

Localização: ventral ao ângulo da mandíbula, na margem anterior do músculo masseter. A pulsação da artéria facial pode ser palpada nesse local.

E-6

Localização: começando a partir do ângulo da mandíbula, o acuponto está situado aproximadamente 1 cun na direção craniofacial. O músculo masseter pode ser palpado aqui, durante a mordida.

E-7

Localização: no centro da depressão abaixo do arco zigomático, ou seja, na incisura mandibular entre o processo coronoide e o côndilo da mandíbula. O côndilo da mandíbula pode ser facilmente palpado à frente do trago (desliza para a frente com a abertura da boca). O acuponto E-7 está localizado na depressão à frente do côndilo da mandíbula.

ID-18

Localização: na borda inferior do arco zigomático, verticalmente abaixo do ângulo externo do olho, na margem anterior do músculo masseter.

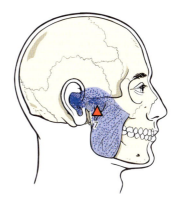

▶ **Figura 41.5** Músculo masseter, ponto-gatilho 7.

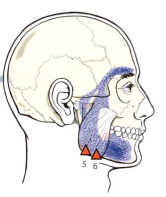

Figura 41.4 Músculo masseter, pontos-gatilho 5 e 6.

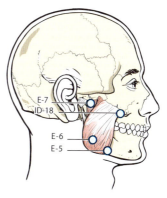

▶ **Figura 41.6** Acupontos E-5, E-6, E-7 e ID-18.

Aspectos gnatológicos

Músculo masseter, parte superficial
▶ Figura 41.7

Aspectos funcionais: músculo adutor (fecha a boca), músculo protrator:
- Dá suporte à mediotrusão quando contraído de um lado
- Dá suporte à protrusão quando contraído bilateralmente.

Palpação: quando relaxado e em contração máxima:
- Na origem abaixo do arco zigomático, no ventre do músculo
- Com dois dedos da mão na inserção enquanto a boca está aberta, 1 cm cranial ao ângulo da mandíbula, na aponeurose
- Com as duas mãos na parte dorsal do corpo da mandíbula.

Sintomatologia: no caso de dor intensa: trismo (incapacidade de abrir a boca normalmente), bruxismo, principalmente na posição de protrusão:
- No dente canino se o músculo estiver encurtado unilateralmente
- Na borda dos dentes incisivos se o músculo estiver encurtado bilateralmente.

Dor projetada: a partir da área da pré-maxila, em direção retrobulbar e para o seio maxilar (sintomas semelhantes aos da sinusite), para as áreas de distribuição do nervo infraorbital e divisão maxilar do nervo trigêmeo; em geral, a maxila (no osso) e a mucosa da parte lateral da maxila.

Ponto-gatilho na parte cranial: dor no segundo pré-molar e nos primeiro e segundo molares superiores (sintomas pulpares, hipersensibilidade, resposta álgica prolongada aos estímulos térmicos).

Ponto-gatilho na parte medial: dor no segundo pré-molar e nos primeiro e segundo molares inferiores (sintomas pulpares, hipersensibilidade, resposta álgica prolongada aos estímulos térmicos); dor na mandíbula na região dos dentes molares.

Ponto-gatilho na parte inferior: dor irradiando através do arco zigomático e da área temporal anterior, em direção suborbital para todo o supercílio arco supraorbital; em raros casos: tinido unilateral.

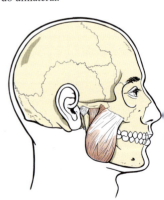

▶ **Figura 41.7** Aspectos gnatológicos da parte superficial do músculo masseter

42   Músculo Pterigóideo Lateral

Descrição do músculo

▶ **Figura 42.1**

Origem
- Cabeça superior: fáscia infratemporal e crista infratemporal da asa maior do osso esfenoide
- Cabeça inferior: superfície lateral da lâmina pterigoide do osso esfenoide
- Cabeça caudal: entre as duas cabeças do músculo pterigóideo medial.

Inserção: borda superior da depressão pterigoide da mandíbula, cápsula articular e disco intra-articular da articulação temporomandibular.

Inervação: nervo pterigoide lateral oriundo do nervo mandibular (ramo mandibular do nervo trigêmeo).

Ação: abaixa a mandíbula, realiza movimento de protrusão, move a mandíbula de um lado para o outro.

Pontos-gatilho

Introdução: esse músculo com dois ventres contém dois pontos-gatilho que raramente se manifestam durante eventos agudos (p. ex., traumatismos), mas, em geral, são resultado de distensão crônica da articulação temporomandibular em casos de má oclusão e transtornos psicossomáticos (p. ex., bruxismo). Os pontos-gatilho nessa região raramente aparecem sozinhos, ou seja, estão associados a pontos-gatilho do músculo masseter e das fibras posteriores do músculo temporal.

Exame dos pontos-gatilho: com a boca aberta aproximadamente 3 cm, a parte do músculo próxima à articulação mandibular é palpada entre a articulação e o osso zigomático; com a boca aberta cerca de 5 a 8 mm e começando a partir da bochecha, as partes do músculo localizadas mais longe da articulação são palpadas acima do processo coronoide da mandíbula.

Terapia dos pontos-gatilho: as seguintes terapias podem ser consideradas: agulhamento a seco, acupuntura convencional e anestesia local terapêutica. É necessário conhecimento anatômico acurado para atingir esse músculo. Os pontos-gatilho estão localizados em uma profundidade de 3 cm. Em geral, o alongamento do músculo só é possível com mobilização fisioterapêutica da articulação temporomandibular.

42 | Músculo Pterigóideo Lateral

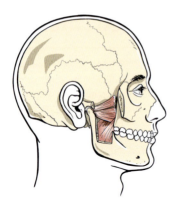

▶ Figura 42.1 Músculo pterigóideo lateral.

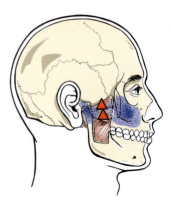

▶ Figura 42.2 Músculo pterigóideo lateral, pontos-gatilho 1 e 2.

Pontos-gatilho e áreas de projeção de dor

Pontos-gatilho 1 e 2: o ponto-gatilho na parte cranial do músculo (1) está localizado abaixo do arco zigomático e o outro (2) está situado abaixo do processo coronoide da mandíbula (▶ **Figura 42.2**). As áreas de projeção típicas estão situadas na articulação temporomandibular e no nível do arco zigomático.

Importante ponto de acupuntura

E-7

Localização: no centro da depressão abaixo do arco zigomático, ou seja, na incisura mandibular entre o processo coronoide e o côndilo da mandíbula (▶ **Figura 42.3**).

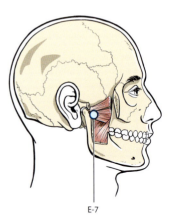

▶ Figura 42.3 Acuponto E-7.

Aspectos gnatológicos

▶ Figura 42.4

Aspectos funcionais: atividade bilateral, músculo abdutor. Atividade unilateral, mediotrusão.

Palpação: só pode ser realizada indiretamente – por trás do primeiro molar, com a boca entreaberta, entre a tuberosidade da maxila e a asa lateral do processo pterigoide.

Sintomatologia: indicador da existência de parafunções:
- Bruxismo frontal
- Bruxismo excêntrico.

Dor projetada
- Dor mais provavelmente de localização profunda
- Para a orelha

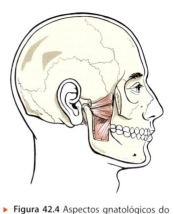

▶ **Figura 42.4** Aspectos gnatológicos do músculo pterigóideo lateral.

- Para a articulação temporomandibular
- Para a língua
- Para o assoalho da boca
- Para o seio maxilar.

43 Músculos Curtos do Pescoço

Descrição dos músculos

▶ Figura 43.1

O arco posterior do atlas está localizado no triângulo suboccipital, formado pelos músculos oblíquos superior e inferior e o músculo reto posterior maior da cabeça. A artéria vertebral corre na margem superior desse triângulo na direção posteromedial, após atravessar o forame transverso e antes de penetrar no forame magno para se unir à artéria basilar. Nessa região injeções e agulhamento a seco implicam risco aumentado de lesão dessa artéria.

Origem
- Músculo reto posterior menor da cabeça: tubérculo posterior do atlas
- Músculo reto posterior maior da cabeça: processo espinhoso do áxis
- Músculo oblíquo superior da cabeça: processo transverso do atlas
- Músculo oblíquo inferior da cabeça: processo espinhoso do áxis.

Inserção
- Músculo reto posterior menor da cabeça: parte medial da linha nucal inferior do osso occipital
- Músculo reto posterior maior da cabeça: parte lateral da linha nucal inferior
- Músculo oblíquo superior da cabeça: osso occipital, superior e lateral à linha nucal inferior
- Músculo oblíquo inferior da cabeça: processo transverso do atlas.

Inervação
- Músculo reto posterior menor da cabeça e músculo oblíquo superior da cabeça: ramo posterior do nervo occipital (C1)
- Músculo reto posterior maior da cabeça: ramos posteriores do nervo occipital (C1 e C2)
- Músculo oblíquo inferior da cabeça: nervo occipital (C2).

Ação: os músculos agem na articulação atlantoccipital e, por motivos biomecânicos, provocam rotação ipsilateral discreta e inclinação contralateral simultânea da cabeça. Quando atuam na articulação atlantoaxial, rodam a cabeça para o mesmo lado.

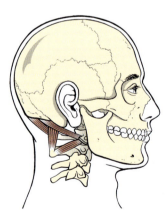

▶ Figura 43.1 Músculos curtos do pescoço.

Pontos-gatilho dos músculos curtos do pescoço

▶ **Figura 43.2**

Introdução: pontos-gatilho são encontrados frequentemente na região do pescoço. São causados com maior frequência por tensão crônica das articulações da cabeça do que por uma causa aguda. Desenvolvem-se, predominantemente, quando o nervo vago é afetado por sinais aferentes viscerais aumentados. A associação próxima entre articulações vertebrais e nervo vago conduz, secundariamente, à má postura, acompanhada por pontos-gatilho. Cefaleia, vertigem e distensão aguda são igualmente concebíveis no contexto das lesões em chicote da coluna cervical. Entretanto, mais provavelmente resultam dos estímulos viscerais do rim esquerdo, o parênquima inervado pelo nervo vago. Além disso, indivíduos que regularmente precisam realizar tarefas acima do nível de suas cabeças também tendem a desenvolver pontos-gatilho nessa região como resultado da contração do músculo.

Exame dos pontos-gatilho: um exame detalhado dos músculos curtos do pescoço normalmente não é possível quando o paciente está sentado porque os músculos sobrepostos geralmente apresentam tônus aumentado. Portanto, é aconselhável palpar os músculos curtos do pescoço com o paciente em decúbito dorsal. Esse tipo de exame exige conhecimentos anatômicos acurados.

Terapia dos pontos-gatilho: a eliminação da causa da má postura crônica é crucial. Na maioria dos casos, é necessário eliminar primeiro os sinais aferentes viscerais por meio dos métodos osteopáticos. A liberação occipital é altamente recomendada para relaxar os músculos occipitais. No caso de contração muscular significativa, as terapias por agulhamento a seco e injeção também são opções. O tratamento de acompanhamento inclui alongamento dos músculos curtos do pescoço por flexão das articulações da cabeça e rotação da cabeça para o lado contrário.

Pontos-gatilho e áreas de projeção da dor

Os pontos-gatilho estão localizados na região média do ventre do músculo reto posterior da cabeça e do músculo oblíquo inferior da cabeça. A dor é projetada no sentido anterior através do osso occipital para o osso temporal. Dor máxima é sentida na região acima da orelha.

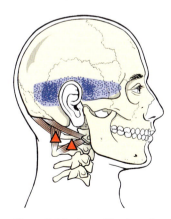

▶ **Figura 43.2** Pontos-gatilho dos músculos curtos do pescoço.

Importantes pontos de acupuntura

▶ Figura 43.3

VB-20

Localização: em uma depressão entre as inserções do músculo esternocleidomastóideo e do músculo trapézio, na borda inferior do occipício. A agulha é introduzida entre o occipício e o atlas (articulações atlantoccipitais), na região do processo transverso do atlas; atravessa primeiro o músculo esplênio da cabeça e depois o músculo semiespinal da cabeça e é posicionada próximo aos músculos oblíquos superior e inferior da cabeça.

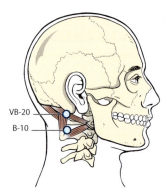

▶ Figura 43.3 Acupontos VB-20 e B-10.

B-10

Localização: no nível da borda superior do primeiro processo espinhoso palpável da coluna cervical (C II, o áxis), no músculo trapézio, logo onde o ventre do músculo começa a descer. O acuponto B-10 está localizado aproximadamente 0,5 cun cranial à linha de implantação posterior do cabelo e lateral ao acuponto VG-15, próximo à raiz do nervo occipital maior.

A orientação no eixo horizontal é superior ao processo espinhoso da segunda vértebra cervical (C II, áxis).

44   Músculo Esplênio da Cabeça

Descrição do músculo

▸ **Figura 44.1**

Origem: ligamento nucal nas vértebras C III a C VII e processos espinhosos das vértebras T I e T II.

Inserção: processo mastoide do osso temporal e linha nucal do osso occipital, com fibras discretamente convergentes correndo cranial e superiormente nas direções superior e lateral.

Inervação: ramos posteriores dos nervos espinais C3 a C5.

Ação: a contração unilateral do músculo inclina e gira a cabeça para o mesmo lado, enquanto a contração bilateral estende as articulações da cabeça.

Pontos-gatilho

Introdução: existe um ponto-gatilho próximo à inserção no processo mastoide. Os pontos-gatilho nessa região se desenvolvem agudamente em consequência de movimentos errados, por exemplo, girar a cabeça para o lado contrário, ou o alongamento dos tecidos moles do pescoço em conjunto com uma lesão em chicote da coluna cervical. Por outro lado, o tônus aumentado desse músculo está frequentemente associado a má postura da coluna cervical causada por cifose significativa da parte alta da coluna torácica elevada com hiperextensão reativa da coluna cervical. Nesses casos, pontos-gatilho também são observados, com frequência, em outros músculos que estendem a coluna cervical superior, tais como os músculos curtos do pescoço.

Exame dos pontos-gatilho: com o paciente sentado, os pontos-gatilho são palpados diretamente na região das inserções do músculo. Dor referida típica pode, com frequência, ser induzida.

Terapia dos pontos-gatilho: o tratamento do músculo esplênio da cabeça é realizado diretamente por agulhamento a seco ou infiltração do ponto-gatilho. Extrema cautela é preconizada quando se realiza agulhamento a seco ou infiltração na região dos dois processos transversais mais superiores por causa do risco de lesão da artéria vertebral e dos nervos emergentes. Esse risco é minimizado pelo agulhamento no sentido craniocaudal durante a palpação do processo transverso. O tratamento de acompanhamento inclui alongamento do músculo pela inclinação lateral da cabeça e rotação para o lado oposto enquanto a coluna cervical é flexionada ao mesmo tempo.

44 | Músculo Esplênio da Cabeça

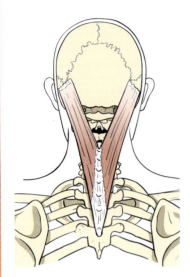

▶ Figura 44.1 Músculo esplênio da cabeça.

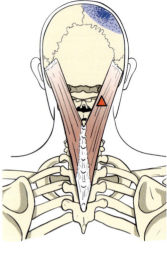

▶ Figura 44.2 Pontos-gatilho do músculo esplênio da cabeça.

Pontos-gatilho e áreas de projeção de dor

Ponto-gatilho: localizado próximo aos processos transversos das duas a três vértebras cervicais superiores (▶ Figura 44.2). A dor se irradia predominantemente para o osso occipital ipsilateral, em raros casos de modo difuso para a face ou para a fronte.

Importantes pontos de acupuntura

▶ Figura 44.3

VB-20

Localização: em uma depressão entre as inserções do músculo esternocleidomastóideo e do músculo trapézio, na borda inferior do occipício.

44 | Músculo Esplênio da Cabeça

A agulha é introduzida no nível entre o occipício e o atlas (articulações atlantoccipitais), na região do processo transverso do atlas. Atravessa o músculo esplênio da cabeça e depois o músculo semiespinal da cabeça, sendo posicionada próximo aos músculos oblíquos superior e inferior da cabeça.

B-10

Localização: acima do primeiro processo espinhoso palpável da coluna cervical (segunda vértebra cervical, C II, áxis), no músculo trapézio, onde seu ventre apenas começa a descer. Está localizado cerca de 0,5 cun lateralmente ao acuponto VG-15, perto da saída do nervo occipital maior.

A orientação no eixo horizontal é acima do processo espinhoso de CII (áxis).

VG-14

Localização: inferior ao processo espinhoso da sétima vértebra cervical (C VII).

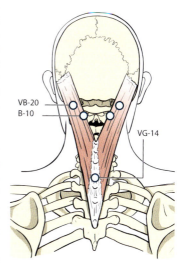

▶ **Figura 44.3** Acupontos VB-20, B-10 e VG-14.

45 Músculos Escalenos Anterior, Médio e Posterior

Descrição do músculo

Músculo escaleno anterior
▶ Figura 45.1

Origem: tubérculos anteriores dos processos transversos das vértebras C III a C VI.

Inserção: tubérculo do músculo escaleno anterior da primeira costela.

Inervação: ramos anteriores dos nervos espinais C5 a C8.

Ação: com a primeira costela fixa, flexiona a coluna cervical para o mesmo lado e gira a coluna para o outro lado; com a coluna cervical fixa, levanta a primeira costela e auxilia a inspiração.

Músculo escaleno médio
▶ Figura 45.2

Origem: tubérculos anteriores dos processos transversos das vértebras C II a C VII.

Inserção: primeira costela, posterior ao sulco para a artéria subclávia e na membrana intercostal externa do primeiro espaço intercostal.

Inervação: ramos anteriores dos nervos espinais C4 a C8.

Ação: flexiona a coluna cervical lateralmente. Com a coluna cervical fixa, levanta a primeira e segunda costelas. Esse é um músculo respiratório auxiliar de apoio à inspiração.

Músculo escaleno posterior
▶ Figura 45.3

Origem: tubérculos posteriores dos processos transversos das vértebras C V e C VI.

Inserção: borda superior da segunda costela.

Inervação: ramos anteriores dos nervos espinais C6 a C8.

Ação: flexiona a coluna cervical lateralmente. Com a coluna cervical fixa, levanta a primeira e a segunda costelas. É um músculo respiratório auxiliar de apoio à inspiração.

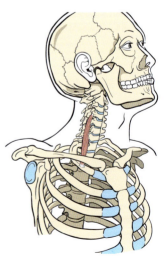

▶ Figura 45.1 Músculo escaleno anterior.

45 | Músculos Escalenos Anterior, Médio e Posterior

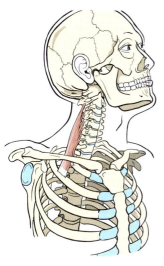

▶ **Figura 45.2** Músculo escaleno médio.

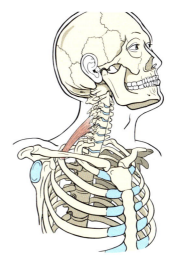

▶ **Figura 45.3** Músculo escaleno posterior.

🛈 Informação adicional

O hiato escaleno anterior é formado pela borda posterior da parte clavicular do músculo esternocleidomastóideo e pela borda anterior do músculo escaleno anterior. Nessa região corre a veia subclávia. A artéria subclávia e o plexo braquial atravessam o hiato posterior do escaleno entre a borda posterior do músculo escaleno anterior e a borda anterior do músculo escaleno médio.

Pontos-gatilho

Introdução: as causas agudas dos pontos-gatilho agudos nesse grupo de músculos são traumatismos por distorção da coluna cervical ao impacto primariamente lateral. Outras causas incluem dormir em uma posição desfavorável. A distensão crônica ocorre sobretudo quando os músculos escalenos são usados como músculos respiratórios auxiliares, como ocorre na asma brônquica.

Os pontos-gatilho são encontrados frequentemente no músculo escaleno médio, geralmente em associação com pontos-gatilho na parte descendente do músculo trapézio, nos músculos esternocleidomastóideos e esplênio da cabeça. Esses pontos-gatilho são clinicamente relevantes no contexto da síndrome do desfiladeiro torácico e no da síndrome de obstrução da veia subclávia. A síndrome do desfiladeiro torácico é causada pela compressão das artérias subclávias e vertebrais e dos plexos braquiais. Os sintomas relatados pelos pacientes são mãos frias e parestesia que afeta a mão e o antebraço e que ocorre especialmente à noite e também ao erguer ou carregar objetos pesados.

Essa síndrome de compressão é muito comum e, com frequência, é confundida com a síndrome do túnel do carpo. Os estudos eletrofisiológicos revelaram velocidade reduzida da condução do nervo. Isso afeta não somente o nervo mediano, mas também os nervos radial e ulnar. Por outro lado, a compressão da veia subclávia e da drenagem linfática no hiato escaleno anterior causa edema da mão. Isso frequentemente é relatado por pacientes e é conhecido como síndrome de obstrução da veia subclávia.

Exame dos pontos-gatilho: palpar os pontos-gatilho no músculo escaleno anterior ventral e dorsalmente ao músculo esternocleidomastóideo e os pontos-gatilho no músculo escaleno posterior dorsalmente ao músculo esternocleidomastóideo. O músculo escaleno posterior é mais plano do que o músculo escaleno médio e é coberto, em parte, pelo músculo levantador da escápula. A inserção na segunda costela não é, em geral, palpável.

Terapia dos pontos-gatilho: os pontos-gatilho no músculo escaleno médio são facilmente acessíveis à infiltração ou ao agulhamento a seco. É crucial que o agulhamento não seja muito profundo, para evitar lesão nos nervos espinais. Deve-se ter em mente que a cúpula pleural se estende em uma localização superior (cranial) no nível da clavícula. Injeção nos músculos escalenos anterior e posterior somente deve ser realizada por um terapeuta muito experiente. Em particular, na parte anterior, é preciso ter cuidado para garantir que a injeção ou a acupuntura do ponto-gatilho seja feita lateralmente à artéria carótida comum. O tratamento após essa conduta envolve flexão lateral da coluna cervical com a cintura escapular fixa.

Pontos-gatilho e áreas de projeção de dor

▸ **Figura 45.4**, ▸ **Figura 45.5**, ▸ **Figura 45.6**

Pontos-gatilho: a distinção precisa dos pontos-gatilho individuais não é necessária. O ponto-gatilho mais acessível está localizado na parte caudal do músculo escaleno médio. A dor irradia-se principalmente para a margem medial da escápula, desde a parte dorsal do braço para o cotovelo e lateralmente ao músculo bíceps braquial. A dor também se irradia para o antebraço, ao longo dos músculos extensores do primeiro e segundo dedos da mão e para a parte anterior do músculo braquiorradial, causando dor máxima nos lados dorsais do dedo indicador e do polegar.

Importantes pontos de acupuntura

▸ **Figura 45.7**, ▸ **Figura 45.8**, ▸ **Figura 45.9**

ID-16

Localização: na margem posterior do músculo esternocleidomastóideo, no nível da proeminência laríngea.

ID-17

Localização: inferior ao lóbulo da orelha, na frente do músculo esternocleidomastóideo, no nível da margem inferior da mandíbula.

45 | Músculos Escalenos Anterior, Médio e Posterior

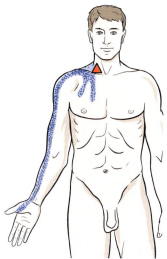

▶ **Figura 45.4** Músculos escalenos, pontos-gatilho (1).

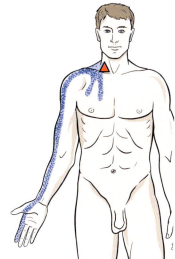

▶ **Figura 45.5** Músculos escalenos, pontos-gatilho (2).

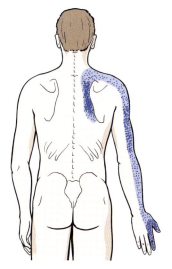

Figura 45.6 Músculos escalenos, pontos-gatilho (3).

E-9

Localização: no nível da cartilagem tireóidea, logo à frente do músculo esternocleidomastóideo. A pulsação da artéria carótida é palpável nesse local.

E-10

Localização: na margem anterior do músculo esternocleidomastóideo, na metade da linha imaginária que liga os pontos de acupuntura E-9 a E-11.

E-11

Localização: na margem superior da clavícula, entre as inserções clavicular e esternal no músculo esternocleidomastóideo, na transição entre o corpo e a extremidade medial (esternal) da clavícula (superiormente ao acuponto R-27).

45 | Músculos Escalenos Anterior, Médio e Posterior

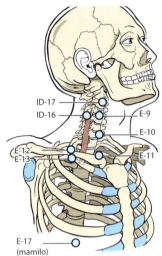

▶ **Figura 45.7** Acupontos ID-16, ID-17, E-9 e E-10.

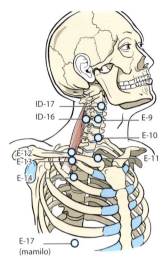

▶ **Figura 45.8** Acupontos E-11, E-12 e E-13.

E-12

Localização: na fossa supraclavicular, 4 cun lateralmente à linha mediana, lateralmente à parte clavicular do músculo esternocleidomastóideo.

E-13

Localização: na margem inferior da clavícula, 4 cun lateralmente à linha mediana anterior.

E-14

Localização: no primeiro espaço intercostal na linha mamilar, 4 cun lateralmente à linha mediana anterior.

E-17

Localização: no quarto espaço intercostal, no centro do mamilo, 4 cun lateralmente à linha mediana anterior.

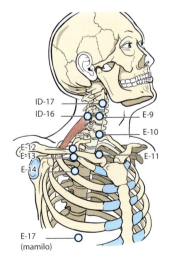

▶ **Figura 45.9** Acupontos E-14 e E-17.

46   Músculo Trapézio

▶ **Figura 46.1**, ▶ **Figura 46.2**

Descrição do músculo

Origem
- Parte descendente: protuberância occipital externa para a sexta vértebra cervical (C VI)
- Parte transversa: processo espinhoso da sétima vértebra cervical (C VII) para o processo espinhoso da terceira vértebra torácica (T III)
- Parte ascendente: vértebras torácicas de T III a T XII.

Inserção: terço lateral da clavícula, acrômio e espinha da escápula.

Inervação: nervo acessório (nervo craniano XI).

Ação: o músculo trapézio realiza uma ampla faixa de movimentos na região do ombro, entre os quais estão elevação do ombro (partes ascendente e descendente), retração medialmente da escápula (parte transversa) e mobilização da cabeça quando o ventre do músculo está fixo (extensão dorsal quando contraído nos dois lados).

Pontos-gatilho

▶ **Figura 46.3**, ▶ **Figura 46.4**

Introdução: o músculo trapézio contém sete áreas de pontos-gatilho. A ativação desses pontos-gatilho é resultado predominantemente de distensão crônica resultante de má postura, períodos prolongados na posição sentada, escoliose, assim como atividades ocupacionais fisicamente desequilibradas (p. ex., digitação). Menos frequentemente resulta de traumatismos agudos. Pontos-gatilho nesse músculo são especialmente comuns nos casos de estresse psicogênico. Esses pontos-gatilho estão associados com pontos no músculo levantador da escápula ou nos músculos escalenos, bem como nos músculos esternocleidomastóideo e peitorais.

Exame dos pontos-gatilho: os pontos-gatilho podem ser palpados utilizando o polegar ou com movimento de pinça com o polegar e o dedo indicador. Além das projeções de dor deflagrada, uma característica frequente é o aparecimento de estruturas musculares encurtadas nos locais onde podem ser deflagradas fasciculações violentas. O exame é realizado, em geral, com o paciente sentado com o tronco inclinado para frente e segurando simultaneamente o braço oposto com a mão.

Terapia dos pontos-gatilho: acupuntura convencional, anestesia local terapêutica e estimulação intramuscular para relaxar as faixas tensas. O tratamento após essas técnicas consiste no alongamento passivo das estruturas musculares.

46 | Músculo Trapézio

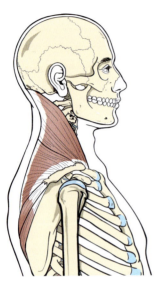

▶ **Figura 46.1** Músculo trapézio (1).

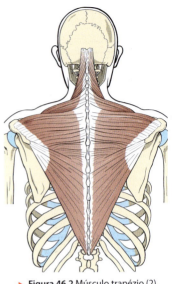

▶ **Figura 46.2** Músculo trapézio (2).

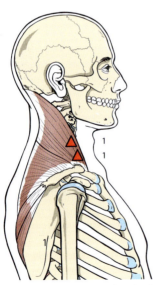

▶ **Figura 46.3** Pontos-gatilho do músculo trapézio (1).

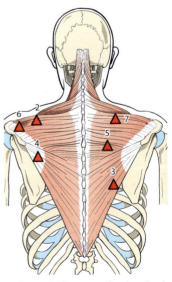

▶ **Figura 46.4** Pontos-gatilho do músculo trapézio (2).

Pontos-gatilho e áreas de projeção de dor

Ponto-gatilho 1: a área do ponto-gatilho 1 é localizada na margem anterior da parte clavicular (▶ **Figura 46.5**) e, tipicamente, irradia-se para o processo mastoide, para o ângulo da mandíbula e para a área acima da parte lateral do supercílio. Projeções de dor inconstantes entre a extremidade do processo mastoide e a parte ascendente da mandíbula, e também em uma faixa semicircular a partir do processo mastoide através do osso occipital e osso temporal até a região temporal.

Ponto-gatilho 2: localizado na parte transversa, na transição desde o terço medial até o terço lateral (▶ **Figura 46.6**). Sua principal área de projeção de dor é dorsomedial ao processo mastoide e se estende em uma forma mais atenuada desde o ponto-gatilho até a área de projeção principal.

Ponto-gatilho 3: localizado 2 cun medialmente à margem medial da escápula no nível do processo espinhoso da sexta vértebra torácica (T VI) (▶ **Figura 46.6**). Sua principal área de projeção de dor se estende para a região das inserções acromial e nucal do músculo. Uma área de projeção secundária é toda a área do músculo acima do ponto-gatilho.

Ponto-gatilho 4: localizado 1 a 2 cun lateralmente à margem medial, em uma depressão inferior à espinha da escápula (▶ **Figura 46.7**). Sua principal área de projeção de dor é na margem medial da escápula.

Ponto-gatilho 5: localizado logo medialmente à margem medial da escápula, aproximadamente 2 cun acima da espinha da escápula (▶ **Figura 46.7**). A área de projeção de dor está localizada entre as vértebras C VI e T III, imediatamente adjacente às vértebras, e se estende em uma forma atenuada para a parte transversa do músculo trapézio.

Ponto-gatilho 6: localizado próximo à inserção na parte dorsal do acrômio (▶ **Figura 46.7**), que também é sua área de projeção de dor.

Ponto-gatilho 7: localizado em uma região aproximadamente 5 × 5 cm no centro da parte transversa do músculo trapézio (▶ **Figura 46.8**). A dor se projeta ao longo da face lateral do braço e para o epicôndilo lateral do úmero.

Importantes pontos de acupuntura

▶ Figura 46.9, ▶ Figura 46.10

B-10

Localização

- Orientação vertical: 1,3 cun lateralmente à linha mediana posterior (Vaso Governador) no ventre do músculo trapézio (onde começa a descender). O acuponto B-10 está situado lateralmente ao acuponto VG-15, próximo à saída do nervo occipital maior
- Orientação horizontal: acima do processo espinhoso da segunda vértebra cervical (C II, áxis).

46 | Músculo Trapézio

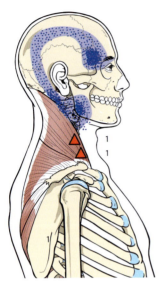

Figura 46.5 Músculo trapézio, pontos-gatilho 1.

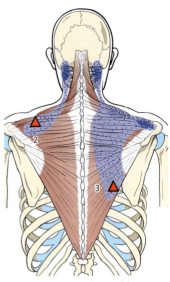

Figura 46.6 Músculo trapézio, pontos-gatilho 2 e 3.

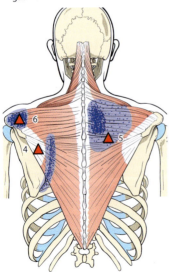

Figura 46.7 Músculo trapézio, pontos-gatilho 4, 5 e 6.

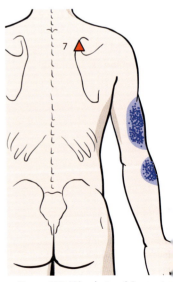

Figura 46.8 Músculo trapézio, ponto-gatilho 7.

46 | Músculo Trapézio

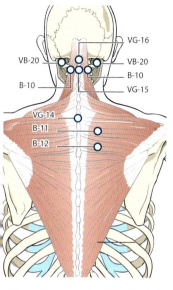

▶ **Figura 46.9** Acupontos B-10, B-11, B-12, VB-20, VG-14, VG-15 e VG-16.

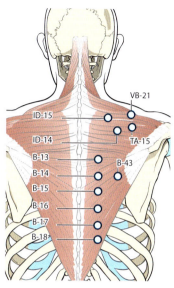

▶ **Figura 46.10** Acupontos B-13, B-14, B-15, B-16, B-17, B-18, B-43, ID-14, ID-15, TA-15 e VB-21.

B-11

Localização: 1,5 cun lateralmente à borda inferior do processo espinhoso da primeira vértebra torácica (T I).

B-12

Localização: 1,5 cun lateralmente à borda inferior do processo espinhoso da segunda vértebra torácica (T II).

VB-20

Localização: em uma depressão entre as inserções do músculo esternocleidomastóideo e do músculo trapézio na região da protuberância occipital externa.

VG-14

Localização: abaixo do processo espinhoso da sétima vértebra cervical (C VII).

VG-15

Localização: acima do processo espinhoso da segunda vértebra cervical (C II), no mesmo nível do acuponto B-10; 0,5 cun acima da linha posterior de implantação do cabelo.

VG-16

Localização: abaixo da protuberância occipital externa, no mesmo nível do acuponto VB-20.

B-13

Localização: 1,5 cun lateralmente à borda inferior do processo espinhoso da terceira vértebra torácica (T III).

B-14

Localização: 1,5 cun lateralmente à borda inferior do processo espinhoso da quarta vértebra torácica (T IV).

B-15

Localização: 1,5 cun lateralmente à borda inferior do processo espinhoso da quinta vértebra torácica (T V).

B-16

Localização: 1,5 cun lateralmente à borda inferior do processo espinhoso da sexta vértebra torácica (T VI).

B-17

Localização: 1,5 cun lateralmente à borda inferior do processo espinhoso da sétima vértebra torácica (T VII).

B-18

Localização: 1,5 cun lateralmente à borda inferior do processo espinhoso da nona vértebra torácica (T IX).

B-43

Localização: 3 cun lateralmente à linha mediana posterior, abaixo da margem inferior do processo espinhoso da quarta vértebra torácica (T IV).

ID-14

Localização: 3 cun lateralmente ao processo espinhoso da primeira vértebra torácica (T I).

ID-15

Localização: 2 cun lateralmente à borda inferior do processo espinhoso da sétima vértebra cervical (C VII).

TA-15

Localização: no ponto médio entre VB-21 e ID-13, sobre o ângulo superior da escápula. O acuponto TA-15 está localizado cerca de 1 cun caudalmente ao acuponto VB-21.

VB-21

Localização: no centro da linha de conexão entre o acrômio e o processo espinhoso da sétima vértebra cervical (C VII), no alongamento dorsal de uma linha imaginária que atravessa o mamilo.

Aspectos gnatológicos

Músculo trapézio, parte transversa

▶ **Figura 46.11**, ▶ **Figura 46.12**

Aspectos funcionais

- Atividade bilateral: estende a coluna cervical e a coluna torácica
- Atividade unilateral: elevação, rotação e retração da escápula
- Mediotrusão em um sentido mais estrito: músculo da mastigação; estabiliza o pescoço durante a mastigação.

Palpação: margem superior: do pescoço para o acrômio.

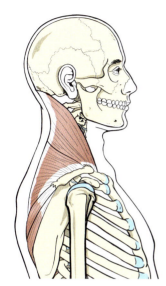 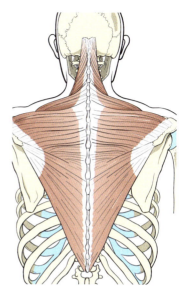

▶ **Figura 46.11** Aspectos gnatológicos do músculo trapézio, parte transversa (1).

▶ **Figura 46.12** Aspectos gnatológicos do músculo trapézio, parte transversa (2).

Sintomatologia
- Cefaleia occipital
- Dor no ombro
- Ombro congelado
- Intensifica dor nos músculos da mastigação, sobretudo no músculo temporal, no músculo masseter, no músculo pterigóideo lateral e no músculo esternocleidomastóideo.

Dor projetada
- Para o pescoço
- Occipital, na área de inserção do músculo esplênio da cabeça
- Estende-se da região posterior da orelha, através da orelha e para a região temporal
- Para o ângulo submaxilar
- Para os molares inferiores
- Vertigem.

47 Músculo Levantador da Escápula

Descrição do músculo

▶ **Figura 47.1**

Origem: tubérculos posteriores dos processos transversos das vértebras cervicais C I a C IV.

Inserção: ângulo superior da escápula.

Inervação: nervo dorsal da escápula (C3 a C5).

Ação: retração da escápula após elevação.

Pontos-gatilho

Introdução: os dois pontos-gatilho do músculo levantador da escápula causam frequentemente desconforto contínuo e intenso, podendo ser ativados por distensão aguda (p. ex., longas viagens de carro). Todavia, são ativados mais frequentemente por contratura crônica dos músculos devido ao aumento da inervação dos músculos posturais causado por má postura. Com menos frequência, os pontos-gatilho são ativados nos tenistas e nos nadadores, ou associados a infecções. Essa ativação também está associada ao uso constante de muletas com apoio abaixo do cotovelo e transtornos psicossomáticos.

Exame dos pontos-gatilho: o paciente é examinado em decúbito lateral, com a cabeça apoiada para evitar flexão lateral da coluna cervical. Os pontos-gatilho são palpados na inserção do ângulo superior da escápula e na parte do músculo acima do ângulo superior da escápula, respectivamente. Faixas tensas proeminentes são, tipicamente, palpadas próximo à inserção.

Terapia dos pontos-gatilho: acupuntura convencional para desativar pontos-gatilho. Estimulação intramuscular ou infiltração do ponto-gatilho para liberar faixas tensas. Alongamento ativo do músculo é realizado no paciente sentado por meio de fixação do ombro ipsilateral (p. ex., em uma cadeira), e alongamento passivo por meio de inclinação e flexão lateral da coluna cervical utilizando relaxamento pós-isométrico.

Pontos-gatilho e áreas de projeção de dor

Pontos-gatilho 1 e 2: o ponto-gatilho 1 está localizado próximo à margem medial do ângulo superior da escápula, enquanto o ponto-gatilho 2 está situado na transição entre a parte transversa e a parte descendente do músculo trapézio (▶ **Figura 47.2**). Áreas de projeção de dor circundam os pontos-gatilho e se irradiam para a parte dorsolateral superior do músculo deltoide e ao longo da margem medial da escápula.

47 | Músculo Levantador da Escápula

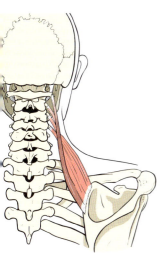

Figura 47.1 Músculo levantador da escápula.

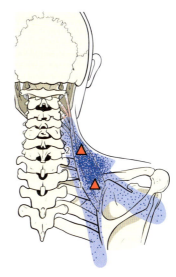

Figura 47.2 Pontos-gatilho 1 e 2 do músculo levantador da escápula.

Importantes pontos de acupuntura

Figura 47.3

ID-14

Localização: 3 cun lateralmente ao processo espinhoso da primeira vértebra torácica (T I).

ID-15

Localização: 2 cun lateralmente à borda inferior do processo espinhoso da sétima vértebra cervical (C VII).

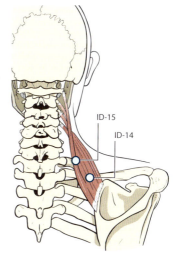

Figura 47.3 Acupontos ID-14 e ID-15.

Aspectos gnatológicos

▶ **Figura 47.4**

Aspectos funcionais
- Elevação da escápula
- Rotação da cabeça quando a escápula está fixa
- Responsável pela simetria da postura da cabeça
- Ajuda no levantamento e no carregamento de cargas pesadas
- Músculo da mastigação no sentido mais estrito porque estabiliza a cabeça durante a mastigação
- Com frequência dolorido no caso de parafunção.

Palpação: medialmente ao ângulo cranial da clavícula.

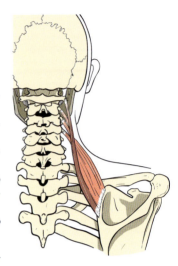

▶ **Figura 47.4** Aspectos gnatológicos do músculo levantador da escápula.

> **ATENÇÃO**
> Pode ser confundido com a margem superior do músculo trapézio.

Sintomatologia
- Torcicolo
- Dor no ombro, na transição para o pescoço
- Dor no pescoço do motorista
- Rigidez de nuca
- Ombro congelado.

Dor projetada
- Lateralmente para o pescoço
- Para o ângulo superior da escápula.

48 Músculo Esternocleidomastóideo

Descrição do músculo

▶ **Figura 48.1**

Origem
- Cabeça esternal: margem superior do manúbrio do esterno
- Cabeça clavicular: margem superior do terço medial da clavícula.

Inserção: processo mastoide e se estendendo em direção à linha nucal superior do osso occipital.

Inervação: nervo acessório (nervo craniano XI).

Ação
- Contração unilateral: flexão ipsilateral da cabeça e rotação para o lado oposto
- Contração bilateral: extensão dorsal da coluna cervical.

Nota: os principais ramos do plexo cervical saem do terço médio da margem posterior do músculo. Aproximadamente no mesmo nível da margem anterior do músculo está situado o trígono carotídeo com a ramificação da artéria carótida comum e os primeiros ramos da artéria carótida externa.

Pontos-gatilho

Introdução: existem sete pontos-gatilho (▶ **Figura 48.2**): quatro localizados na cabeça esternal do músculo esternocleidomastóideo e três na cabeça clavicular. Os fatores ativadores incluem distensão muscular crônica, sobretudo em decorrência de escoliose, mas também postura de distensão da sínfise manubrioesternal; reações ou distensão crônicas (p. ex., após lesão cervical em chicotada ou cefaleia após consumo excessivo de álcool etílico), sinusite crônica ou infecção dentária. Causas raras são extravasamento após nucleotomia ou punção para coleta de líquido cerebrospinal. Os pontos-gatilho associados estão localizados principalmente no músculo esternocleidomastóideo contralateral, mas também em todos os músculos posteriores do pescoço e no sistema temporomandibular. Na área dos pontos-gatilho inferiores da cabeça esternal do músculo esternocleidomastóideo, deve ser descartada a possibilidade de artrite da articulação esternoclavicular no diagnóstico diferencial. Outras possibilidades a serem aventadas no diagnóstico diferencial são distúrbios otorrinolaringológicos, como doença de Ménière, síndrome de Horton (cefaleia em salvas) e torcicolo no sentido mais amplo.

Exame dos pontos-gatilho: com o paciente sentado e a cabeça fixa na posição neutra, a cabeça esternal do músculo esternocleidomastóideo é palpada (preensão em pinça) em toda a extensão. As partes mais profundas da cabeça clavicular são mais bem

48 | Músculo Esternocleidomastóideo

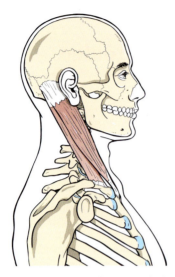

▶ Figura 48.1 Músculo esternocleidomastóideo.

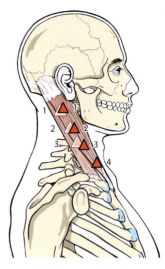

▶ Figura 48.2 Pontos-gatilho do músculo esternocleidomastóideo.

examinadas com o dedo indicador e o polegar formando uma pinça enquanto o paciente está deitado com a coluna cervical flexionada ipsilateralmente. Mais uma vez, deve-se diferenciar entre faixas tensas e áreas de projeção de dor.

Terapia dos pontos-gatilho: agulhamento convencional dos pontos-gatilho; se houver indicação, inativação por meio de anestesia local terapêutica e liberação das faixas tensas por meio de estimulação intramuscular, evitando as estruturas neurais e vasculares subjacentes. Alongamento passivo da cabeça clavicular por meio da rotação da cabeça para o lado oposto, reclinação moderada e flexão lateral simultânea para o lado oposto. Alongamento da cabeça esternal é obtido por meio de rotação ipsilateral com flexão ipsilateral. Relaxamento pós-isométrico também pode ser útil.

Pontos-gatilho e áreas de projeção de dor

Pontos-gatilho 1 a 4 (cabeça esternal): as áreas de projeção de dor dos quatro pontos-gatilho da cabeça esternal do músculo esternocleidomastóideo se localizam na região occipital acima do processo mastoide do osso temporal e no nível da articulação esternoclavicular. Uma área arqueada de dor projetada começa no lado medial do supercílio e se irradia lateralmente para a orelha e para o arco zigomático (▶ **Figura 48.3**). Áreas inconstantes de dor são descritas no nível da maxila

48 | Músculo Esternocleidomastóideo

e da mandíbula, na ponta do queixo, abaixo da mandíbula e na região do osso parietal.

Pontos-gatilho 1 a 3 (cabeça clavicular): as áreas de projeção de dor dos três pontos-gatilho da cabeça clavicular estão, basicamente, no nível da orelha, atrás da orelha externa, e na frente acima dos olhos (▶ Figura 48.4).

Importantes pontos de acupuntura

▶ Figura 48.5, ▶ Figura 48.6

IG-17

Localização: 1 cun caudalmente ao acuponto IG-18, na margem posterior do músculo esternocleidomastóideo.

IG-18

Localização: no nível da cartilagem tireóidea, entre as cabeças esternal e clavicular do músculo esternocleidomastóideo.

ID-16

Localização: na margem posterior do músculo esternocleidomastóideo, no nível da proeminência laríngea.

TA-17

Localização: atrás do lóbulo da orelha, entre a maxila e o processo mastoide.

E-9

Localização: no nível da cartilagem tireóidea, imediatamente à frente do

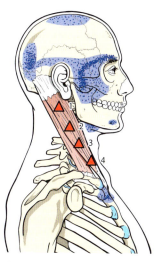

Figura 48.3 Pontos-gatilho 1 a 4 do músculo esternocleidomastóideo (cabeça esternal).

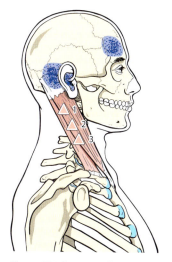

▶ Figura 48.4 Pontos-gatilho 1 a 3 do músculo esternocleidomastóideo (cabeça clavicular).

48 | Músculo Esternocleidomastóideo

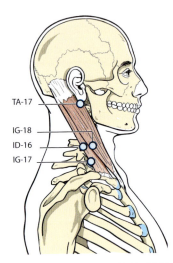

▶ Figura 48.5 Acupontos ID-16, IG-17, IG-18 e TA-17.

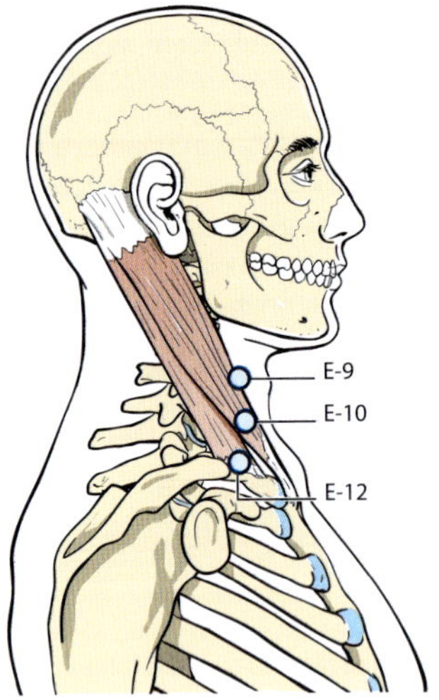

▶ Figura 48.6 Acupontos E-9, E-10 e E-12

músculo esternocleidomastóideo. A pulsação da artéria carótida é palpada nesse ponto.

E-10

Localização: na margem anterior do músculo esternocleidomastóideo, no centro da linha que conecta os acupontos E-9 e E-11. (Nota: o acuponto E-11 está localizado abaixo do acuponto E-9, na margem superior da clavícula, entre as duas cabeças do músculo esternocleidomastóideo.)

E-12

Localização: no centro da fossa supraclavicular, 4 cun lateralmente à linha mediana, bem como lateralmente à parte clavicular do músculo esternocleidomastóideo.

Aspectos gnatológicos

▶ Figura 48.7

Aspectos funcionais
- Atividade bilateral: mantém a cabeça na posição vertical
- Atividade unilateral: "postura d pomba", que consiste em:
  - Rotação da cabeça para o lad oposto
  - Inclinação da cabeça para mesmo lado
  - Elevação do queixo (da cabeç no lado oposto.

Palpação
- Inserção no processo mastoide d osso temporal
- Origem esternal
- Origem clavicular
- Em várias posições no ventre mu cular.

48 | Músculo Esternocleidomastóideo

Sintomatologia: má postura da cabeça (projetada para frente), cefaleia de qualquer localização (denominada neuralgia facial "atípica", cefaleia tensional e cefalalgia cervical), hemicrania.

Dor projetada
- Sem dor no pescoço
- Parte esternal:
    - Para o alto da cabeça
    - Para o occipício
    - Para o olho, ao redor do olho e profundamente posterior ao olho (com frequência há aumento de lacrimejamento, hiperemia conjuntival, ptose [queda da pálpebra superior], comprometimento da visão)
    - Bidimensionalmente para a parte lateral da face (com frequência denominada erroneamente neuralgia facial "atípica")
    - Através das bochechas
    - Para a parte lateral da maxila
    - Para o meato acústico
    - Para a região do osso hioide e da laringe
    - Dificuldade para deglutir e sensação de dor de garganta
    - Para o esterno
    - Para um pequeno ponto lateral ao queixo
    - Às vezes, zumbido nos ouvidos ou até tinido

    Parte clavicular: para a frente:
    - Para a frente: cefaleia frontal

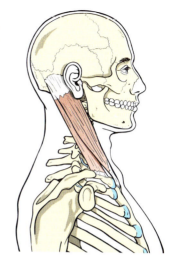

▶ **Figura 48.7** Aspectos gnatológicos do músculo esternocleidomastóideo.

    - Na fronte, frequentemente também proveniente da direção ipsilateral
    - Projetando na direção contralateral e para a orelha (frequentemente confundida com otite média)
- Parte retroauricular:
    - Para a bochecha
    - Difunde-se para os dentes na parte lateral do maxilar
    - Tontura com movimentos e sensações percebidos na cabeça, raramente vertigem
    - Desequilíbrio.

49 Músculo Subclávio

Descrição do músculo

▶ **Figura 49.1**

Origem: superfície superior da primeira costela, perto da junção osteocartilagínea.

Inserção: superfície inferior da clavícula.

Inervação: nervo subclávio (C5 a C6).

Ação: abaixa a extremidade acromial da clavícula e a pressiona de encontro ao esterno. Esse músculo também forma um coxim (amortecedor) entre a primeira costela e a clavícula, além de manter os fluxos sanguíneo e linfático nos vasos subclaviculares, sobretudo na veia subclávia e nos vasos linfáticos. Essa função neutraliza a síndrome de compressão da veia subclávia.

Pontos-gatilho

Introdução: pontos-gatilho formam-se, frequentemente, nesse local como resultado da síndrome de compressão da veia subclávia. Os pontos-gatilho nessa região estão associados, com frequência, com pontos-gatilho dos músculos peitorais menor e maior.

Exame dos pontos-gatilho: esse músculo é mais bem palpado pela preensão em pinça, com o paciente na posição lateral. Miogelose álgica é frequentemente localizada abaixo da parte lateral da clavícula.

Terapia dos pontos-gatilho: a abordagem mais bem-sucedida consiste em acupressão, que pode ser combinada com mobilização simultânea da cintura escapular. O paciente é colocado em decúbito lateral, com o lado afetado voltado para cima. O terapeuta fica atrás do paciente e segura a clavícula com uma das mãos, enquanto a outra mão toca a região posterior da cintura escapular e executa rotações movendo a cintura escapular nas direções cranial, ventral, caudal e dorsal.

> **ATENÇÃO**
> Acupuntura ou injeção desses pontos-gatilho apresentam risco de lesão da pleura.

Pontos-gatilho e áreas de projeção da dor

Ponto-gatilho 1: a dor ocorre geralmente na própria área clavicular; também se irradia para a face anterior do membro superior e para a face radial das regiões dorsal e ventral do antebraço (▶ **Figura 49.2**, ▶ **Figura 49.3**).

Importantes pontos de acupuntura

▶ **Figura 49.4**

P-1

Localização: 6 cun lateralmente à linha média, 1 cun abaixo da

49 | Músculo Subclávio

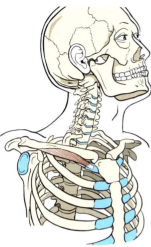

▶ Figura 49.1 Músculo subclávio.

clavícula, discretamente medial à borda caudal do processo coracoide, no nível do primeiro espaço intercostal (1º EIC).

P-2

Localização: diretamente abaixo da clavícula, aproximadamente na mesma distância da linha mediana que o acuponto P-1.

E-11

Localização: na borda superior da clavícula, entre as inserções esternoclaviculares do músculo esternocleidomastóideo, na transição entre o corpo e a cabeça medial da clavícula (superior ao acuponto R-27).

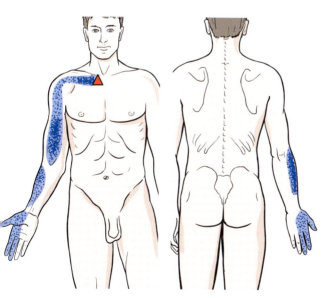

Figura 49.2 Músculo subclávio, ponto-gatilho 1 (1).

▶ **Figura 49.3** Músculo subclávio, ponto-gatilho 1 (2).

49 | Músculo Subclávio

E-12

Localização: no centro da fossa supraclavicular, 4 cun lateralmente à linha mediana, lateralmente à cabeça clavicular do músculo esternocleidomastóideo.

E-13

Localização: na borda inferior da clavícula, 4 cun lateralmente à linha mediana anterior.

R-27

Localização: logo abaixo da clavícula, 2 cun lateralmente à linha mediana anterior e próximo à articulação esternoclavicular.

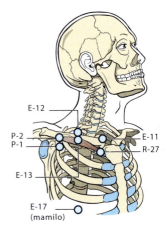

▶ **Figura 49.4** Acupontos P-1, P-2, E-11, E-12, E-13 e R-27.

50 Músculo Peitoral Maior

Descrição do músculo

Figura 50.1

Origem
- Parte clavicular: metade medial da clavícula
- Parte esternocostal: plano anterior do esterno e cartilagens costais das seis costelas superiores
- Parte abdominal: bainha do músculo reto do abdome.

Inserção: crista do tubérculo menor do úmero (a inserção das partes inferiores é mais cranial).

Inervação: nervos peitorais mediais e laterais (C5 a T1).

Ação: adução e rotação medial do braço, retração após elevação, músculo respiratório acessório.

Pontos-gatilho

Introdução: esse músculo tem pontos-gatilho em cinco áreas diferentes, de acordo com sua estrutura anatômica. Pontos-gatilho ativos podem ser esperados no caso de posição de tensão da sínfise manubrioesternal com ombros rodados para a frente; mas também no caso de distensão aguda em decorrência de transporte de itens pesados ou no caso de estresse físico incomum. Entretanto, sintomas com projeção para a região torácica superoanterior também aparecem nos casos de coronariopatia sintomática e infarto do miocárdio. Sintomas persistentes após esse tipo de evento indicam pontos-gatilho ativos do músculo peitoral maior.

Exame dos pontos-gatilho: a palpação direta ou o uso da preensão em pinça na parte lateral do músculo consegue, com frequência, deflagrar respostas localizadas de miofasciculação se o músculo for alongado de modo direcionado por abdução horizontal do braço e retração simultânea das articulações do ombro.

Terapia dos pontos-gatilho: agulhamento convencional ou, alternativamente, anestesia local terapêutica e

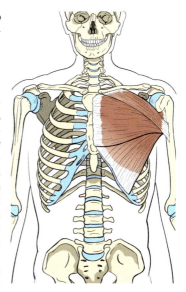

▶ **Figura 50.1** Músculo peitoral maior.

liberação direcionada das faixas tensas utilizando estimulação intramuscular. Isso é seguido por alongamento passivo do músculo com rotação do braço para fora e retração dos ombros.

Pontos-gatilho e áreas de projeção da dor

Pontos-gatilho 1 e 2 (parte clavicular do músculo peitoral maior esquerdo): existem dois pontos-gatilho no terço médio da cabeça da clavícula (▶ **Figura 50.2**). Suas principais áreas de projeção situam-se na parte ventral do músculo deltoide. Isto se aplica apenas ao músculo peitoral maior esquerdo.

Pontos-gatilho 3 a 5 (parte esternocostal do músculo peitoral maior esquerdo): os três pontos-gatilho da parte esternocostal (▶ **Figura 50.3**) têm suas principais áreas de projeção diretamente sobre o músculo peitoral maior. Outra área de irradiação é encontrada próximo à origem, no nível do músculo flexor ulnar do punho e na face interna do braço, bem como próximo aos dedos médio e anular. Isto se aplica apenas ao músculo peitoral maior esquerdo.

Pontos-gatilho 1 e 2 (parte esternocostal do músculo peitoral maior direito): esses dois pontos-gatilho (▶ **Figura 50.4**) estão localizados perto do esterno na parte esternocostal do músculo peitoral maior. Suas

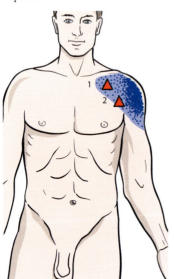

▶ **Figura 50.2** Músculo peitoral maior (parte clavicular do músculo peitoral maior esquerdo), pontos-gatilho 1 e 2.

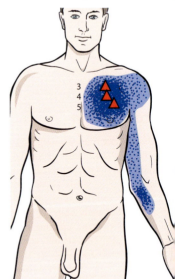

▶ **Figura 50.3** Músculo peitoral maior (parte esternocostal do músculo peitoral maior esquerdo), pontos-gatilho 3 a 5.

principais áreas de projeção estão nessa área. Isto se aplica apenas ao músculo peitoral maior direito.

Ponto-gatilho 3 (parte abdominal do músculo peitoral maior direito): esse ponto-gatilho (▶ **Figura 50.4**) está localizado no centro da parte abdominal do músculo e mostra uma correlação com arritmia cardíaca. Isto se aplica apenas ao músculo peitoral maior direito.

Pontos-gatilho 6 e 7 (parte abdominal do músculo peitoral maior esquerdo): os dois pontos-gatilho da parte abdominal estão localizados imediatamente à frente da entrada do músculo na fossa axilar (▶ **Figura 50.5**). Sua principal área de projeção é medial e distante dos pontos-gatilho, no nível do mamilo. Isto se aplica apenas ao músculo peitoral maior esquerdo.

Importantes pontos de acupuntura

▶ **Figura 50.6**, ▶ **Figura 50.7**, ▶ **Figura 50.8**

P-1

Localização: 6 cun lateralmente à linha mediana anterior, 1 cun abaixo da clavícula, discretamente medial à borda caudal do processo coracoide, no nível do primeiro espaço intercostal (1º EIC).

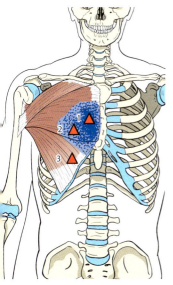

▶ Figura 50.4 Músculo peitoral maior (parte esternocostal do músculo peitoral maior direito), pontos-gatilho 1 e 2; músculo peitoral maior (parte abdominal do músculo peitoral maior direito), ponto-gatilho 3.

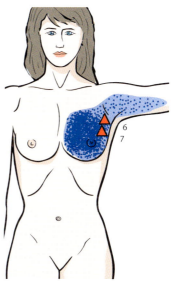

▶ Figura 50.5 Músculo peitoral maior (parte abdominal do músculo peitoral maior esquerdo), pontos-gatilho 6 e 7.

50 | Músculo Peitoral Maior

E-13
Localização: na borda inferior da clavícula, 4 cun lateralmente à linha mediana anterior.

E-14
Localização: no 1º EIC na linha mamilar, 4 cun lateralmente à linha mediana anterior.

E-15
Localização: no 2º EIC na linha mamilar, 4 cun lateralmente à linha mediana anterior.

E-16
Localização: no 3º EIC na linha mamilar, 4 cun lateralmente à linha mediana anterior.

E-17
Localização: no 4º EIC, no mamilo, 4 cun lateralmente à linha mediana anterior.

E-18
Localização: no 5º EIC na linha mamilar, 4 cun lateralmente à linha mediana anterior.

BP-18
Localização: no 4º EIC, 2 cun lateral e discretamente cranial ao mamilo.

(Observar a parte ascendente do espaço intercostal.)

BP-19
Localização: no 3º EIC, 2 cun lateralmente à linha mamilar.

BP-20
Localização: no 2º EIC, 2 cun lateralmente à linha mamilar estendida cranialmente.

R-22
Localização: no 5º EIC, 2 cun lateralmente à linha mediana anterior.

R-23
Localização: no 4º EIC, 2 cun lateralmente à linha mediana anterior.

R-24
Localização: no 3º EIC, 2 cun lateralmente à linha mediana anterior.

R-25
Localização: no 2º EIC, 2 cun lateralmente à linha mediana anterior.

R-26
Localização: no 1º EIC, 2 cun lateralmente à linha mediana anterior.

R-27
Localização: logo abaixo da clavícula, 2 cun lateralmente à linha mediana anterior.

50 | Músculo Peitoral Maior 223

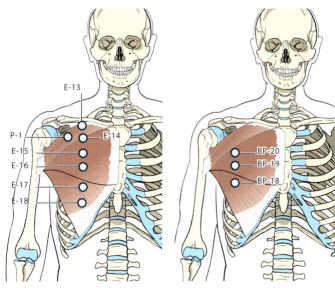

▸ **Figura 50.6** Acupontos P-1, E-13, E-14, E-15, E-16, E-17 e E-18.

▸ **Figura 50.7** Acupontos BP-18, BP-19 e BP-20.

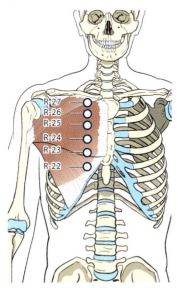

▸ **Figura 50.8** Acupontos R-22, R-23, R-24, R-25, R-26 e R-27.

Parte 3 | Pontos-Gatilho

51 Músculo Peitoral Menor

Descrição do músculo

▶ Figura 51.1

Origem: extremidade das partes ósseas das costelas III a V.

Inserção: no processo coracoide da escápula com um tendão curto e plano (em conjunto com o tendão do músculo coracobraquial e a cabeça curta do músculo bíceps braquial).

Inervação: nervos peitorais mediais (C8/T1) e laterais (C5 a C7).

Ação: abaixa a escápula; eleva as costelas quando o braço está fixo (músculo respiratório acessório).

Pontos-gatilho

Introdução: esse músculo tende à contração. Clinicamente, por causa da densidade fisiológica nessa área, distúrbios neurovasculares (síndrome do desfiladeiro torácico) são muito evidentes, sobretudo quando o braço é rodado lateralmente (rotação externa) e abduzido > 140 graus. Esses movimentos provocam compressão da artéria braquial e dos troncos do nervo braquial. Dois pontos-gatilho são conhecidos; contudo, frequentemente aparecem combinados aos pontos-gatilho do músculo peitoral maior e do músculo subclávio.

Exame dos pontos-gatilho: esses pontos-gatilho podem ser palpados diretamente nos pacientes em decúbito dorsal com o braço abduzido cerca de 80 graus e em rotação externa. O ponto-gatilho próximo à origem no nível da costela IV é palpado sob o músculo peitoral maior com o dedo indicador ou com o polegar após segurar o músculo peitoral maior com o movimento de pinça.

Terapia dos pontos-gatilho: quando os pacientes estão na mesma posição descrita para exame (ver anteriormente), os pontos-gatilho podem ser agulhados diretamente ou inativados por agulhamento a seco ou anestesia local terapêutica. Ao se tratar o ponto-gatilho próximo à inserção do

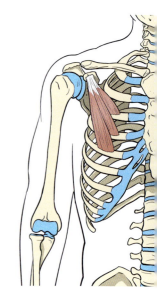

▶ Figura 51.1 Músculo peitoral menor.

músculo, deve-se considerar o risco de lesão às estruturas neurovasculares subjacentes ao tendão. O tratamento é completo com alongamento passivo do músculo por meio de abdução, rotação externa e retroversão do braço utilizando relaxamento pós-isométrico.

Pontos-gatilho e áreas de projeção da dor

Pontos-gatilho 1 e 2: há apenas uma área de projeção da dor para os dois pontos-gatilho (▶ **Figura 51.2**). Está localizada predominantemente sobre a parte anterior da articulação do ombro. A dor se irradia através dos músculos torácicos e ao longo de toda a face ulnar do braço e do antebraço, projetando-se para os dedos médio e mínimo. O ponto-gatilho 1 está localizado próximo à inserção, cerca de 1 a 2 cun caudalmente ao processo coracoide. O ponto-gatilho 2 está localizado próximo à origem, no nível da costela IV.

Importantes pontos de acupuntura

▶ **Figura 51.3**

P-1

Localização: no nível do 1º EIC, 6 cun lateralmente à linha mediana anterior, 1 cun abaixo da clavícula, discretamente medial à borda caudal do processo coracoide.

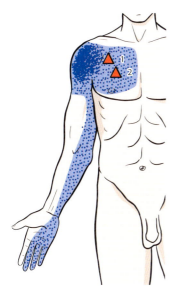

▶ **Figura 51.2** Músculo peitoral menor, pontos-gatilho 1 e 2.

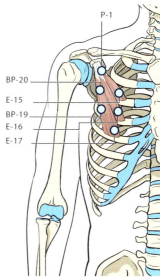

▶ **Figura 51.3** Acupontos P-1, E-15, E-16, E-17, BP-19 e BP-20.

E-15

Localização: no 2º EIC na linha mamilar, 4 cun lateralmente à linha mediana anterior.

E-16

Localização: no 3º EIC na linha mamilar, 4 cun lateralmente à linha mediana anterior.

E-17

Localização: no 4º EIC, no mamilo, 4 cun lateralmente à linha mediana anterior.

BP-19

Localização: no 3º EIC, 2 cun lateralmente à linha mamilar.

BP-20

Localização: no 2º EIC, 2 cun lateralmente à linha mamilar estendida cranialmente.

52 Músculos Romboides Maior e Menor

Descrição dos músculos

Músculo romboide menor

▶ **Figura 52.1**

Origem: processos espinhosos das sexta e sétima vértebras cervicais (C VI e C VII).

Inserção: margem medial superior da escápula.

Inervação: nervo dorsal da escápula (C4/C5).

Ação: retrai a escápula após elevação.

Músculo romboide maior

▶ **Figura 52.1**

Origem: processos espinhosos das primeira a quarta vértebras torácicas (T I a T IV).

Inserção: margem medial da escápula.

Inervação: nervo dorsal da escápula (C4/C5).

Ação: retrai a escápula após elevação.

Pontos-gatilho

Introdução: existem dois pontos-gatilho no músculo romboide maior e um ponto-gatilho no músculo romboide menor (▶ **Figura 52.2**). Esses pontos-gatilho são ativados primariamente por distensão, sobretudo por posições que tensionem a sínfise manubrioesternal com flexão do dorso para a frente. Pontos-gatilho associados podem ser encontrados no músculo levantador da escápula, no músculo infraespinal e na parte transversa do músculo trapézio.

Exame dos pontos-gatilho: esses pontos-gatilho podem ser facilmente identificados na margem medial da escápula, com o paciente sentado com o dorso flexionado para a frente.

Terapia dos pontos-gatilho: esses pontos-gatilho podem ser rapidamente inativados por meio de agulhamento a seco, acupuntura convencional ou anestesia local terapêutica utilizando a técnica de punção tangencial para evitar pneumotórax.

52 | Músculos Romboides Maior e Menor

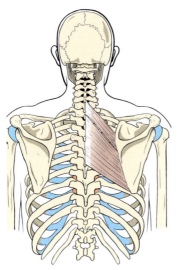

▶ **Figura 52.1** Músculos romboides maior e menor.

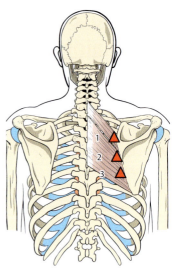

▶ **Figura 52.2** Pontos-gatilho dos músculos romboides maior e menor.

Pontos-gatilho e áreas de projeção de dor

Pontos-gatilho 1 a 3: o ponto-gatilho no músculo romboide menor está localizado aproximadamente 3 cm medialmente à margem medial da escápula. Os dois pontos-gatilho do músculo romboide maior estão localizados mais caudalmente, mais uma vez cerca de 3 cm medialmente à margem medial da escápula. As áreas de projeção da dor dos três pontos-gatilho estão localizadas em torno da margem medial da escápula e da fossa supraespinal (▶ **Figura 52.3**).

Importantes pontos de acupuntura

▶ **Figura 52.4**

ID-14

Localização: 3 cun lateralmente à borda inferior do processo espinhoso da primeira vértebra torácica (T I).

B-11

Localização: 1,5 cun lateralmente à borda inferior do processo espinhoso da primeira vértebra torácica (T I).

52 | Músculos Romboides Maior e Menor 229

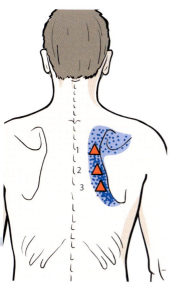

▶ **Figura 52.3** Músculos romboides maior e menor, pontos-gatilho 1 a 3.

▶ **Figura 52.4** Acupontos ID-14, B-11, B-12, B-13, B-14, B-41, B-42, B-43 e B-44.

B-12

Localização: 1,5 cun lateralmente à borda inferior do processo espinhoso da segunda vértebra torácica (T II).

B-13

Localização: 1,5 cun lateralmente à borda inferior do processo espinhoso da terceira vértebra torácica (T III).

B-14

Localização: 1,5 cun lateralmente à borda inferior do processo espinhoso da quarta vértebra torácica (T IV).

B-41

Localização: 3 cun lateralmente à borda inferior do processo espinhoso da segunda vértebra torácica (T II).

B-42

Localização: 3 cun lateralmente à borda inferior do processo espinhoso da terceira vértebra torácica (T III).

B-43

Localização: 3 cun lateralmente à borda inferior do processo espinhoso da quarta vértebra torácica (T IV).

B-44

Localização: 3 cun lateralmente à borda inferior do processo espinhoso da quinta vértebra torácica (T V).

53 Músculo Supraespinal

Descrição do músculo

▶ **Figura 53.1**

Origem: fossa supraespinal da escápula.

Inserção: borda superior do tubérculo maior do úmero, estendendo-se para a cápsula articular (músculo do manguito rotador).

Inervação: nervo supraescapular (C4 a C6).

Ação: abdução do úmero; tensiona a cápsula articular.

Pontos-gatilho

Introdução: existem três pontos-gatilho nessa área, dois deles localizados no ventre do músculo e um na região do tendão do músculo supraespinal (▶ **Figura 53.2**). Esses pontos-gatilho são ativados principalmente em situações de distensão aguda (p. ex., carregamento de cargas pesadas sem estar acostumado a fazê-lo), mas também em síndromes de sobrecarga crônica. Esses pontos-gatilho estão, em geral, associados a pontos-gatilho no músculo trapézio, no músculo infraespinal e no músculo latíssimo do dorso.

Exame dos pontos-gatilho: esses pontos-gatilho são palpados diretamente no ventre do músculo e próximo à inserção, com o paciente sentado. A palpação deflagra dor referida típica.

Terapia dos pontos-gatilho: esses pontos-gatilho são, em geral, inativados prontamente por acupuntura, anestesia local terapêutica ou agulhamento a seco. Quando anestésico é injetado no ponto-gatilho do tendão do músculo supraespinal, condições meticulosamente estéreis devem ser mantidas por causa da grande proximidade com a articulação. O músculo é alongado por meio de adução e rotação interna máxima do antebraço, enquanto se roda o braço discretamente para trás.

Pontos-gatilho e áreas de projeção da dor

Pontos-gatilho 1 e 2: localizados no ventre do músculo. O ponto-gatilho 1 está localizado na transição do acrômio para a espinha da escápula. O ponto-gatilho 2 está localizado na fossa infraespinal próximo à origem e à margem medial da escápula (▶ **Figura 53.3**).

Os pacientes se queixam de dor nas principais áreas de projeção no músculo deltoide e também sobre a cabeça do rádio, e dor mínima irradiando para a região dorsal da cintura escapular e para as partes dorsolateral e ventral do braço e do antebraço.

Ponto-gatilho 3: localizado no tendão do músculo supraespinal, tem sua principal área de projeção sobre o músculo deltoide (▶ **Figura 53.4**).

53 | Músculo Supraespinal

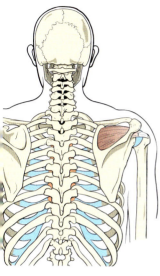

Figura 53.1 Músculo supraespinal.

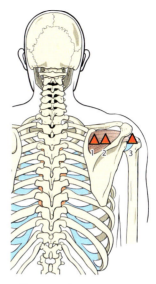

Figura 53.2 Pontos-gatilho do músculo supraespinal.

Importantes pontos de acupuntura

► Figura 53.5

ID-12

Localização: cranialmente ao acuponto ID-11, aproximadamente 1 cun acima do centro da borda cranial da espinha da escápula.

ID-13

Localização: logo acima da espinha da escápula, no ponto médio da linha imaginária que conecta o acuponto ID-10 e o processo espinhoso (polo inferior) da segunda vértebra torácica (T II).

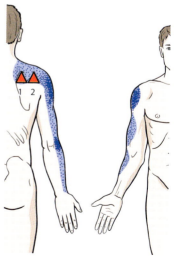

Figura 53.3 Músculo supraespinal, pontos-gatilho 1 e 2.

53 | Músculo Supraespinal

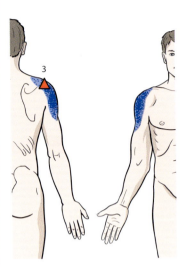

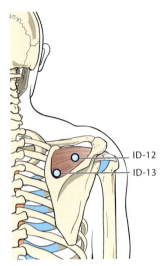

▶ **Figura 53.4** Músculo supraespinal, ponto-gatilho 3.

▶ **Figura 53.5** Acupontos ID-12 e ID-13.

54 Músculo Infraespinal

Descrição do músculo

▶ Figura 54.1

Origem: fossa infraespinal da escápula.

Inserção: terços médio e inferior do tubérculo maior do úmero, cápsula articular.

Inervação: nervo supraescapular (C4 a C6).

Ação
- Rotação externa
- Parte superior: abdução
- Parte inferior: adução.

Nota: o músculo infraespinal pertence aos músculos do manguito rotador porque se estende para a cápsula da articulação do ombro.

Pontos-gatilho

Introdução: essa área contém predominantemente dois pontos-gatilho. Um terceiro ponto-gatilho aparece de modo inconstante na margem medial, no nível do ponto médio da fossa infraespinal. Esses pontos-gatilho são ativados por esportes praticados por um indivíduo que não está habituado (p. ex., jogar tênis excessivamente). O diagnóstico diferencial deve levar em conta distúrbios estruturais da articulação do ombro, ombro congelado e afecções das raízes nervosas C5, C6 e C7.

Exame dos pontos-gatilho: a estimulação é obtida por meio da abdução do braço e de sua rotação interna máxima na articulação do ombro para alongar o músculo infraespinal. Quando os braços estão relaxados, faixas tensas típicas são encontradas caudalmente à espinha da escápula.

Terapia dos pontos-gatilho: agulhamento direcionado dos pontos-gatilho e liberação da contratura muscular pelo método de agulhamento a seco. Anestesia local terapêutica também é possível. Isso é seguido por alongamento passivo dos músculos por meio de retroversão e rotação interna do braço.

Pontos-gatilho e áreas de projeção da dor

Pontos-gatilho 1 e 2: esses pontos-gatilho estão localizados na metade medial do músculo, aproximadamente 2 cun abaixo da espinha da escápula. Suas áreas de projeção da dor irradiada são para a parte dorsal, bem como ventral, do músculo deltoide, com irradiação para as partes dorsal e ventral do braço e para a face radial do antebraço (▶ Figura 54.2).

Ponto-gatilho 3: localizado na origem mediocaudal, com sua área de projeção da dor na margem medial da escápula (▶ Figura 54.3, ▶ Figura 54.4). Esse ponto-gatilho é inconstante.

54 | Músculo Infraespinal

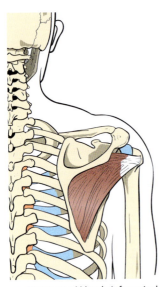

▶ **Figura 54.1** Músculo infraespinal.

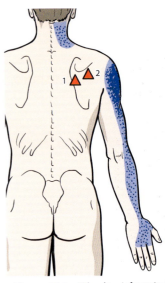

▶ **Figura 54.2** Músculo infraespinal, pontos-gatilho 1 e 2.

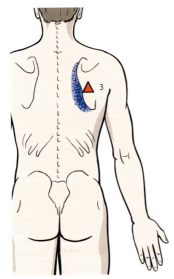

▶ **Figura 54.3** Músculo infraespinal, ponto-gatilho 3 (1).

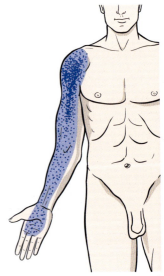

▶ **Figura 54.4** Músculo infraespinal, ponto-gatilho 3 (2).

Importantes pontos de acupuntura

▶ Figura 54.5

ID-10

Localização: logo acima do acuponto ID-9, abaixo da facilmente palpável espinha da escápula.

ID-11

Localização: na fossa infraespinal, na linha imaginária que conecta o centro da facilmente palpável espinha da escápula e o ângulo inferior da escápula. O acuponto ID-11 está localizado entre o terço cranial e os outros dois terços dessa linha.

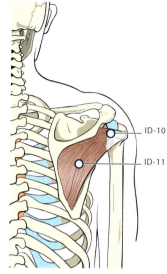

▶ **Figura 54.5** Acupontos ID-10 e ID-11.

55   Músculo Subescapular

Descrição do músculo

▶ **Figura 55.1**

Origem: fossa subescapular da escápula (não se origina no colo da escápula).

Inserção: tubérculo menor do úmero e crista proximal do tubérculo menor.

Inervação: nervo subescapular (C5/C6).

Ação: rotação interna; tensiona a cápsula articular para a qual o músculo subescapular também se estende (músculo do manguito rotador).

Pontos-gatilho

Introdução: existem três pontos-gatilho nessa área; contudo, o acesso aos mesmos para tratamento é difícil por causa da localização do músculo. Os pontos-gatilho desse músculo aparecem, em geral, como resultado de alterações crônicas, que geralmente são denominadas "ombro congelado". Os pontos-gatilho do músculo subescapular aparecem, em geral, associados a pontos-gatilho dos músculos peitoral maior, redondo maior e latíssimo do dorso, além da cabeça longa do músculo tríceps braquial.

Exame dos pontos-gatilho: com o paciente em decúbito dorsal e sob discreta tração do braço com abdução de aproximadamente 90 graus e rotação interna, a face anterior da escápula é palpada medialmente ao músculo latíssimo do dorso utilizando o polegar da outra mão. Fasciculações locais podem ser deflagradas na região dos pontos-gatilho ativados.

Terapia dos pontos-gatilho: podem ser utilizados agulhamento direcionado, agulhamento a seco e anestesia local terapêutica. Entretanto, são necessárias agulhas bem mais longas e agulhas para injeção (aproximadamente 7 a 8 cm de comprimento). O tratamento é seguido por alongamento do músculo por meio de rotação externa e abdução de até 90 graus, que pode ser sucessivamente aumentada até 180 graus. Esses métodos fisioterápicos são reforçados por relaxamento pós-isométrico.

Pontos-gatilho e áreas de projeção da dor

Pontos-gatilho 1 a 3: localizados no terços cranial e central do músculo compartilham áreas de projeção de dor na face dorsal do braço, incluindo a escápula, sobre o músculo deltoide bem como as faces dorsal e ventral do punho (▶ **Figura 55.2**).

55 | Músculo Subescapular

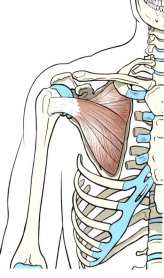

Figura 55.1 Músculo subescapular.

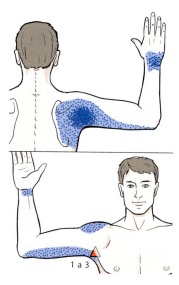

Figura 55.2 Músculo subescapular, pontos-gatilho 1 a 3.

Importantes pontos de acupuntura

Por causa de sua posição (na face interna da escápula), esse músculo é anatomicamente inacessível à acupuntura direta.

56 Músculo Supinador

Descrição do músculo

▶ **Figura 56.1**

Origem: epicôndilo lateral do úmero, crista ulnar do músculo supinador, ligamento anular do rádio e ligamento radial colateral.

Inserção: terço proximal do rádio (base larga).

Inervação: ramo profundo do nervo radial proveniente das raízes dos nervos C5 a C6.

Ação: supinação da articulação do cotovelo.

Pontos-gatilho

Introdução: a maioria dos pontos-gatilho resulta de tensão crônica por causa da realização de trabalho manual ao qual não se está habituado, por exemplo, apertar parafusos. A contração resultante do músculo supinador está entre as causas mais comuns de dor no epicôndilo radial do úmero. Essa contração muscular resulta em neuropatia compressiva devido a pinçamento do nervo radial no sulco do músculo supinador.

Exame dos pontos-gatilho: é fácil palpar esse músculo quando o antebraço do paciente está supinado e a articulação do cotovelo está discretamente flexionada.

Terapia dos pontos-gatilho: o sulco do músculo supinador precisa ser identificado de modo inequívoco para evitar lesão do nervo radial. Tratamento manual do ponto-gatilho pode ser preferido nessa localização. Terapeutas experientes e com bons conhecimentos de anatomia podem realizar infiltração direcionada ou agulhamento a seco do ponto-gatilho. O alongamento é feito por meio de pronação do antebraço.

Pontos-gatilho e áreas de projeção da dor

De modo geral, o ponto-gatilho principal está localizado na parte radial do

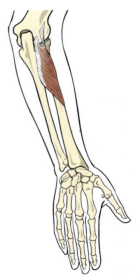

▶ **Figura 56.1** Músculo supinador.

músculo. A dor se irradia preferencialmente para o epicôndilo radial do úmero, mas também se irradia para a cabeça anterior do rádio na fossa cubital e para o primeiro músculo interósseo dorsal entre o primeiro e o segundo ossos metacarpais (▶ **Figura 56.2**, ▶ **Figura 56.3**).

Importantes pontos de acupuntura

▶ **Figura 56.4**

IG-8

Localização: se a linha imaginária que conecta os acupontos IG-5 e IG-11 for dividida em três partes iguais, o acuponto IG-8 está situado dois terços proximalmente ao acuponto IG-5 e um terço distalmente ao acuponto IG-11. O acuponto IG-8 está localizado 4 cun distalmente ao acuponto IG-11.

IG-9

Localização: 3 cun distalmente ao acuponto IG-11.

IG-10

Localização: 2 cun distalmente ao acuponto IG-11, na linha imaginária que conecta os acupontos IG-5 e IG-11, no músculo extensor radial longo do carpo (no músculo supinador, se for agulhado mais profundamente).

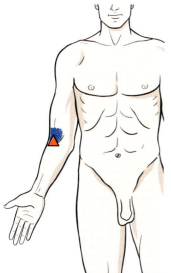

▶ **Figura 56.2** Músculo supinador, pontos-gatilho e áreas de projeção da dor (1).

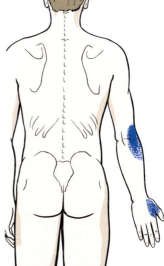

▶ **Figura 56.3** Músculo supinador, pontos-gatilho e áreas de projeção da dor (2).

IG-11

Localização: lateralmente à extremidade radial da prega do cotovelo quando o antebraço está flexionado em um ângulo reto, em uma depressão entre o final da prega e o epicôndilo lateral na área do músculo extensor radial longo do carpo. O acuponto IG-11 está localizado entre o acuponto P-5 e o epicôndilo lateral do úmero.

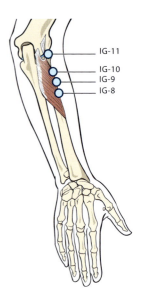

▶ **Figura 56.4** Acupontos IG-8, IG-9, IG-10 e IG-11.

57 Músculo Extensor Radial Longo do Carpo

Descrição do músculo

▶ **Figura 57.1**

Origem: crista supraepicondilar lateral do úmero no terço distal.

Inserção: base do segundo osso metacarpal.

Inervação: ramo profundo do nervo radial (C6/C7).

Ação: extensão e abdução radial no punho.

Pontos-gatilho

Introdução: essa área contém uma zona principal de ponto-gatilho. Pontos-gatilho nessa região são comuns. De modo geral, a ativação ocorre em virtude de desequilíbrio entre os músculos extensores e flexores do antebraço. Pontos-gatilho associados estão localizados nos músculos extensor dos dedos da mão, supinador e braquiorradial.

Exame dos pontos-gatilho: com o punho do paciente discretamente flexionado e os dedos da mão flexionados, respostas vigorosas localizadas de fasciculação podem ser deflagradas com frequência pela palpação direta do respectivo músculo. Os pontos-gatilho também podem ser rapidamente diagnosticados por teste isométrico usando uma técnica de exame fracionado.

Terapia dos pontos-gatilho: a acupuntura convencional e a anestesia local terapêutica, assim como a estimulação intramuscular direcionada usando agulhas de acupuntura, são procedimentos extremamente bem-sucedidos. O alongamento passivo dos músculos é realizado – reforçado por relaxamento pós-isométrico, se necessário – para prevenir recidivas.

Pontos-gatilho e áreas de projeção da dor

Ponto-gatilho 1: localizado no ventre do músculo no nível da cabeça do rádio. Suas áreas de projeção da dor são para a cabeça do rádio e dorsalmente para o músculo abdutor do polegar (▶ **Figura 57.2**).

57 | Músculo Extensor Radial Longo do Carpo

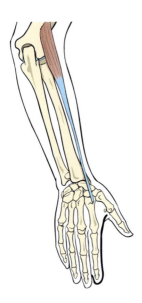

▸ **Figura 57.1** Músculo extensor radial longo do carpo.

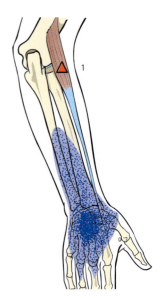

▸ **Figura 57.2** Músculo extensor radial longo do carpo, ponto-gatilho 1.

Importantes pontos de acupuntura

▸ Figura 57.3

IG-8

Localização: na linha imaginária que conecta os acupontos IG-5 e IG-11, dois terços proximalmente ao acuponto IG-5 e um terço distal ao acuponto IG-11. O acuponto IG-8 está localizado 4 cun distalmente ao acuponto IG-11.

IG-9

Localização: 3 cun distalmente ao acuponto IG-11.

IG-10

Localização: 2 cun distalmente ao acuponto IG-11.

IG-11

Localização: com o antebraço flexionado em ângulo reto, lateralmente à extremidade radial da prega de flexão

57 | Músculo Extensor Radial Longo do Carpo

do cotovelo, em uma depressão entre a extremidade da prega e o epicôndilo lateral, na região do músculo extensor radial longo do carpo. Esse acuponto está localizado entre o acuponto P-5 e o epicôndilo lateral do úmero.

IG-12

Localização: 1 cun obliquamente acima do acuponto IG-11, próximo ao úmero.

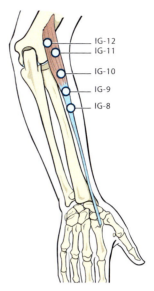

▶ **Figura 57.3** Acupontos IG-8, IG-9, IG-10, IG-11 e IG-12.

58 Músculo Extensor dos Dedos da Mão

Descrição do músculo

▶ **Figura 58.1**

Origem: epicôndilo lateral do úmero, ligamentos anular e colateral do rádio, fáscia do antebraço.

Inserção: aponeurose dorsal. A aponeurose se divide, proximalmente às articulações do dedo médio, nas partes tendíneas ulnar e radial que se reúnem distalmente à articulação em uma aponeurose e se inserem na base das falanges terminais.

Inervação: ramo profundo do nervo radial (C6 a C8).

Ação: extensão das articulações dos dedos da mão, extensão do punho e reforço da abdução ulnar.

Pontos-gatilho

Introdução: os pontos-gatilho estão localizados predominantemente nos ventres dos músculos extensores dos dedos anular e médio. A ativação desses pontos-gatilho resulta, em geral, de tensão crônica. Pontos-gatilho associados também são, com frequência, encontrados nos músculos dos dedos da mão e no músculo extensor do carpo.

Exame dos pontos-gatilho: típicas respostas localizadas de fasciculação podem ser deflagradas no ponto médio do ventre muscular na região desses pontos-gatilho.

Terapia dos pontos-gatilho: resultados rápidos podem ser conseguidos por estimulação intramuscular direcionada, com subsequente alongamento passivo do músculo. Agulhamento convencional e anestesia local terapêutica também são possibilidades.

Pontos-gatilho e áreas de projeção da dor

Ponto-gatilho 1: o ponto-gatilho do músculo extensor do dedo médio está localizado próximo ao cotovelo, na região do ventre do músculo. A projeção da dor típica avança ao longo do músculo para o dedo médio; às vezes, a dor também está localizada sobre a prega de flexão proximal do punho (▶ **Figura 58.2**).

Ponto-gatilho 2: o ponto-gatilho do músculo extensor do dedo anular está localizado ulnar e distalmente ao ponto-gatilho 1. Sua área de projeção da dor avança até o dedo anular e ascende em direção à articulação radioumeral (▶ **Figura 58.3**).

Importantes pontos de acupuntura

▶ **Figura 58.4**, ▶ **Figura 58.5**

IG-8

Localização: 4 cun distalmente ao acuponto IG-11.

58 | Músculo Extensor dos Dedos da Mão

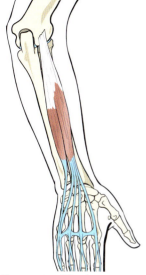

Figura 58.1 Músculo extensor dos dedos da mão.

IG-9
Localização: 3 cun distalmente ao acuponto IG-11.

IG-10
Localização: 2 cun distalmente ao acuponto IG-11.

IG-11
Localização: com o antebraço flexionado em ângulo reto, lateralmente à extremidade radial da prega de flexão do cotovelo, em uma depressão entre a extremidade da prega e o epicôndilo lateral, na região do músculo extensor longo do carpo.

TA-4
Localização: discretamente ulnar ao centro da prega de flexão dorsal do punho (o espaço articular entre o

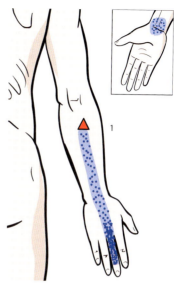

Figura 58.2 Músculo extensor dos dedos da mão, ponto-gatilho 1.

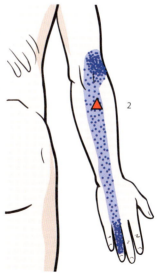

Figura 58.3 Músculo extensor dos dedos da mão, ponto-gatilho 2.

rádio, a ulna e a série proximal de ossos do carpo), ulnar ao tendão do músculo extensor dos dedos das mãos e radial ao tendão do músculo extensor do dedo mínimo.

TA-5

Localização: 2 cun proximalmente ao acuponto TA-4, discretamente ulnar à prega de flexão dorsal do punho (ver TA-4 anteriormente), em uma linha imaginária que conecta o acuponto TA-4 e a extremidade do olécrano, entre o rádio e a ulna.

TA-6

Localização: 3 cun proximalmente ao acuponto TA-4 (localização de TA-4: discretamente ulnar ao ponto médio da face dorsal do punho), entre o rádio e a ulna, em uma linha imaginária que conecta o acuponto TA-4 e a extremidade do olécrano (ver TA-5 anteriormente).

TA-8

Localização: 4 cun proximalmente ao acuponto TA-4 (ver TA-4 anteriormente), discretamente ulnar à prega de flexão dorsal do cotovelo, entre o rádio e a ulna.

TA-9

Localização: 7 cun proximalmente ao acuponto TA-4, em uma linha imaginária que conecta o acuponto TA-4 e a extremidade do olécrano. Nessa linha, TA-9 está localizado 1 cun proximalmente ao ponto médio entre o acuponto TA-4 e a prega de flexão do cotovelo.

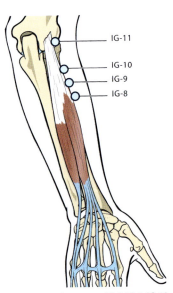

▶ **Figura 58.4** Acupontos IG-8, IG-9, IG-10 e IG-11.

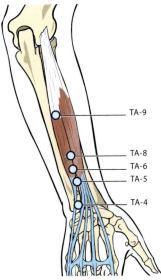

▶ **Figura 58.5** Acupontos TA-4, TA-5, TA-6, TA-8 e TA-9.

59 Músculo Pronador Redondo

Descrição do músculo

▶ **Figura 59.1**

Origem
- Cabeça umeral: epicôndilo medial do úmero
- Cabeça ulnar: processo coronoide da ulna.

Inserção: superfície lateral da parte média do rádio e tuberosidade para o músculo pronador.

Inervação: nervo mediano desde a raiz nervosa C6 a C7.

Ação: pronação do antebraço, flexor fraco da articulação do cotovelo.

Pontos-gatilho

Introdução: esses pontos-gatilho estão, em geral, localizados na parte proximal do ventre muscular. Eles são ativados por pronação frequente e excessiva do antebraço, seja por trabalho físico excessivo ou por tensão crônica de atividades desportivas (p. ex., tenista amador com técnica insatisfatória).

Visto que o nervo mediano sob e, às vezes, através do músculo pronador redondo pode ser comprimido, isso resultaria em uma síndrome compressiva característica que se assemelha à síndrome do túnel do carpo.

Exame dos pontos-gatilho: o exame desse músculo é fácil por meio de palpação profunda na fossa cubital. A palpação deflagra a irradiação típica da dor.

Terapia dos pontos-gatilho: existe o risco de lesionar o nervo mediano. Antes de realizar agulhamento seco ou infiltração dos pontos-gatilho, é preciso identificar com precisão o trajeto do nervo mediano. O tratamento manual por acupressão é outra opção.

Pontos-gatilho e áreas de projeção da dor

Ponto-gatilho 1: esse é o ponto-gatilho principal e está localizado no ventre muscular na fossa cubital, próximo à origem do músculo. A dor se irradia a partir da parte anterorradial proximal do antebraço para o punho, onde atinge a parte palmar proximal do polegar (▶ **Figura 59.2**).

Importantes pontos de acupuntura

▶ **Figura 59.3**

PC-3

Localização: na face ulnar do tendão do músculo bíceps braquial, na prega de flexão do cotovelo.

C-3

Localização: com o cotovelo flexionado, entre a extremidade ulnar da prega de flexão do cotovelo e o epicôndilo medial do úmero.

59 | Músculo Pronador Redondo

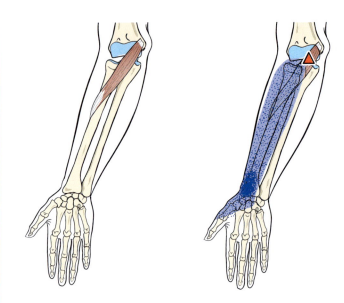

▶ **Figura 59.1** Músculo pronador redondo.

▶ **Figura 59.2** Músculo pronador redondo, ponto-gatilho 1.

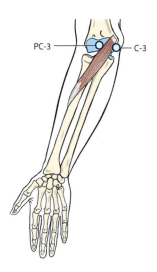

▶ **Figura 59.3** Acupontos PC-3 e C-3.

60 Músculo Flexor Superficial dos Dedos

▸ **Figura 60.1**

Descrição do músculo

Origem

Cabeça umeroulnar: epicôndilo medial do úmero e processo coronoide da ulna

Cabeça radial: superfície anterior do rádio.

Inserção: quatro tendões se inserem nas cristas ósseas laterais das falanges médias desde o dedo indicador até o dedo mínimo.

Inervação: nervo mediano desde a raiz nervosa de C7 a T1.

Ação: o músculo flexiona as articulações metacarpofalângicas II a V e as articulações interfalângicas proximais II a V.

Pontos-gatilho

Introdução: os músculos flexores dos dedos, assim como os músculos extensores dos dedos, são considerados músculos superficiais. Todavia, eles são recobertos pelos músculos flexores radial e ulnar. Nunca se deve realizar agulhamento profundo, para evitar lesão dos nervos. A ativação dos pontos-gatilho é causada por tensão tônica, especialmente por trabalho manual. Em particular, movimentos de preensão monótonos ativam esses pontos-gatilho.

Exame dos pontos-gatilho: é necessário exercer apenas leve pressão para palpar os pontos-gatilho no centro do ventre muscular. Isto é realizado pela palpação delicada dos músculos flexores ulnar e radial do carpo, bem como o músculo palmar. A identificação precisa é confirmada pela intensificação da sensação álgica à palpação do ponto-gatilho enquanto são realizados testes de função muscular.

Terapia dos pontos-gatilho: agulhamento a seco ou injeção cuidadosa pode evitar lesão das estruturas neurais do nervo mediano, da artéria ulnar e do nervo ulnar. Esses pontos-gatilho são facilmente inativados. O alongamento subsequente dos músculos flexores por extensão dorsal dos dedos da mão é crucial para a prevenção de recidivas e os pacientes podem fazer tais exercícios por conta própria.

Pontos-gatilho e áreas de projeção da dor

Na parte radial dos músculos flexores a dor se irradia para a face palmar do dedo médio; na face ulnar a dor se irradia para o dedo anular ou para o dedo mínimo (▸ **Figura 60.2**), algumas vezes com projeção adicional para a palma da mão (▸ **Figura 60.3**).

60 | Músculo Flexor Superficial dos Dedos

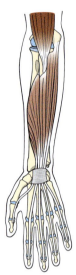

▶ **Figura 60.1** Músculo flexor superficial dos dedos.

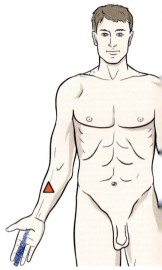

▶ **Figura 60.2** Músculo flexor superficial dos dedos, pontos-gatilho e áreas de projeção de dor (1).

Importantes pontos de acupuntura

▶ Figura 60.4

P-5

Localização: radialmente aos tendões do músculo bíceps braquial na prega de flexão do cotovelo.

P-7

Localização: na face radial do antebraço, em uma fossa em formato de V proximalmente ao processo estiloide do rádio, 1,5 cun proximalmente à prega de flexão do punho. O acuponto P-7 está localizado onde a parte proximal do processo estiloide do rádio se funde com o corpo (diáfise) do rádio.

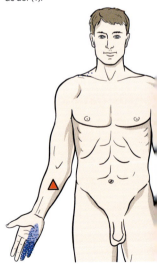

▶ **Figura 60.3** Músculo flexor superficial dos dedos, pontos-gatilho e áreas de projeção de dor (2).

60 | Músculo Flexor Superficial dos Dedos

PC-3
Localização: na face ulnar do tendão do músculo bíceps braquial, na prega de flexão do cotovelo.

PC-6
Localização: 2 cun proximalmente à prega da flexão palmar do punho, proximalmente ao osso pisiforme, entre os tendões do músculo palmar longo e do músculo flexor radial do carpo.

PC-7
Localização: no centro da prega de flexão palmar do punho, proximalmente ao osso pisiforme, entre os tendões dos músculos palmar longo e flexor radial do carpo.

C-3
Localização: com o cotovelo flexionado, entre a extremidade ulnar da prega do cotovelo e o epicôndilo medial do úmero.

C-4
Localização: 1,5 cun proximalmente ao acuponto C-7, radialmente ao tendão do músculo flexor ulnar do carpo.

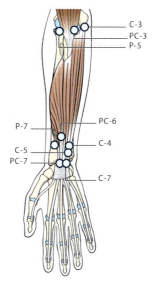

▶ **Figura 60.4** Acupontos P-5, P-7, PC-3, PC-6, PC-7, C-3, C-4, C-5 e C-7.

C-5
Localização: 1 cun proximalmente ao acuponto C-7, radialmente ao tendão do músculo flexor ulnar do carpo.

C-7
Localização: na prega de flexão palmar do punho, radialmente ao tendão do músculo flexor ulnar do carpo.

61 Músculo Oblíquo Externo do Abdome

Descrição do músculo

▶ Figura 61.1

Origem: margens inferiores e superfícies externas das costelas V a XII.

Inserção: tubérculo púbico, crista púbica, margem externa da crista ilíaca, ligamento inguinal e linha alba.

Inervação: nervos intercostais (T5 a T11), nervo subcostal da raiz nervosa T12, nervo ílio-hipogástrico (T12 a L1) e nervo ilioinguinal da raiz nervosa L1.

Ação: a contração unilateral resulta em rotação do tórax em relação à pelve para o lado oposto. A contração bilateral flexiona a coluna vertebral. Atua também como músculo auxiliar para a compressão abdominal, ação simultânea como músculo respiratório auxiliar para expiração forçada.

Pontos-gatilho

Introdução: esses pontos-gatilho aparecem frequentemente em conjunto com abdome agudo (abdome em tábua). Pontos-gatilho também são observados em doenças dos órgãos internos, como dismenorreia, diarreia, disúria e dor testicular. Esses pontos-gatilho podem ocorrer primeiro e, depois, causar sintomas abdominais secundários. Mais frequentemente, entretanto, ocorre o reverso: estímulos aferentes viscerais promovem a formação de pontos-gatilho nos músculos abdominais. Os pontos-gatilho nos músculos oblíquos do abdome estão, com frequência, associados a lombalgia aguda.

Exame dos pontos-gatilho: com o paciente sentado, os pontos-gatilho e faixas tensas nesse músculo são estimulados por movimentos de rotação.

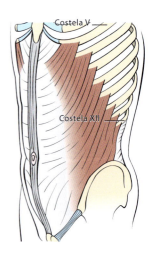

▶ **Figura 61.1** Músculo oblíquo externo do abdome.

61 | Músculo Oblíquo Externo do Abdome

Terapia dos pontos-gatilho: o agulhamento a seco é uma possibilidade, bem como a infiltração dos pontos-gatilho com anestésico local. A injeção de anestésico ou acupuntura dos pontos-gatilho é realizada com o paciente em decúbito dorsal. É preciso evitar a perfuração do peritônio. Entretanto, raramente ocorrem lesões a órgãos internos.

Pontos-gatilho e áreas de projeção da dor

Ponto-gatilho 1: localizado na margem anterior do arco costal, em direção ao epigástrio (▶ **Figura 61.2**). A irradiação de dor característica para o epigástrio pode simular angina de peito ou distúrbios epigástricos.

Ponto-gatilho 2: localizado próximo à inserção do músculo na crista ilíaca. A dor se irradia para a região inguinal e para os lábios do pudendo ou para os testículos (▶ **Figura 61.3**). Ficar muito tempo em posição ortostática provoca irradiação adicional da dor para toda a região do abdome, dificultando a localização da causa primária.

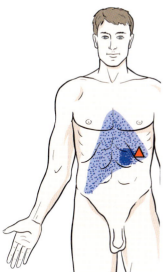

Figura 61.2 Músculo oblíquo externo do abdome, ponto-gatilho 1.

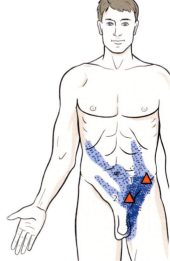

▶ **Figura 61.3** Músculo oblíquo externo do abdome, ponto-gatilho 2.

61 | Músculo Oblíquo Externo do Abdome

Importantes pontos de acupuntura

▶ Figura 61.4

VC-2
Localização: na margem superior da sínfise púbica, na linha mediana anterior.

VC-3
Localização: 1 cun cranialmente ao centro da margem superior da sínfise púbica.

VC-4
Localização: 2 cun cranialmente ao centro da margem superior da sínfise púbica. (Para orientação precisa, ver também descrição do acuponto VC-3 anteriormente.)

VC-6
Localização: 1,5 cun inferiormente à cicatriz umbilical. (Para orientação precisa, ver também descrição do acuponto VC-3 anteriormente.)

VC-12
Localização: no ponto médio entre a base do processo xifoide e a cicatriz umbilical.

VC-14
Localização: 1 cun caudalmente à extremidade do processo xifoide (acuponto VC-15).

VC-15
Localização: logo abaixo da extremidade do processo xifoide, na linha mediana anterior.

F-13
Localização: na extremidade livre da costela XI.

F-14
Localização: no sexto espaço intercostal (EIC), abaixo do mamilo, linha mamilar.

E-25
Localização: 2 cun lateralmente ao umbigo.

BP-15
Localização: 4 cun lateralmente ao umbigo

VB-25
Localização: na extremidade livre da costela XII.

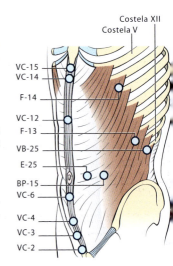

▶ **Figura 61.4** Acupontos VC-2, VC-3, VC-4, VC-6, VC-12, VC-14, VC-15, F-13, F-14, E-25, BP-15 e VB-25.

62 Músculo Ilíaco/ Músculo Psoas

O músculo ilíaco se une ao músculo psoas, formando o músculo iliopsoas.

Descrição do músculo ilíaco

▶ **Figura 62.1**

Origem: toda a fossa ilíaca até a linha terminal da pelve, espinha ilíaca inferior anterior e lacuna dos músculos até a superfície anterior da cápsula da articulação do quadril.

Inserção: trocanter inferior do fêmur.

Inervação: nervo femoral, T12 a L3/L4.

Ação: com as regiões pélvica e lombar fixas, o flexor mais poderoso da articulação do quadril (músculo iliopsoas), juntamente com o músculo psoas maior. Com o fêmur imobilizado, faz a rotação lateral da pelve ipsilateral.

Pontos-gatilho do músculo ilíaco

Introdução: contraturas musculares ocorrem com muita frequência nas coxartroses. Esse músculo apresenta uma tendência geral à contratura e ao desenvolvimento de pontos-gatilho (▶ **Figura 62.2**). Essa tendência é, frequentemente, aumentada de modo significativo por estímulos aferentes viscerais em resposta à irritação do ceco que está em contato direto com a fáscia do músculo ilíaco. Com frequência, os pontos-gatilho nessa área aparecem associados a pontos-gatilho em outros músculos (p. ex., músculo quadrado do lombo, músculo reto do abdome, músculo reto femoral e músculo tensor da fáscia lata). O tratamento desses pontos-gatilho secundários é, portanto, preconizado.

Exame dos pontos-gatilho: com o paciente relaxado em decúbito dorsal, o músculo ilíaco pode ser palpado diretamente entre o ceco e a face interna do osso ilíaco. Entretanto, aderências nessa região dificultam a palpação, geralmente exigindo mobilização manual do ceco. Um ponto-gatilho é localizado na parte mais anterior do músculo. Outro ponto-gatilho é encontrado no nível da verdadeira articulação do quadril.

Terapia dos pontos-gatilho: a acupuntura dos pontos-gatilho no músculo ilíaco pode ser tentada se for possível deslocar o ceco o suficiente no sentido medial. Também é importante tratar a causa da lesão visceral. Recidivas são prevenidas por meio de alongamento (fisioterapia) envolvendo extensão da articulação do quadril ipsilateral, com flexão máxima simultânea da articulação do quadril contralateral e alongamento do músculo

62 | Músculo Ilíaco/Músculo Psoas

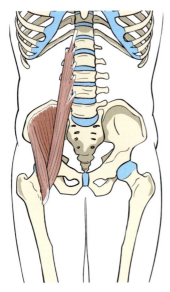

▶ **Figura 62.1** Músculo ilíaco.

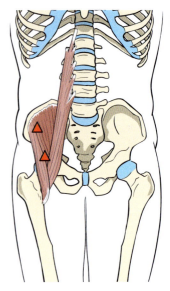

▶ **Figura 62.2** Pontos-gatilho do músculo ilíaco.

reto femoral, que geralmente também está encurtado.

Descrição do músculo psoas

▶ **Figura 62.3**

Origem: superfícies laterais das décima segunda vértebra torácica (T XII) a quarta vértebra sacral (L IV), os discos intervertebrais adjacentes e os processos costais das vértebras lombares.

Inserção: trocanter menor do fêmur.

Inervação: nervo femoral (T12 a L3/L4).

Ação: junto com o músculo ilíaco forma o músculo flexor mais poderoso da articulação do quadril (músculo iliopsoas). Com o fêmur fixado, inclina a coluna lombar, faz rotação posterior da metade ipsilateral da pelve e flexiona lateralmente a coluna lombar.

ℹ Informação adicional

O plexo lombar está localizado entre as duas partes do músculo psoas.

Pontos-gatilho do músculo psoas

Introdução: o músculo psoas é subdividido em músculo psoas menor

62 | Músculo Ilíaco/Músculo Psoas

músculo psoas maior. Frequentemente são encontrados pontos-gatilho na região do músculo psoas maior (▶ **Figura 62.4**). Eles estão associados com lesão por esforço repetitivo, má postura da coluna lombar e coxartrose. Nesse local também atuam estímulos viscerais aferentes originados diretamente do rim sobreposto ao músculo psoas ou do cólon sigmoide à esquerda. Portanto, lesões ilíacas anteriores são frequentemente encontradas à direita (com rotação anterior da hemipelve) e lesões ilíacas posteriores são encontradas à esquerda (com rotação posterior da hemipelve). Isso resulta em uma diferença funcional no comprimento do membro inferior causada por encurtamento do membro inferior esquerdo, ou alongamento do membro inferior direito causado por deslocamento distal (à direita) ou deslocamento proximal (à esquerda) do centro de rotação da articulação do quadril. Portanto, sempre se recomenda o tratamento dos pontos-gatilho das causas da distorção subjacente da pelve.

Exame dos pontos-gatilho: o músculo psoas maior só pode ser examinado com o paciente relaxado e por palpação profunda. É frequentemente muito sensível à pressão. Não é encontrado sinal do psoas.

Terapia dos pontos-gatilho: de modo geral, os pontos-gatilho na região do músculo psoas não são acessíveis

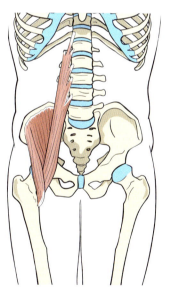

▶ **Figura 62.3** Músculo psoas.

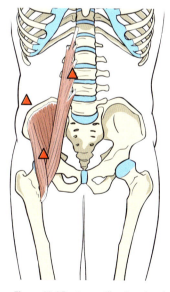

▶ **Figura 62.4** Pontos-gatilho do músculo psoas.

(ou são pouco acessíveis) para o agulhamento a seco ou injeção. Portanto, são recomendados outros métodos de alongamento, como liberação miofascial.

Pontos-gatilho e áreas de projeção da dor

Músculo iliopsoas

▶ Figura 62.5, ▶ Figura 62.6

Pontos-gatilho 1 a 3: o ponto-gatilho 1 está localizado na parte ventral do músculo iliopsoas e, prévertebralmente, no nível da terceira vértebra lombar (L III). O ponto-gatilho 2 está localizado diretamente acima da articulação do quadril. O ponto-gatilho 3 está localizado no músculo ilíaco. Suas áreas de projeção de dor são diretamente paravertebrais na região lombar, com irradiação para a articulação sacroilíaca e a área glútea medial superior. Outra área de projeção de dor aparece sobre o músculo reto femoral, com irradiação para a espinha ilíaca superior anterior.

Importantes pontos de acupuntura

Esse músculo é anatomicamente inacessível à acupuntura direta.

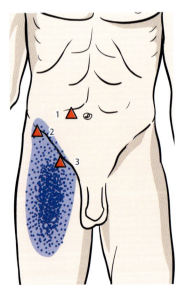

▶ **Figura 62.5** Músculo iliopsoas, pontos-gatilho 1 a 3 (1).

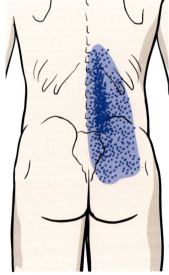

▶ **Figura 62.6** Músculo iliopsoas, pontos-gatilho 1 a 3 (2).

63 Músculo Quadrado do Lombo

▶ **Figura 63.1**

Origem
- Fibras dorsais: crista ilíaca e ligamento iliolombar
- Fibras ventrais: processos costais das segunda a quinta vértebras lombares (L II a L V).

Inserção
- Fibras dorsais: costela XII e processos costais das primeiras a terceira vértebras lombares (L I a L III)
- Fibras ventrais: costela XII.

Inervação: nervo subcostal e plexo lombar (T12 a L3).

Ação: flexiona o tronco lateralmente, estabiliza a décima segunda costela durante a respiração (ponto fixo para o diafragma).

Pontos-gatilho

Introdução: esse músculo contém quatro pontos-gatilho (▶ **Figura 63.2**), dois deles nas partes profunda e superficial do músculo. Com frequência, distúrbios da articulação sacroilíaca manifestam-se clinicamente. A ativação dos pontos-gatilho é resultado de distensão aguda, mas também associada a acidentes e distensão crônica na escoliose funcional (como resultado do comprimento desigual dos membros inferiores) ou na escoliose primária. Pontos-gatilho associados aparecem na região dos músculos abdominais, no músculo quadrado do lombo contralateral, no músculo ilíaco/psoas ipsilateral e no músculo iliocostal. Ocasionalmente, também são encontrados no músculo latíssimo do dorso e no músculo oblíquo interno do abdome. Outros pontos-gatilho são encontrados na região glútea, sobretudo quando há sintomas de irritação das raízes dos nervos L5 e S1.

Exame dos pontos-gatilho: a primeira etapa é diferenciar as causas ortopédicas: escoliose funcional ou estrutural, obliquidade da pelve e distorção pélvica. A palpação bem-sucedida dos pontos-gatilho é realizada com o paciente relaxado e em decúbito lateral. Raramente são observadas fasciculações localizadas. Em geral, ocorre enrijecimento bem definido do músculo.

Terapia dos pontos-gatilho: o agulhamento direto só é possível com agulhas de acupuntura com, pelo menos, 60 mm de comprimento. Anestesia local terapêutica é uma alternativa possível. Agulhamento a seco pode, em geral, ser realizado com sucesso; na posição lateral, a agulha é direcionada para os processos transversos. O tratamento de acompanhamento envolve alongamento dos músculos usando relaxamento pós-isométrico por meio de adução da articulação do quadril com os pacientes em decúbito

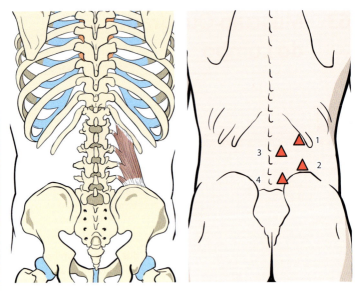

▶ **Figura 63.1** Músculo quadrado do lombo.

▶ **Figura 63.2** Pontos-gatilho do músculo quadrado do lombo.

dorsal e flexionando a articulação do quadril aproximadamente 80 graus. Isso também alonga toda a região glútea.

Pontos-gatilho e áreas de projeção da dor

Pontos-gatilho 1 e 2: o ponto-gatilho superficial 1 (▶ **Figura 63.3**, ▶ **Figura 63.4**) está localizado aproximadamente 2 cun abaixo da extremidade lateral da margem do músculo e 2 cun abaixo da décima segunda costela (XII). Sua área de projeção da dor é no nível das regiões glúteas proximal dorsal e lateral, irradiando para a região inguinal e para a articulação sacroilíaca. O ponto-gatilho 2 (▶ **Figura 63.3**, ▶ **Figura 63.4**) está localizado no nível da quarta vértebra lombar (L IV), logo acima da inserção do músculo quadrado do lombo, na crista ilíaca dorsolateral. Sua área de projeção de dor irradiada é no nível do trocanter maior do fêmur e se irradia nas direções ventral e dorsal.

Pontos-gatilho 3 e 4: esses pontos-gatilho da parte profunda do músculo (▶ **Figura 63.5**) estão localizados no nível das terceira e quarta vértebras lombares (L III e L IV). Suas áreas de projeção de dor típicas são encontradas sobre a articulação sacroilíaca e na parte média inferior das nádegas.

63 | Músculo Quadrado do Lombo

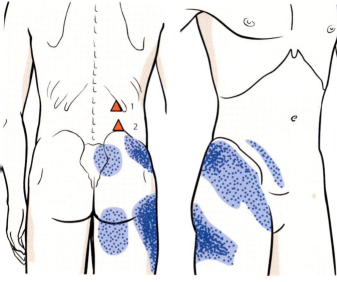

▶ **Figura 63.3** Músculo quadrado do lombo, pontos-gatilho 1 e 2 (1).

▶ **Figura 63.4** Músculo quadrado do lombo, pontos-gatilho 1 e 2 (2).

Importantes pontos de acupuntura

▶ Figura 63.6

B-23

Localização: 1,5 cun lateralmente à margem inferior do processo espinhoso da segunda vértebra lombar (L II).

B-51

Localização: 3 cun lateralmente à margem inferior do processo espinhoso da primeira vértebra lombar (L I).

B-52

Localização: 3 cun lateralmente à margem inferior do processo espinhoso da segunda vértebra lombar (L II).

63 | Músculo Quadrado do Lombo

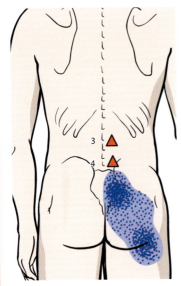

▶ **Figura 63.5** Músculo quadrado do lombo, pontos-gatilho 3 e 4.

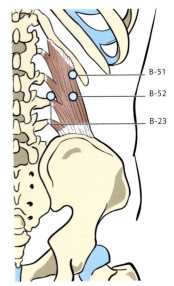

▶ **Figura 63.6** Acupontos B-23, B-51 e B-52.

64 Músculo Glúteo Máximo

▶ **Figura 64.1**

Origem: face dorsal do ílio, fáscia toracolombar, margem lateral do sacro e do cóccix, ligamento sacrotuberal.

Inserção: tuberosidade glútea do fêmur, trato iliotibial da fáscia lata, septo intermuscular lateral.

Inervação: nervo glúteo inferior (L4 a S1).

Ação: extensão na articulação do quadril; fibras superiores: abdução; fibras inferiores: adução, rotação lateral da coxa.

Pontos-gatilho

Introdução: esse músculo contém três pontos-gatilho. Os pontos-gatilho nessa região aparecem, com frequência, em combinação com pontos-gatilho no músculo glúteo mínimo e nos músculos isquiocrurais. Pontos-gatilho dos músculos eretores profundos da coluna vertebral também estão associados. A ativação resulta, com frequência, de eventos agudos associados à tensão aumentada do músculo glúteo máximo. Esses pontos-gatilho são encontrados com frequência em atletas.

Exame dos pontos-gatilho: esses pontos-gatilho estão situados superficialmente e podem ser facilmente palpados. Respostas (fasciculações) localizadas raramente são observadas. Em especial no caso dos pontos-gatilho

1 e 2, deve-se diferenciar a sensibilidade à pressão direta do nervo ciático no sentido dos pontos de Valleix.

Terapia dos pontos-gatilho: a inativação desses pontos-gatilho é obtida facilmente por meio de acupuntura, agulhamento a seco e anestesia local terapêutica. Exercícios de alongamento direcionados utilizando relaxamento pós-isométrico completam o tratamento.

Pontos-gatilho e áreas de projeção da dor

Ponto-gatilho 1: o ponto-gatilho 1 (▶ **Figura 64.2**) está localizado na extensão de uma linha imaginária vertical através da espinha ilíaca posterior no nível da extremidade proximal da fenda anal. Suas principais áreas de projeção estão ao longo das margens medial e caudal do músculo.

Ponto-gatilho 2: o ponto-gatilho 2 (▶ **Figura 64.3**) está localizado no nível da margem caudal do músculo, aproximadamente 4 a 5 cm acima da prega glútea. As áreas de projeção da dor estão localizadas nessa região, em toda a região glútea, inclusive a região sobre a parte caudal do sacro e acima do trocanter maior do fêmur.

Ponto-gatilho 3: o ponto-gatilho 3 (▶ **Figura 64.4**) está localizado na margem mediocaudal do músculo. Sua principal área de projeção é na direção do cóccix.

64 | Músculo Glúteo Máximo

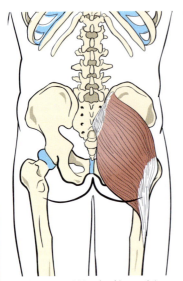

▶ Figura 64.1 Músculo glúteo máximo.

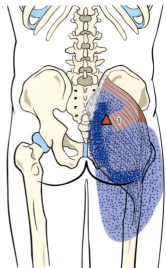

▶ Figura 64.2 Músculo glúteo máximo, ponto-gatilho 1.

Importantes pontos de acupuntura

▶ Figura 64.5

B-27

Localização: no nível do primeiro forame sacral, 1,5 cun lateralmente à linha mediana dorsal na depressão entre o sacro e a região superior da espinha ilíaca superior posterior.

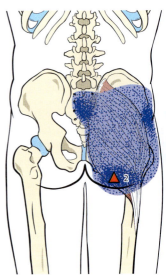

▶ Figura 64.3 Músculo glúteo máximo, ponto-gatilho 2.

64 | Músculo Glúteo Máximo

B-28
Localização: no nível do segundo forame sacral, 1,5 cun lateralmente à linha mediana posterior.

B-29
Localização: no nível do terceiro forame sacral, 1,5 cun lateralmente à linha mediana dorsal.

B-30
Localização: no nível do quarto forame sacral, 1,5 cun lateralmente à linha mediana posterior.

B-36
Localização: no centro da prega glútea.

B-53
Localização: no nível do segundo forame sacral, 1,5 cun lateralmente ao acuponto B-28.

B-54
Localização: no nível do quarto forame sacral, 3 cun lateralmente ao hiato sacral.

VB-30
Localização: na face lateral da articulação do quadril, em uma linha imaginária que conecta o trocanter maior do fêmur e o hiato sacral, entre os terços externo e médio.

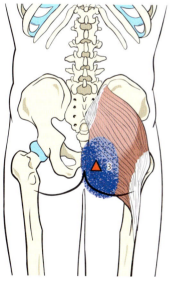

▶ **Figura 64.4** Músculo glúteo máximo, ponto-gatilho 3.

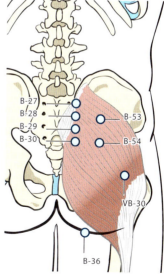

▶ **Figura 64.5** Acupontos B-27, B-28, B-29, B-30, B-36, B-53, B-54 e VB-30.

65 Músculo Glúteo Médio

Descrição do músculo

▶ **Figura 65.1**

Origem: asa ilíaca entre as linhas glúteas anterior e posterior.

Inserção: trocanter maior do fêmur.

Inervação: nervo glúteo superior (L4 a S1).

Ação: abduz o membro inferior na articulação do quadril. Estabiliza a pelve no lado do membro inferior de apoio. Discreta contribuição para a rotação medial do membro inferior que não é o de apoio.

Pontos-gatilho

Introdução: esses pontos-gatilho (▶ **Figura 65.2**) são encontrados ao longo de todo o músculo. Formam-se, especialmente, devido à tensão causada por esportes ou por trabalho, mas também após acidentes. Disfunção da articulação sacroilíaca é observada com frequência.

Exame dos pontos-gatilho: esses pontos-gatilho podem ser palpados e provocados facilmente quando a articulação do quadril do paciente está flexionada a 90 graus e aduzida. A mesma posição é usada para alongamento dos grupos musculares encurtados durante o tratamento subsequente.

Terapia dos pontos-gatilho: a estimulação intramuscular direcionada com alongamento passivo subsequente do músculo é muito efetiva. A terapia manual, incluindo o ajuste da articulação sacroilíaca afetada, deve ser executada simultaneamente. Como alternativa, o agulhamento convencional ou a anestesia local terapêutica podem ser usados.

Pontos-gatilho e áreas de projeção da dor

Ponto-gatilho 1: o ponto-gatilho 1 (▶ **Figura 65.3**) está localizado na parte posterior do músculo glúteo médio, próximo da espinha ilíaca superior posterior; resulta em irradiação da dor em torno da articulação sacroilíaca.

Ponto-gatilho 2: o ponto-gatilho 2 (▶ **Figura 65.4**) está localizado na parte central do músculo glúteo médio; resulta em irradiação da dor na região glútea e para o trocanter maior do fêmur.

Ponto-gatilho 3: o ponto-gatilho 3 (▶ **Figura 65.5**) está localizado na margem anterior do músculo glúteo médio; resulta em irradiação característica da dor para a articulação sacroilíaca ipsilateral.

65 | Músculo Glúteo Médio

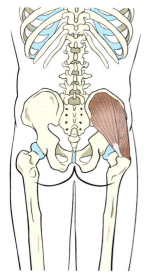

▶ **Figura 65.1** Músculo glúteo médio.

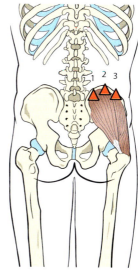

▶ **Figura 65.2** Pontos-gatilho do músculo glúteo médio.

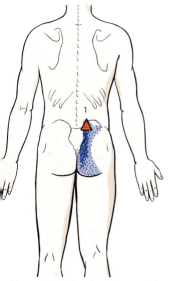

▶ **Figura 65.3** Músculo glúteo médio, ponto-gatilho 1.

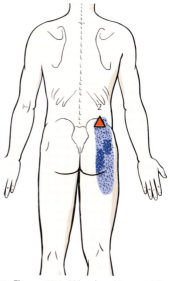

▶ **Figura 65.4** Músculo glúteo médio, ponto-gatilho 2.

Importantes pontos de acupuntura

▶ Figura 65.6

EX-D-6
Localização: abaixo da margem inferior do processo espinhoso da quarta vértebra lombar (L IV) e 3 cun lateralmente à linha mediana posterior.

EX-D-7
Localização: 3,5 cun lateralmente à margem inferior do processo espinhoso da quarta vértebra lombar (L IV).

B-53
Localização: no nível do segundo forame sacral, 1,5 cun lateralmente ao acuponto B-28.

B-54
Localização: 3 cun lateralmente ao hiato sacral, no nível do quarto forame sacral.

VB-30
Localização: na face lateral do quadril, um terço da distância entre o trocanter maior do fêmur e o hiato sacral. Na China, esse acuponto sempre é agulhado com o paciente em posição lateral. O quadril e o joelho do lado a ser tratado estão flexionados, enquanto o outro membro inferior permanece estendido.

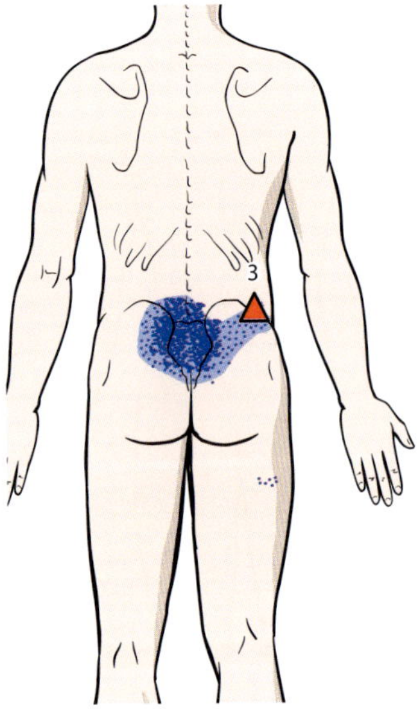

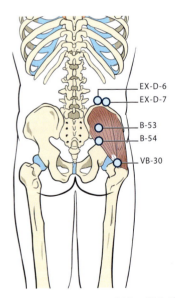

▶ **Figura 65.5** Músculo glúteo médio, ponto-gatilho 3.

▶ **Figura 65.6** Acupontos EX-D-6, EX-D-7, B-53, B-54 e VB-30.

66 Músculo Glúteo Mínimo

Descrição do músculo

▶ **Figura 66.1**

Origem: asa ilíaca, entre as linhas glúteas anterior e posterior.

Inserção: trocanter maior do fêmur.

Inervação: nervo glúteo superior, a partir das raízes L4 a S1.

Ação: quando totalmente contraído, esse músculo abduz a coxa. Quando apenas a parte anterior do músculo está contraída, gira medialmente o membro inferior que não é o de apoio; quando apenas a parte posterior está contraída, gira lateralmente o membro inferior que não é o de apoio e o estende discretamente. A contração do membro inferior de apoio estabiliza a pelve.

Pontos-gatilho

Introdução: esses pontos-gatilho aparecem com muita frequência em combinação com os pontos-gatilho do músculo glúteo médio. As causas são semelhantes.

Exame dos pontos-gatilho: o músculo glúteo mínimo somente pode ser palpado quando o músculo glúteo médio está relaxado; a origem do músculo glúteo médio é mais proximal e superficial. Quando o paciente está na posição lateral, a palpação é realizada com a articulação do quadril flexionada a 90 graus e abduzida.

Terapia dos pontos-gatilho: como no músculo glúteo médio, métodos diretos, tais como a estimulação intramuscular por agulhamento a seco, são muito efetivos quando seguidos por alongamento passivo com a articulação do quadril flexionada em 90 graus e abduzida. A anestesia local terapêutica ou o agulhamento convencional também são uma opção. Os pacientes também podem alongar facilmente esses músculos sozinhos.

Pontos-gatilho e áreas de projeção da dor

Pontos-gatilho 1: esses pontos-gatilho (▶ **Figura 66.2**) estão localizados na parte anterior do músculo. A estimulação nesse local se irradia para a região glútea posterior ou ao longo do trato iliotibial, através do joelho e para baixo (para a face lateral do tornozelo).

Pontos-gatilho 2: esse grupo de pontos-gatilho (▶ **Figura 66.3**) está localizado mais nas partes medial e posterior do músculo. Estimulação nesse local se irradia para a região glútea posterior e para a face posterolateral da coxa, depois para a parte posterolateral da panturrilha, aproximadamente no nível da cabeça lateral do músculo gastrocnêmio.

66 | Músculo Glúteo Mínimo

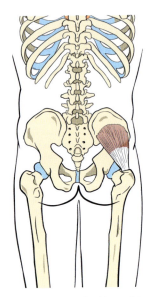

▶ Figura 66.1 Músculo glúteo mínimo.

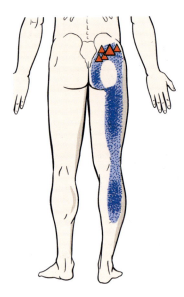

▶ Figura 66.3 Músculo glúteo mínimo, pontos-gatilho 2.

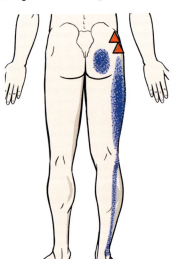

▶ Figura 66.2 Músculo glúteo mínimo, pontos-gatilho 1.

Importantes pontos de acupuntura

▶ Figura 66.4

B-53

Localização: no nível do segundo forame sacral, 1,5 cun lateralmente ao acuponto B-28.

B-54

Localização: no nível do quarto forame sacral, 3 cun lateralmente ao hiato sacral.

66 | Músculo Glúteo Mínimo

VB-30

Localização: na face lateral do quadril, um terço da distância em uma linha imaginária entre o trocanter maior do fêmur e o hiato sacral. Na China, esse acuponto sempre é agulhado com o paciente em posição lateral. O quadril e o joelho do lado a ser tratado estão flexionados, enquanto o outro membro inferior está estendido.

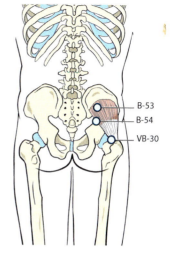

▶ **Figura 66.4** Acupontos B-53, B-54 e VB-30.

67 Músculo Piriforme

Descrição do músculo

▶ **Figura 67.1**

Origem: superfície anterior do sacro.

Inserção: extremidade do trocanter maior do fêmur.

Inervação: plexo sacral (L5 a S2).

Ação: rotação lateral, abdução.

ℹ️ **Informação adicional**

No caso da divisão precoce do nervo isquiático (também denominado nervo ciático), o nervo fibular comum atravessa o músculo piriforme e pode ser comprimido nesse ponto (síndrome piriforme).

Pontos-gatilho

Introdução: os dois pontos-gatilho do músculo piriforme estão, com frequência, associados a dor crônica na região do quadril, pelve e região lombar. Esses pontos-gatilho são ativados por doenças crônicas da transição lombossacral, raramente em resposta à distensão aguda. Nos casos em que esse músculo está encurtado, a compressão do nervo isquiático (em especial a parte fibular) ocorre em aproximadamente 10% dos casos devido ao trajeto aberrante do músculo; isto deve ser considerado no diagnóstico diferencial. Pontos-gatilho associados ativos aparecem regularmente nos músculos gêmeos inferior e superior, no músculo obturador interno, no músculo glúteo médio e no músculo glúteo máximo.

Exame dos pontos-gatilho: a ativação dos pontos-gatilho é obtida pela adução da articulação do quadril quando está flexionada a 90 graus e, ao mesmo tempo, pela contrarrotação da parte remanescente da coluna vertebral. Quando o paciente está em decúbito ventral, é possível segurar o músculo piriforme por meio de palpação profunda e cuidadosa entre a parte dorsal do trocanter do fêmur e o sacro.

Terapia dos pontos-gatilho: esses pontos-gatilho podem ser inativados por acupuntura convencional, por agulhamento a seco e também por anestesia local terapêutica. O alongamento passivo apoiado por relaxamento pós-isométrico contribui, de modo decisivo, para o sucesso do tratamento.

Pontos-gatilho e áreas de projeção da dor

Pontos-gatilho 1 e 2: o ponto-gatilho 1 está localizado próximo à inserção e sua principal área de projeção da dor é dorsal ao trocanter maior do fêmur. O ponto-gatilho 2 está localizado próximo à origem e sua principal área de projeção é no polo caudal da articulação sacroilíaca. Os dois pontos-gatilho compartilham uma área de irradiação sobre e além das nádegas em direção à parte dorsal da coxa (▶ **Figura 67.2**).

67 | Músculo Piriforme

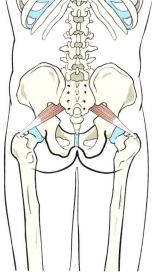

Figura 67.1 Músculo piriforme.

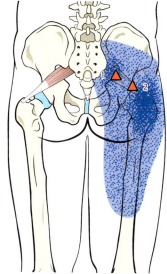

Figura 67.2 Músculo piriforme, pontos-gatilho 1 e 2.

Importantes pontos de acupuntura

Figura 67.3

B-54

Localização: 3 cun lateralmente ao hiato sacral, no nível do quarto hiato sacral.

VB-30

Localização: face lateral do quadril em uma linha imaginária conectando o trocanter maior do fêmur e o hiato sacral, entre os terços externo e médio.

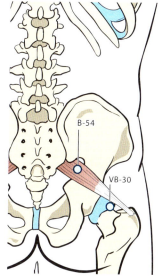

Figura 67.3 Acupontos B-54 e VB-30.

68 Músculo Quadríceps Femoral

Descrição do músculo

▶ **Figura 68.1**, ▶ **Figura 68.2**, ▶ **Figura 68.3**

Origem

- Músculo reto femoral: uma cabeça na espinha ilíaca inferior anterior e a outra no acetábulo e na cápsula da articulação do quadril
- Músculo vasto medial: parte distal da linha intertrocantérica, lábio medial da linha áspera do fêmur
- Músculo vasto lateral: parte lateral do trocanter maior do fêmur, lábio lateral da linha áspera do fêmur, linha intertrocantérica
- Músculo vasto intermédio: superfícies anterior e lateral do fêmur.

Inserção: base e superfície lateral da patela e tuberosidade da tíbia via ligamento patelar.

Inervação: nervo femoral (L2 a L4); músculo indicador para L4.

Ação: extensão da articulação do joelho; músculo reto femoral: flexiona a articulação do quadril.

Pontos-gatilho

Introdução: pontos-gatilho (▶ **Figura 68.4**, ▶ **Figura 68.5**) nesse grupo de músculos são muito comuns. Os sintomas são limitados principalmente à coxa. A maioria dos pontos-gatilho é observada no músculo vasto lateral. Esses pontos-gatilho são ativados por tensão aguda durante a prática de esportes, sobretudo no caso de contração excêntrica súbita e violenta. Os pontos-gatilho no músculo quadríceps femoral são, em geral, consequência de pontos-gatilho primários na região dos músculos dorsais da coxa e do músculo sóleo. Entretanto, pontos-gatilho primários também podem se desenvolver como resultado de desequilíbrio entre o músculo vasto medial e o músculo vasto lateral quando as articulações do quadril e do joelho estão acometidas.

Exame dos pontos-gatilho: com articulação do quadril discretamente abduzida, o músculo reto femoral é examinado por meio de palpação da parte proximal com o polegar. O músculo vasto medial é segurado por meio de palpação direta com o joelho do paciente flexionado e o quadril discretamente flexionado e abduzido. Durante esse exame, a articulação do joelho pode ser apoiada lateralmente para evitar que o paciente mantenha ativamente o membro inferior. O músculo vasto intermédio é palpado profundamente com o paciente em decúbito dorsal com membro inferior estendido e as articulações do quadril e do joelho em posições neutras. Os pontos-gatilho no músculo vasto lateral também são identificados por meio de palpação direta, com as articulações do quadril e do joelho discretamente flexionadas e a articulação do joelho apoiada por baixo.

68 | Músculo Quadríceps Femoral

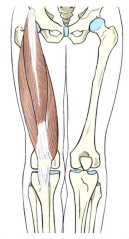

Figura 68.1 Músculo quadríceps femoral (1).

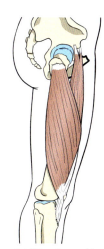

▶ Figura 68.2 Músculo quadríceps femoral (2).

Terapia dos pontos-gatilho: o agulhamento a seco parece ser o procedimento ideal; tipicamente, deflagra respostas localizadas de fasciculação nas faixas tensas. Acupuntura ou infiltração do ponto-gatilho também podem ser aventadas. É preciso orientar o paciente a alongar adequadamente os músculos após o tratamento porque, com frequência, eles estão encurtados. Além disso, exercícios de relaxamento pós-isométrico são úteis.

Pontos-gatilho e áreas de projeção da dor

Músculo reto femoral

Ponto-gatilho 1: o ponto-gatilho do músculo reto femoral está localizado próximo à origem do músculo, diretamente sobre a articulação do quadril. Apresenta uma área de projeção típica sobre a parte anterior distal da coxa (▶ Figura 68.6).

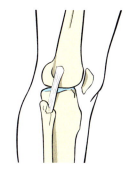

▶ Figura 68.3 Músculo quadríceps femoral (3).

Músculo vasto intermédio

Ponto-gatilho 1: o músculo vasto intermédio está localizado sob o músculo reto femoral e contém pontos-gatilho em todas as suas partes. Esses pontos-gatilho são variáveis e podem levar a irradiação local na parte anterior da coxa (▶ **Figura 68.7**).

68 | Músculo Quadríceps Femoral

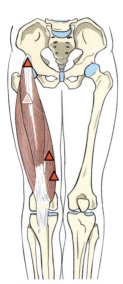

▶ **Figura 68.4** Pontos-gatilho do músculo quadríceps femoral (1).

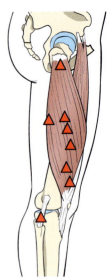

▶ **Figura 68.5** Pontos-gatilho do músculo quadríceps femoral (2).

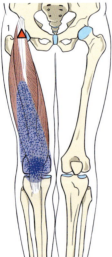

▶ **Figura 68.6** Músculo quadríceps femoral (músculo reto femoral), ponto-gatilho 1.

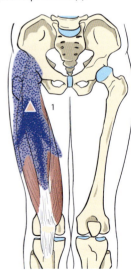

▶ **Figura 68.7** Músculo quadríceps femoral (músculo vasto intermédio), ponto-gatilho 1.

Músculo vasto medial

Ponto-gatilho 1: o ponto-gatilho 1 do músculo vasto medial está localizado no ventre do músculo, 5 cm proximalmente ao polo superior da patela. Resulta em sintomas de irradiação sobre o espaço articular medial do joelho e sobre a porção medial distal da coxa (▶ **Figura 68.8**).

Pontos-gatilho 2: o ponto-gatilho 2 do músculo vasto medial está localizado no centro do músculo. Sua área de projeção da dor corre ao longo do músculo, predominantemente na direção distal (▶ **Figura 68.9**).

Músculo vasto lateral

Ponto-gatilho 1: o ponto-gatilho 1 do músculo vasto lateral está localizado na parte ventral, logo acima da patela. Sua principal área de projeção da dor é lateralmente em torno da patela em direção ao espaço articular lateral e se irradia discretamente para a parte média lateral da coxa (▶ **Figura 68.10**).

Ponto-gatilho 2: o ponto-gatilho 2 do músculo vasto lateral está localizado imediatamente dorsal ao ponto-gatilho 1. Irradia-se para a parte distal do músculo vasto lateral, com zonas adicionais de projeção na parte dorsolateral da coxa e na parte dorsolateral proximal da perna (▶ **Figura 68.11**).

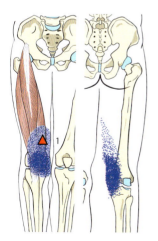

Figura 68.8 Músculo quadríceps femoral (músculo vasto medial), ponto-gatilho 1.

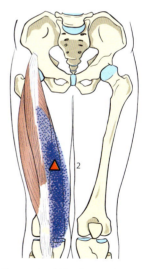

▶ **Figura 68.9** Músculo quadríceps femoral (músculo vasto medial), ponto-gatilho 2.

68 | Músculo Quadríceps Femoral

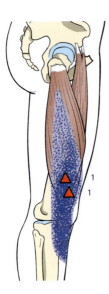

▶ Figura 68.10 Músculo quadríceps femoral (músculo vasto lateral), ponto-gatilho 1.

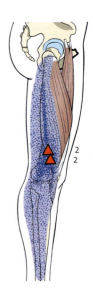

▶ Figura 68.11 Músculo quadríceps femoral (músculo vasto lateral), ponto-gatilho 2.

Ponto-gatilho 3: o ponto-gatilho 3 do músculo vasto lateral está localizado no centro do ventre muscular, mais próximo de sua margem dorsal. Sua área de projeção da dor vai desde o trocanter maior do fêmur até a cabeça da fíbula (▶ **Figura 68.12**).

Ponto-gatilho 4: o ponto-gatilho 4 do músculo vasto lateral está localizado exatamente no meio do ventre muscular (▶ **Figura 68.13**). Irradia-se ao longo do fêmur para a região glútea lateral e a região anterolateral da articulação do joelho. A patela permanece sem dor.

Ponto-gatilho 5: o ponto-gatilho 5 do músculo vasto lateral está localizado diretamente abaixo do trocanter maior do fêmur, na origem do músculo. Essa também é sua área local de irradiação da dor (▶ **Figura 68.14**).

Ponto-gatilho do joelho

Um ponto-gatilho não miogênico está localizado na inserção do ligamento colateral lateral da articulação do joelho, com irradiação da dor para o côndilo lateral do fêmur (▶ **Figura 68.15**).

Importantes pontos de acupuntura

▶ Figura 68.16, ▶ Figura 68.17

E-31

Localização: quando o quadril está flexionado, em uma depressão lateral

68 | Músculo Quadríceps Femoral   279

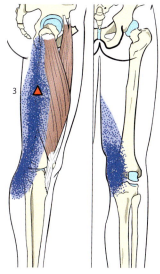

▶ Figura 68.12 Músculo quadríceps femoral (músculo vasto lateral), ponto-gatilho 3.

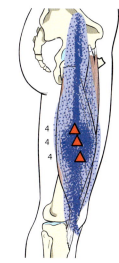

▶ Figura 68.13 Músculo quadríceps femoral (músculo vasto lateral), ponto-gatilho 4.

do músculo sartório, na interseção de uma linha imaginária que conecta a espinha ilíaca superior anterior e o polo cranial lateral da patela com uma linha horizontal através da borda inferior da sínfise púbica.

-32

Localização: 6 cun acima da margem lateral superior da patela, em uma linha imaginária que conecta a espinha ilíaca superior anterior e o polo cranial lateral da patela.

-33

Localização: 3 cun acima da margem lateral superior da patela, em uma linha imaginária que conecta a espinha ilíaca superior anterior e o polo cranial lateral da patela.

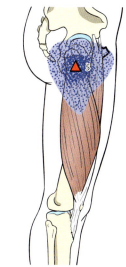

▶ Figura 68.14 Músculo quadríceps femoral (músculo vasto lateral), ponto-gatilho 5.

E-34

Localização: quando o joelho está discretamente flexionado, 2 cun acima da margem lateral superior da patela, em uma depressão do músculo vasto lateral. O ponto está situado em uma linha imaginária que conecta a espinha ilíaca superior anterior e o polo cranial lateral da patela.

E-35

Localização: quando o joelho está discretamente flexionado, abaixo da patela e lateralmente ao ligamento da patela.

BP-10

Localização: 2 cun proximalmente ao polo cranial medial da patela, no músculo vasto medial, em uma depressão que, com frequência, é facilmente palpável. Outro método de localizar esse acuponto é colocar a palma da mão sobre a patela, com o polegar discretamente abduzido. O acuponto BP-10 está localizado à frente da ponta do polegar.

BP-11

Localização: 6 cun acima do acuponto BP-10, lateralmente ao músculo sartório, em uma depressão entre esse músculo e o músculo vasto medial.

EX-MI-1 Kuangu (Osso do Quadril)

Localização: dois pontos à esquerda e à direita, 1,5 cun a partir do acuponto E-34.

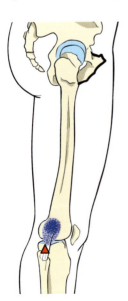

▶ **Figura 68.15** Músculo quadríceps femoral, ponto-gatilho do joelho.

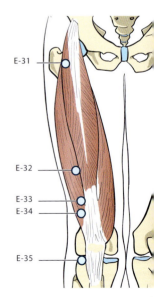

▶ **Figura 68.16** Acupontos E-31, E-32, E-33, E-34 e E-35.

68 | Músculo Quadríceps Femoral

EX-MI-2 Heding
Localização: no centro da margem superior da patela.

EX-MI-3 Baichonwo, Ninho Aquecido
Localização: 1 cun acima do acuponto BP-10, na região do músculo vasto medial.

EX-MI-4 Neixiyan
Localização: com o joelho flexionado, na depressão medial ao ligamento patelar, na região do "olho interno do joelho".

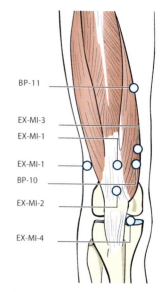

▶ **Figura 68.17** Acupontos BP-10, BP-11, EX-MI-1, EX-MI-2, EX-MI-3 e EX-MI-4.

69 Músculos Isquiotibiais

▶ **Figura 69.1**, ▶ **Figura 69.2**

Origem
- Músculo bíceps femoral, cabeça longa: tuberosidade do ísquio e ligamento sacrotuberal
- Músculo bíceps femoral, cabeça curta: linha áspera do fêmur e septo intermuscular lateral
- Músculo semimembranáceo: tuberosidade do ísquio, proximal e lateralmente à cabeça comum
- Músculo semitendíneo: tuberosidade do ísquio.

Inserção
- Músculo bíceps femoral: superfície lateral da cabeça da fíbula e côndilo lateral da tíbia
- Músculo semimembranáceo: parte posteromedial do côndilo medial da tíbia
- Músculo semitendíneo: superfície medial da tíbia via pata anserina.

Inervação
- Músculo bíceps femoral, cabeça longa: divisão tibial do nervo isquiático (também conhecido como nervo ciático) (L5 a S2); cabeça curta: divisão fibular comum do nervo isquiático a partir das raízes nervosas L5 a S2
- Músculos semimembranáceo e semitendíneo: divisão tibial do nervo isquiático (também conhecido como nervo ciático) a partir das raízes nervosas L5 a S2.

Ação: extensão vigorosa da articulação do quadril do membro inferior que sustenta o peso corporal; efeito indireto de retificação da lordose lombar. Como antagonista do músculo psoas, atua como rotador lateral do membro inferior que não sustenta o peso corporal. Os músculos semimembranáceo e semitendíneo atuam como rotadores mediais.

Pontos-gatilho

Introdução: esses pontos-gatilho são frequentemente encontrados em atletas como resultado de tensão crônica mas também como resultado de tensão aguda, por exemplo, uma corrida de 100 m.

Exame dos pontos-gatilho: palpação direcionada de partes individuais dos músculos isquiotibiais, com o paciente preferencialmente em decúbito dorsal e a articulação do quadril flexionada. O tratamento, por outro lado, é mais fácil quando o paciente está em uma posição abdominal.

Terapia dos pontos-gatilho: esses pontos-gatilho podem ser facilmente inativados por agulhamento a seco. Outra opção é o agulhamento convencional ou anestesia local terapêutica. O acompanhamento feito pelo terapeuta inclui alongamento dos músculos com o paciente em decúbito dorsal e flexão da articulação do quadril com o membro inferior estendido. Os pacientes conseguem fazer isso sozinhos em decúbito dorsal por extensão ativa

69 | Músculos Isquiotibiais

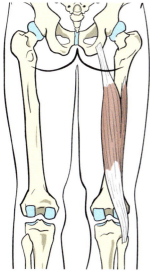

▶ **Figura 69.1** Músculos isquiotibiais (1).

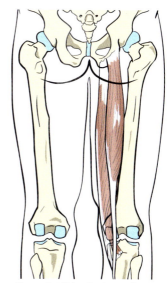

▶ **Figura 69.2** Músculos isquiotibiais (2).

do joelho com a articulação do quadril flexionada.

Pontos-gatilho e áreas de projeção da dor

Músculo bíceps femoral

Esses pontos-gatilho (▶ **Figura 69.3**) estão localizados na transição do terço médio para o terço distal do músculo. Eles causam irradiação da dor para a fossa poplítea e para áreas que se estendem ao longo de toda a face posterior da coxa e para a região proximal da panturrilha.

Músculos semitendíneo e semimembranáceo

Esses pontos-gatilho (▶ **Figura 69.4**) estão localizados no meio do ventre muscular, no mesmo nível dos pontos-gatilho no músculo bíceps femoral. Eles causam dor que se irradia para a origem (tuberosidade do ísquio) e também ao longo de toda a face posteromedial da coxa e da parte proximal da perna.

Importantes pontos de acupuntura

▶ **Figura 69.5**

B-36

Localização: no centro da prega glútea transversal.

B-37

Localização: em uma linha imaginária que conecta os acupontos B-36

69 | Músculos Isquiotibiais

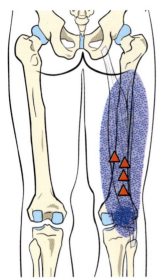

▶ **Figura 69.3** Músculo bíceps femoral, pontos-gatilho.

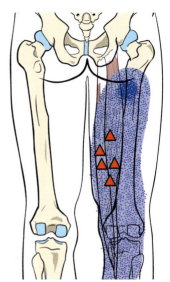

▶ **Figura 69.4** Músculos semitendíneo e semimembranáceo, pontos-gatilho.

e B-40, 6 cun (duas larguras da mão) distalmente ao acuponto B-36, ou 1,5 cun cranialmente ao ponto médio entre os acupontos B-36 e B-40.

B-38

Localização: 1 cun proximalmente ao acuponto B-39 (1 cun lateralmente ao centro da fossa poplítea, medialmente ao tendão do músculo bíceps femoral).

B-39

Localização: 1 cun lateralmente ao centro da fossa poplítea, medialmente ao tendão do músculo bíceps femoral.

B-40

Localização: no centro da fossa poplítea.

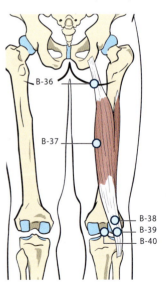

▶ **Figura 69.5** Acupontos B-36, B-37, B-38, B-39 e B-40.

70   Músculo Grácil

Descrição do músculo

▶ **Figura 70.1**

Origem: ramo inferior do púbis.

Inserção: extremidade proximal da tíbia, logo abaixo do epicôndilo medial. (Os tendões dos músculos sartório e semimembranáceo que se inserem anterior e posteriormente, respectivamente, combinam-se com o tendão do músculo grácil para formar a pata anserina.)

Inervação: ramo anterior do nervo obturador, desde as raízes nervosas L2 a L4.

Ação: flexão das articulações do quadril e do joelho; discreta adução da coxa. Quando o joelho está flexionado, faz a rotação medial da coxa.

Pontos-gatilho

Introdução: pontos-gatilho são encontrados com frequência nessa área. É um tanto difícil diferenciar esse músculo de suas estruturas circunvizinhas. Entretanto, os pontos-gatilho são fáceis de localizar.

Exame dos pontos-gatilho: com o membro inferior estendido e abduzido, o músculo pode ser palpado diretamente no centro de seu ventre.

Terapia dos pontos-gatilho: os pontos-gatilho são inativados facilmente por agulhamento a seco direto. O tratamento subsequente inclui alongamento do músculo por meio de abdução do membro inferior estendido. Essa técnica de alongamento é fácil de aprender e os pacientes conseguem realizá-la sozinhos.

O agulhamento convencional ou a anestesia local terapêutica são opções válidas.

Como tratamento subsequente adicional, *acutaping* (associação de bandagem terapêutica e acupressão) é adequado para prevenção de recidivas.

Pontos-gatilho e áreas de projeção da dor

O principal ponto-gatilho (▶ **Figura 70.2**) está localizado no centro do ventre muscular. A dor se irradia para a sínfise púbica e para a pata anserina.

Importantes pontos de acupuntura

▶ **Figura 70.3**

F-8

Localização: o acuponto F-8 está localizado cerca de 1 cun cranial e ventralmente ao acuponto R-10, entre os tendões dos músculos semitendíneo e semimembranáceo e posteriormente ao epicôndilo medial da tíbia. Esse acuponto é localizado com o joelho discretamente flexionado (apoiar o joelho com um coxim). Está localizado cerca de 1 cun proximalmente à extremidade da prega poplítea.

70 | Músculo Grácil

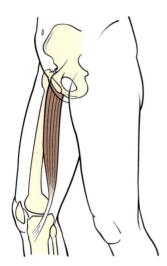

▶ **Figura 70.1** Músculo grácil.

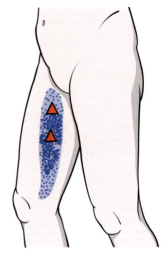

▶ **Figura 70.2** Músculo grácil, pontos-gatilho.

F-10

Localização: cerca de 3 cun diretamente inferior ao acuponto E-30 na margem lateral do músculo abdutor longo (E-30 está localizado na margem superior da sínfise púbica, 2 cun lateralmente à linha mediana anterior).

BP-11

Localização: 6 cun superiormente ao acuponto BP-10, lateralmente ao músculo sartório, em uma depressão entre esse músculo e o músculo vasto medial, em uma linha imaginária entre os acupontos BP-10 e BP-12.

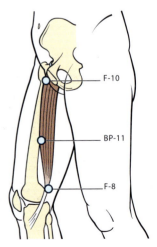

▶ **Figura 70.3** Acupontos F-8, F-10 e BP-11

71 Músculo Tensor da Fáscia Lata

Descrição do músculo

▶ **Figura 71.1**

Origem: crista ilíaca, próximo à espinha ilíaca superior anterior.

Inserção: trato iliotibial, no terço médio do fêmur; o trato estende-se para baixo em direção ao côndilo lateral da tíbia.

Inervação: nervo glúteo superior, da raiz nervosa L4 até L5.

Ação: flexão e abdução da coxa na articulação do quadril. Esse músculo faz parte do ligamento patelar acessório, que atua como reforço da articulação do joelho se o músculo quadríceps da coxa falhar. Também é um potente rotador medial da articulação do quadril.

Pontos-gatilho

Introdução: pontos-gatilho formam-se nessa área em resposta às insuficiências dos músculos que ligam a pelve e o trocanter maior do fêmur. Eles também são observados em pessoas com sintomas lombossacrais crônicos ou nos estágios iniciais de coxartrose.

Esses pontos-gatilho são confundidos, com frequência, com bursite trocantérica porque a irradiação da dor é semelhante.

Exame dos pontos-gatilho: com o paciente em decúbito lateral, a estimulação é bem-sucedida quando o músculo é palpado durante extensão, adução e rotação lateral.

Terapia dos pontos-gatilho: esses pontos-gatilho podem ser desativados sem intercorrências por agulhamento a seco ou anestesia local terapêutica porque não há risco de lesionar vasos ou nervos essenciais. O tratamento subsequente com alongamento é feito na mesma posição usada na estimulação. Podem existir outros pontos-gatilho no músculo quadrado do lombo ou nos músculos adutores da articulação do quadril e seu tratamento deve ser aventado.

Pontos-gatilho e áreas de projeção da dor

Esse ponto-gatilho (▶ **Figura 71.2**) está localizado próximo à origem do músculo, no terço proximal do ventre muscular. A dor se irradia caudalmente, ao longo do trocanter maior do fêmur para o terço médio do fêmur. Ocasionalmente também existem pontos-gatilho ao longo da fíbula até a face lateral do tornozelo. Nesse caso a irradiação da dor pode ser confundida com sintomas causados por neuropatia de L5.

71 | Músculo Tensor da Fáscia Lata

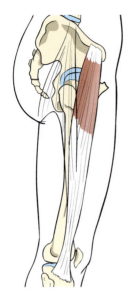

▶ **Figura 71.1** Músculo tensor da fáscia lata.

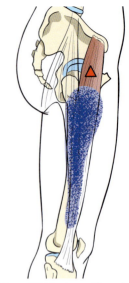

▶ **Figura 71.2** Pontos-gatilho e áreas de projeção da dor.

Importantes pontos de acupuntura

▶ **Figura 71.3**

VB-29

Localização: no ponto médio entre a espinha ilíaca superior anterior e o local mais proeminente do trocanter maior do fêmur. Esse ponto é localizado com a articulação do quadril flexionada.

VB-31

Localização: com o paciente em posição ortostática e o membro superior plenamente estendido e ao longo da lateral do corpo, esse ponto é localizado na coxa pela extremidade do dedo médio, aproximadamente na região da costura da calça comprida, 7 cun cranialmente à prega poplítea.

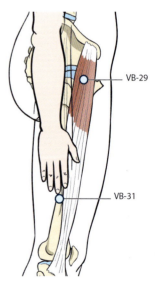

▶ **Figura 71.3** Acupontos VB-29 e VB-31.

72　Músculo Gastrocnêmio

Descrição do músculo

▶ **Figura 72.1**

Origem: côndilos medial e lateral do fêmur.

Inserção: partes superior e medial da tuberosidade do calcâneo.

Inervação: nervo tibial, a partir das raízes nervosas S1 a S2.

Ação: flexão potente das articulações do joelho e do tornozelo. Também faz supinação da articulação talocalcânea do tornozelo.

Pontos-gatilho

Introdução: os pontos-gatilho são encontrados frequentemente nos atletas e, também, em ciclistas devido à fixação do antepé no pedal. Os pacientes relatam sintomas crônicos de tensão do músculo da panturrilha. Pontos-gatilho latentes também podem causar espasmos dos músculos da panturrilha à noite.

Exame dos pontos-gatilho: respostas localizadas de fasciculação podem ser induzidas nas regiões de ponto-gatilho na parte proximal dos ventres do músculo gastrocnêmio.

Terapia dos pontos-gatilho: esses pontos-gatilho podem ser facilmente ativados por acupuntura convencional ou por agulhamento a seco e igualmente por anestesia local terapêutica. O tratamento é realizado com o paciente na posição abdominal.

Tratamento subsequente por *acutaping* é recomendado.

Alongamento pode ser realizado facilmente pelos próprios pacientes. Para conseguir o melhor efeito do alongamento nas cabeças do músculo gastrocnêmio, é importante assegurar-se de que o pé esteja em alinhamento sagital.

Pontos-gatilho e áreas de projeção da dor

▶ **Figura 72.2**

Ponto-gatilho 1: o ponto-gatilho 1 está localizado na cabeça medial do músculo gastrocnêmio, no terço proximal do seu ventre. Provoca a irradiação característica da dor ao longo da cabeça medial do músculo para baixo, até a planta do pé. Isso pode ser confundido com a dor provocada por esporão do calcâneo.

Ponto-gatilho 2: o ponto-gatilho 2 está localizado na cabeça medial do músculo gastrocnêmio, na fossa poplítea, e provoca irradiação localizada da dor.

Ponto-gatilho 3: o ponto-gatilho 3 está localizado na cabeça lateral do músculo gastrocnêmio, no terço de seu ventre, e provoca irradiação localizada da dor.

Ponto-gatilho 4: o ponto-gatilho 4 está localizado na cabeça lateral do músculo gastrocnêmio, no mesmo

72 | Músculo Gastrocnêmio

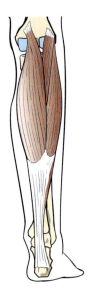

▶ **Figura 72.1** Músculo gastrocnêmio.

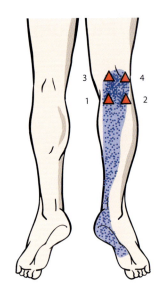

▶ **Figura 72.2** Pontos-gatilho e áreas de projeção da dor.

nível do ponto-gatilho 2, e provoca dor localizada na parte lateral da fossa poplítea.

Importantes pontos de acupuntura

▶ Figura 72.3

B-39

Localização: 1 cun lateralmente ao centro da fossa poplítea, medialmente ao tendão do músculo bíceps femoral.

B-40

Localização: no centro da fossa poplítea.

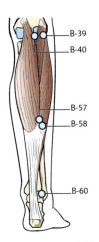

▶ **Figura 72.3** Acupontos B-39, B-40, B-57, B-58 e B-60.

B-57

Localização: no meio de uma linha imaginária entre os acupontos B-40 e B-60; 8 cun caudalmente ao acuponto B-40, em uma depressão entre os ventres do músculo gastrocnêmio.

B-58

Localização: 1 cun distal e lateralmente ao acuponto B-57, 7 cun superiormente ao acuponto B-60.

B-60

Localização: no meio de uma linha imaginária traçada entre a protrusão mais elevada do maléolo lateral e o tendão do calcâneo (tendão de Aquiles) (margem posterior).

73 Músculo Tibial Anterior

▶ Figura 73.1

Descrição do músculo

Origem: côndilo lateral da tíbia, metade lateral proximal da membrana interóssea do pé, fáscia crural profunda e septo intermuscular lateral da perna.

Inserção: superfícies medial e plantar do osso cuneiforme medial e também a base do primeiro osso metatarsal.

Inervação: nervo fibular profundo, desde a raiz nervosa L4 a L5 (músculo indicador do segmento L4 da medula espinal).

Ação: dorsiflexão do tornozelo, elevação da margem medial do pé (supinação).

Pontos-gatilho

Introdução: esses pontos-gatilho são ativados frequentemente por distorção do músculo, mas também por tensão durante corrida. Neste contexto, fratura fibular ou síndrome compartimental devem ser consideradas no diagnóstico diferencial.

Exame dos pontos-gatilho: a palpação desse músculo é fácil. De modo geral, os pontos-gatilho são estimulados facilmente por dorsiflexão e pronação simultânea.

Terapia dos pontos-gatilho: a acupuntura do ponto-gatilho sempre deve ser executada com a agulha direcionada em um ângulo de 45 graus para a margem lateral da tíbia para evitar dano às artéria e veia tibiais anteriores e ao nervo fibular profundo.

O tratamento subsequente inclui alongamento do músculo no sentido da provocação da dor.

Pontos-gatilho e áreas de projeção de dor

O principal ponto-gatilho (▶ Figura 73.2) está localizado no terço proximal do músculo tibial anterior. Provoca a irradiação característica da dor

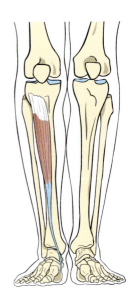

▶ Figura 73.1 Músculo tibial anterior.

73 | Músculo Tibial Anterior   293

ao longo do músculo com a maior intensidade sobre as articulações do tornozelo e a parte dorsal do hálux. O diagnóstico diferencial pode ser complicado por possível confusão desses sintomas com irritação do nervo fibular ou da raiz do nervo espinal L5.

Importantes pontos de acupuntura

▶ Figura 73.3

E-35

Localização: com o joelho discretamente flexionado, inferiormente à patela e lateralmente ao tendão patelar; o "olho lateral do joelho" (ou seja, os pontos abaixo dele, medial e lateralmente à patela).

O "olho lateral do joelho" corresponde ao acuponto E-35, enquanto o "olho medial do joelho" corresponde ao ponto extraordinário Xiyan EX-MI-5.

E-36

Localização: com o joelho ligeiramente flexionado, 3 cun inferiormente ao acuponto E-35, aproximadamente no nível do limite inferior da tuberosidade da tíbia, cerca de uma largura do dedo médio lateralmente à margem anterior da tíbia, no músculo tibial anterior.

E-37

Localização: 3 cun distalmente ao acuponto E-36 e a uma largura do dedo médio lateralmente à margem

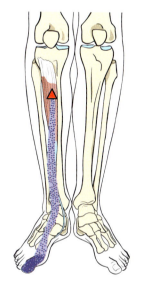

Figura 73.2 Músculo tibial anterior, ponto-gatilho.

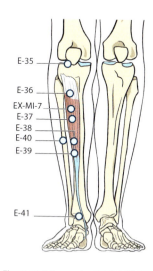

▶ **Figura 73.3** Acupontos E-35, E-36, E-37, E-38, E-39, E-40, E-41 e EX-MI-7.

anterior da tíbia, no músculo tibial anterior.

E-38

Localização: no ponto médio de uma linha imaginária conectando os acupontos E-35 e E-41, aproximadamente uma largura do dedo médio lateralmente à margem anterior da tíbia ou 2 cun caudalmente ao acuponto E-37.

E-39

Localização: 1 cun inferiormente ao acuponto E-38 e a uma largura do dedo médio lateralmente à margem anterior da tíbia.

E-40

Localização: uma largura do dedo médio lateralmente ao acuponto E-38.

E-41

Localização: no ponto médio anterior da linha imaginária que conecta o maléolo lateral e o maléolo medial, entre os tendões do músculo extensor longo do hálux e o músculo extensor longo dos dedos, sobre a parte superior da articulação do tornozelo.

EX-MI-7

Localização: no meridiano (canal de energia) do estômago, 2 cun distalmente ao acuponto E-36.

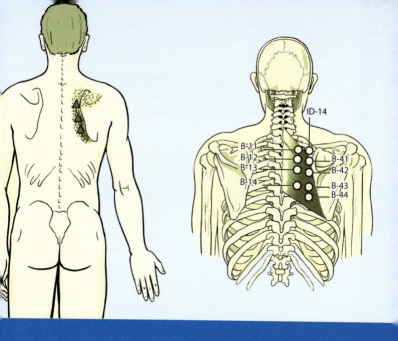

Parte 4

Apêndice

74 Localização dos Pontos de Acupuntura

Na China os pontos de acupuntura são localizados basicamente por meio de medidas proporcionais expressadas como **cun** [ts'un][1] **corporais**. Esta unidade de medida, cun, é subdividida em **fen**, ou seja, 1 cun é igual a 10 fen.

Em várias regiões do corpo, as medidas proporcionais são feitas em cun; por exemplo, a distância entre a prega do cotovelo e o punho é de 12 cun. Na região do antebraço, especificações em cun sempre são feitas de acordo com essas medidas proporcionais dadas como número total de cun. Por exemplo, uma distância de 4 cun a partir da prega dorsal do punho significa que o ponto está situado proximalmente à prega do punho a 1/3 da distância total entre a prega do cotovelo e o punho.

Essa orientação proporcional leva em consideração variações individuais nas proporções corporais. Isso é especialmente importante na região abdominal. Por exemplo, 1 cun cranialmente à sínfise púbica não significa que o acuponto (VC-3) é encontrado uma largura do polegar do paciente acima da sínfise púbica. Na verdade, a distância total entre o umbigo e a margem superior da sínfise púbica precisa ser subdividida em cinco seções iguais (p. ex., usando uma faixa de borracha graduada como uma fita métrica). O ponto a ser localizado é proximal a 1/5 da distância total entre o umbigo e a margem superior da sínfise púbica. Apenas se a orientação de acordo com as medidas proporcionais em **cun corporais** não for exequível, é utilizado o **cun do polegar** do paciente como unidade de medida.

---

[1]N.R.T.: Pronuncia-se *tsun*, em vez de *cun*, pois, em mandarim (*pinyin*), a letra <c> nessa palavra tem o som aproximado de [ts], não de [k].

74 | Localização dos Pontos de Acupuntura

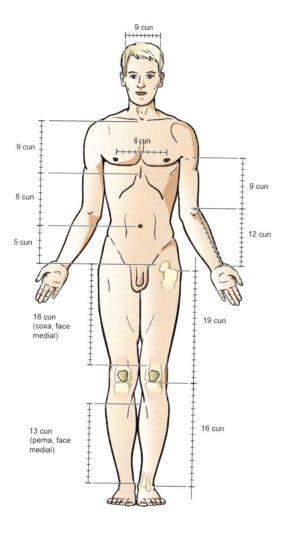

Medida proporcional baseada em cun corporal

Face

A distância entre os dois acupontos E-8 é de 9 cun.

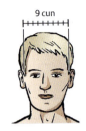

Tórax

A distância entre o manúbrio do esterno e a base do processo xifoide é de 9 cun. Todavia, a orientação na região torácica é baseada no espaço intercostal (EIC). A transição entre o manúbrio do esterno e o corpo do esterno é facilmente palpável na área da sincondrose esternal. A segunda costela está localizada lateralmente a essa transição. O segundo EIC está localizado caudalmente à segunda costela.

A distância entre os dois mamilos é de 8 cun.

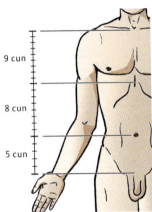

Abdome

A distância entre a base do processo xifoide e o umbigo é de 8 cun.

A distância entre o umbigo e a margem superior da sínfise púbica é de 5 cun.

Membro superior

A distância entre a prega do cotovelo e a prega superior da axila é de 9 cun.

A distância entre a prega do cotovelo e a prega palmar do punho é de 12 cun.

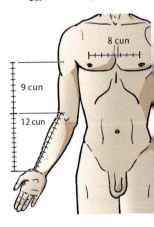

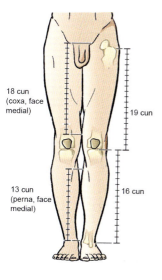

Membro inferior

Face lateral: a distância entre o ponto mais elevado do trocanter maior do fêmur e a margem inferior da patela é de 19 cun.

A distância entre a margem inferior da patela e o ponto mais elevado do maléolo lateral é de 16 cun.

Face medial: a distância entre a margem superior da sínfise púbica e a transição do corpo (diáfise) do fêmur e o epicôndilo medial é de 18 cun.

A distância entre a transição do corpo (diáfise) da tíbia para o côndilo medial da tíbia e o maléolo medial é de 13 cun.

Parte dorsal do corpo

A distância entre os processos mastoides é de 9 cun.

A distância entre a linha mediana dorsal (traçada através dos processos transversos das vértebras) e a margem medial da escápula na inserção da espinha da escápula é de 3 cun (no paciente com os braços ao longo da lateral do corpo).

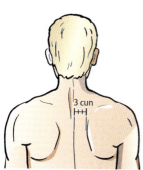

Parte lateral da cabeça

A distância entre o ponto médio da linha de implantação frontal do cabelo e o ponto médio da linha de implantação dorsal do cabelo é de 12 cun.

A distância entre o ponto médio da sobrancelha e a linha de implantação frontal do cabelo é de 3 cun.

A distância entre o processo espinhoso da sétima vértebra cervical (C VII) e a linha de implantação dorsal do cabelo é de 3 cun.

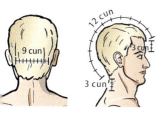

Medida proporcional baseada em cun do dedo da mão

A distância entre a prega palmar da articulação interfalângica proximal e a prega palmar da articulação interfalângica distal do dedo médio é de 1 cun.

A maior largura do polegar é de 1 cun.

Os dedos médio e indicador juntos medem 1,5 cun na região mais distal.

Os dedos médio, indicador e anular juntos medem 2 cun na região mais distal. Os dedos médio, indicador, anular e mínimo juntos medem 3 cun na área mais larga.

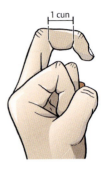
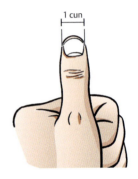
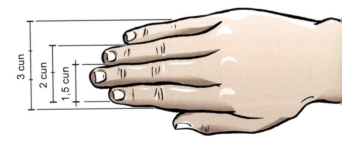

75 Referências Bibliográficas

Academy of Traditional Chinese Medicine. Essentials of Chinese Acupuncture. Beijing: Foreign Languages; 1980

Academy of Traditional Chinese edicine. An Outline of Chinese Acupuncture. Beijing: Foreign Languages; 1975

Amano M, Umeda G, Nakajima H, Yatsuki K. Characteristics of work actions of shoe manufacturing assembly line workers and a crosssectional factor-control study on occupational cervicobrachial disorders. Sangyo Igaku. 1988; 30(1):3–12

Andersen JH, Kaergaard A, Rasmussen K. Myofascial pain in different occupational groups with monotonous repetitive work (abstract). J Musculoskeletal Pain. 1995; 3(suppl 1):57

Bachmann G. Die Akupunktur—eine Ordnungstherapie. Vol 1. 3rd ed. Heidelberg: Haug; 1980

Bahr FR. Einführung in die wissenschaftliche Akupunktur. 6th ed. Braunschweig: Vieweg; 1995

Bahr RR, Reis A, Straube EM, et al. Skriptum für die Aufbaustufe aller Akupunkturverfahren. 4th ed. Deutsche Akademie für Akupunktur + Auriculomedizin e.V. München: Eigenverlag; 1993

Baker BA. The muscle trigger: evidence of overload injury. J Neurol Orthop Med Surg. 1986; 7(1):35–44

Basmajian JV. New views on muscular tone and relaxation. Can Med Assoc J. 1957; 77(3):203–205

Bergsmann O, Bergsmann R. Projektionssyndrome. Vienna: Facultas; 1988

Bergsmann O, Bergsmann R. Projektionssymptome. 4th ed. Vienna: Facultas; 1997

Bischko J. Einführung in die Akupunktur. Vol. 1. 3rd ed. Heidelberg: Haug; 1989

Bischko J. Akupunktur für mäßig Fortgeschrittene. Vol. 2. Heidelberg: Haug; 1985

Bischko J, ed. Weltkongress für wissenschaftliche Akupunktur. Kongreßband. Part 1. Vienna: 1983

Bischko J. Sonderformen der Akupunktur. Broschüre 21.4.0. aus dem Handbuch der Akupunktur und Aurikulotherapie. Heidelberg: Haug; 1981

Bogduk N, Jull G. Die Pathophysiolgie der akuten LWS-Blockierung. Manuelle Medizin. 1985; 23:77–81

Bolten W, Kempel-Waibel A, Pförringer W. Analyse der Krankheitskosten bei Rückenschmerzen. Medizinische Klinik. 1998; 93(6):388–393

Bossy J, Maurel JC, Godlewski G. [Macroscopic substratum of acupuncture points]. Bull Assoc Anat (Nancy). 1975; 59(165):357–362

Bucek R. Lehrbuch der Ohrakupunktur. Eine Synopsis der französischen, chinesischen und russischen Schulen. Heidelberg: Haug; 1994

Chen J, ed. Anatomical Atlas of Chinese Acupuncture Points. Jinan: Shandong Science and Technology; 1982

Chen Q, Bensamoun S, Basford JR, Thompson JM, An KN. Identification and quantification of myofascial taut bands with magnetic resonance elastography. Arch Phys Med Rehabil. 2007; 88(12):1658–1661

Chinese Traditional Medical College and Chinese Traditional Medical Research Institute of Shanghai. Anatomical Charts of the Acupuncture Points and 14 Meridians. Shanghai: People's Publishing House; 1976

Cho ZH, Hwang SC, Wong EK, et al. Neural substrates, experimental evidences and functional hypothesis of acupuncture mechanisms. Acta Neurol Scand. 2006; 113(6):370–377

DÄGfA. Akupunktur. Skripten Grundkurs I–III. 1995

Dejung B. [The treatment of "chronic strains."]. Schweiz Z Sportmed. 1988; 36(4):161–168

Dejung B, Gröbli C, Colla F, et al. Triggerpunkt-Therapie. 2nd ed. Bern: Hans Huber; 2006

Dommerholt J, Norris RN. Physical Therapy Management of the Instrumental Musician. In: Gallagher SP, ed. Physical Therapy for Performing Artists. Part II: Music and Dance. Philadelphia: Saunders; 1997

Dung HC. Anatomical features contributing to the formation of acupuncture points. Am J Acupunct. 1984; 12(2):139–143

Egle ET, Hoffmann SO, Nickel R. Psychoanalytisch orientierte Therapieverfahren bei Schmerz. In: Basler HD, et al, eds. Psychologische Schmerztherapie. 5th ed. Heidelberg: Springer; 2003

Elias J. Lehr- und Praxisbuch der Ohrakupunktur. Tenningen: Sommer; 1990

Ettlin TM, Kaeser HM. Muskelverspannungen: Ätiologie, Diagnostik und Therapie. Stuttgart: Thieme; 1998

Flows B. Der wirkungsvolle Akupunkturpunkt. Kötzting: VGM; 1993

Frick H, Leonhardt H, Starck D. Allgemeine Anatomie. Spezielle Anatomie I II. Taschenbuch der gesamten Anatomie. Vols. 1, 2. 3rd ed. Stuttgart: Thieme; 1987

Gerhard I. Die Ohrakupunktur. Technik und Einsatz in der Gynäkologie sowie Ergebnis bei Sterilitätsbehandlung. Erfahrungsheilkunde. 1990; 39:503–511

Gerhard I, Müller C. Akupunktur in der Gynäkologie und Geburtshilfe. In: Dittmer FW, Loch EG, Wiesenauer M eds. Naturheilverfahren in der Frauenheilkunde und Geburtshilfe. 3rd ed Stuttgart: Hippokrates; 2003

Gerhard I, Poostnek F. Möglichkeiten der Therapie durch Ohrakupunktur bei weiblicher Sterilität. Geburtshilfe Frauenheilkd. 1988; 48:154–171

Gleditsch JM. Reflexzonen und Somatotopien als Schlüssel zu einer Gesamtschau des Menschen. 3rd ed. Schorndorf WBV Biologisch-Medizinische Verlagsgesellschaft; 1988

Gongwang L, ed. Acupoints and Meridians. Beijing: Huaxia Publishing House; 1996

Gray H, et al. Gray's Anatomy. 41st ed Amsterdam: Elsevier; 2015

Grosjean B, Dejung B. [Achillodynia– an unsolvable problem?]. Schweiz Z Sportmed. 1990; 38 (1):17–24

Gunn CC. The Gunn Approach to the Treatment of Chronic Pain. New York: Churchill Livingstone; 1996

Hasenbring M. Biopsychosoziale Grundlagen der Chronifizierung. In: Zenz M, Jurna I, eds. Lehrbuch der Schmerztherapie. 2nd ed. Stuttgart: Wissenschaftliche Verlagsgesellschaft; 2001

Hecker HU. VISDAK, Visuell-didaktisches System – eine kombinierte Darstellung von Bild und Text auf dem Gebiet der Akupunktur und Naturheilkunde. Anmeldung Deutsches Patentamt München; 1997

Hecker HU, Liebchen K, eds. Aku- Taping. Akupunkturpunkte, viszerale und myofasziale Triggerpunkte. Stuttgart: Haug; 2012

Hecker HU, Steveling A, Peuker ET. Microsystems Acupuncture. The Complete Guide: Ear–Scalp–Mouth–Hand. Stuttgart: Thieme; 2005

Hecker HU, Steveling A, Peuker ET, Kasper J. Practice of Acupuncture. Point Location–Treatment Options–TCM Basics. Stuttgart: Thieme; 2004

Heine H. Anatomische Struktur der Akupunkturpunkte. Dtsch Z Akup. 1988; 31:26–30

Helms JM. Acupuncture for the management of primary dysmenorrhea. Obstet Gynecol. 1987; 69(1):51–56

Hides JA, Jull GA, Richardson CA. Long-term effects of specific stabilizing exercises for first-episode low back pain. Spine. 2001; 26(11):E243–E248

Hinkelthein E, Zalpour C. Diagnose-und Therapiekonzepte in der Osteopathie. Heidelberg: Springer; 2005

Hirayama J, Takahashi Y, Nakajima Y, Takahashi K, Yamagata M, Moriya H. Effects of electrical stimulation of the sciatic nerve on background electromyography and static stretch reflex activity of the trunk muscles in rats: possible implications of neuronal mechanisms in the development of sciatic scoliosis. Spine. 2001; 26(6):602–609

Hubbard DR, Berkoff GM. Myofascial trigger points show spontaneous needle EMG activity. Spine. 1993; 18(13):1803–1807

Hünting W, Läubli T, Grandjean E. Postural and visual loads at VDT workplaces. I. Constrained postures. Ergonomics. 1981; 24(12):917–931

International Anatomical Nomenclature Committee. Nomina anatomica. 6th ed. Edinburgh: Churchill Livingstone; 1989

Janda V. Manuelle Muskelfunktionsdiagnostik. 3rd ed. Munich: Elsevier; 2000

Jull G, Barrett C, Magee R, Ho P. Further clinical clarification of the muscle dysfunction in cervical headache. Cephalalgia. 1999; 19(3):179–185

Junghanns KH. Akupunktur in der Geburtshilfe und Frauenheilkunde—ein Naturheilverfahren als "sanfte Alternative." Erfahrungsheilkunde. 1993; 3:114–123

Junghanns KH. Akupunktur in der Geburtshilfe und Gynäkologie Bereicherung der Therapiemöglichkeiten. Therapiewoche. 1992; 43(50):2715–2720

Junghanns KH. Akupunktur in der Geburtshilfe—Behandlungsmöglichkeiten am Beispiel der Ohrakupunktur. Gyn. Praktische Gynäkologie 1997;434–450

Kampik G. Propädeutik der Akupunktur. 4th ed. Stuttgart: Hippokrates; 2000

75 | Referências Bibliográficas

Kantoner militärsan. Einheit. Zhen Jiu Xue Wei Gua Tu Shuo Mind. Volksgesundheitsverlag der VR China

Kapandji IA. Funktionelle Anatomie der Gelenke. 4th ed. Stuttgart: Thieme; 2006

Kawakita K, Shinbara H, Imai K, Fukuda F, Yano T, Kuriyama K. How do acupuncture and moxibustion act? Focusing on the progress in Japanese acupuncture research. J Pharmacol Sci. 2006; 100(5):443–459

Kendall F, Kendall E. Muskeln, Funktion und Test. 2nd ed. Stuttgart: G. Fischer; 1988

Kendall F, Kendall E. Muscles, Testing and Function. 3rd ed. Baltimore: Williams & Wilkins; 1983

Kikaldy-Willis WH. Managing Low Back Pain. New York: Churchill Livingstone; 1988

Kitzinger E. Der Akupunktur- Punkt. 2nd ed. Vienna: Maudrich; 1995

König G, Wancura L. Neue chinesische Akupunktur. 6th ed. Vienna: Maudrich; 1996

König G, Wancura L. Einführung in die chinesische Ohrakupunktur. 9th ed. Heidelberg: Haug; 1989

König G, Wancura L. Praxis und Theorie der Neuen chinesischen Akupunktur. Vol. 1, 2. Vienna: Maudrich; 1979/1983

Kropej H. Systematik der Ohrakupunktur. 7th ed. Heidelberg: Haug; 1997

Kuan TS, Hong CZ, Chen JT, Chen SM, Chien CH. The spinal cord connections of the myofascial trigger spots. Eur J Pain. 2007; 11(6):624–634

Kubiena G, Meng A. Die neuen Extrapunkte in der chinesischen Akupunktur. Vienna: Maudrich; 1994

Kubiena G, Meng A, Petricek E, et al. Handbuch der Akupunktur—der traditionell chinesische und der moderne Weg. Vienna: Orac; 1991

Lang J. Klinische Anatomie des Kopfes. Berlin: Springer; 1981

Lange G. Akupunktur in der Ohrmuschel. Diagnostik und Therapie. Schorndorf: WBV Biologisch-Medizinische Verlagsgesellschaft; 1985

Langevin HM, Churchill DL, Wu J, et al. Evidence of connective tissue involvement in acupuncture. FASEB J. 2002; 16(8):872–874

Lanz TV, Wachsmuth W. Praktische Anatomie. Ein Lehr- und Hilfsbuch der anatomischen Grundlagen ärztlichen Handelns. Berlin: Springer; 1993–1996

Lin TY, Teixeira MJ, et al. Workrelated Musculo-skeletal Disorders. In: Fischer AA, ed. Myo-fascial Pain, Update in Diagnosis and Treatment. Philadelphia: Saunders; 1997

Maciocia G. The Foundations of Chinese Medicine. New York: Churchill Livingstone; 1989

Marx HG. Medikamentfreie Entgiftung von Suchtkranken—Bericht über den Einsatz der Akupunktur. Suchtgefahren. 1984; 30

Maurer-Groeli YA. Weichteilrheumatismus bei Depression. Akt Rheumatol 1978; 3:123–128

McNulty WH, Gevirtz RN, Hubbard DR, Berkoff GM. Needle electromyographic evaluation of trigger point response to a psychological stressor. Psychophysiology. 1994; 31(3):313–316

75 | Referências Bibliográficas

Mense S. Pathophysiologie der Muskelverspannungen. In: Ettlin TM, Kaeser HE, eds. Muskelverspannungen. Stuttgart: Thieme; 1998

Mense S, Simons DG, Russell IJ. Muscle Pain. Understanding its Nature, Diagnosis and Treatment. Philadelphia: Lippincott Williams & Wilkins; 2001

Middlekauff HR. Acupuncture in the treatment of heart failure. Cardiol Rev. 2004; 12(3):171–173

Müller-Ehrenberg H, Licht G. Diagnostik und Therapie von myofaszialen Schmerzsyndromen mittels der fokussierten stosswelle ESWT. MOT. 2005; 5:75–78

Nogier PM. Lehrbuch der Aurikulotherapie. Saint-Ruffine: Maisonneuve; 1969

Nogier R. Auriculotherapy. Stuttgart: Thieme: 2008

Ogata A, Sugenoya J, Nishimura N, Matsumoto T. Low and high frequency acupuncture stimulation inhibits mental stress-induced sweating in humans via different mechanisms. Auton Neurosci. 2005; 118(1–2):93–101

O'Sullivan PB, Phyty GD, Twomey LT, Allison GT. Evaluation of specific stabilizing exercise in the treatment of chronic low back pain with radiologic diagnosis of spondylolysis or spondylolisthesis. Spine. 1997; 22(24):2959–2967

Paoletti S. Faszien. Munich: Urban & Fischer; 2001

Petricek E, Zeitler H. Neue systematische Ordnung der NeuPunkte. Heidelberg: Haug; 1976

Peuker E, Cummings M. Anatomy for the acupuncturist—facts and fiction; 1: The head and neck region. Acupunct Med 2003; 21: 2–8; 2: The chest, abdomen, and back. Acupunct Med 2003; 21: 72–9; 3: Upper and lower extremity. Acupunct Med. 2003; 21:122–132

Peuker ET, Filler TJ. The innervation of the external ear. Clin Anat. 2001:14

Peuker ET, Filler TJ. Forensische Aspekte der Akupunktur – Eine Übersicht vor dem Hintergrund anatomischer Grundlagen. Ärztezeitschrift für Naturheilverfahren. 1997; 38:833–842

Peuker ET, Filler TJ. The need for practical courses in anatomy for acupuncturists. FACT. 1997; 2(4):194

Plummer JP. Anatomical findings at acupuncture loci. Am J Chin Med. 1980; 8(1–2):170–180

Pongratz DE, Späth M. Morphologic aspects of muscle pain syndromes—a critical review. Phys Med Rehabil Clin N Am. 1997; 8(1):55–68

Pöntinen PJ, Gleditsch J, Pothmann R. Triggerpunkte und Triggermechanismen. 3rd ed. Stuttgart: Hippokrates; 2005

Pothmann R, ed. Akupunktur-Repetitorium. 3rd ed. Stuttgart: Hippokrates; 1997

Rampes H, Peuker ET. Adverse effects of acupuncture. In: Ernst E, White A, eds. Acupuncture: a Scientific Appraisal. Woburn, MA: Butterworth-Heinemann; 1999

Raspe H, Kohlmann T. Die aktuelle Rückenschmerzentherapie. In: Pfingsten M, Hildebrandt J, eds. Chronischer Rückenschmerz. Bern: Huber; 1998

75 | Referências Bibliográficas

Raspe H, Kohlmann T. Kreuzschmerzen (3): Rückenschmerzen— eine Epidemie unserer Tage? Dtsch Arztebl. 1993; 90(44):2165–2172

Rauber A, Kopsch F. In: von H. Leonhardt, B. Tillmann, G. Töndury, et al, eds. Anatomie des Menschen. Lehrbuch und Atlas. 20th ed. Stuttgart: Thieme; 1987

Richardson C, Jull G, et al. Therapeutic Exercise for Spinal Segmental Stabilization in Low Back Pain: Scientific Basis and Clinical Approach. London: Churchill Livingstone; 1999

Richter K, Becke H. Akupunktur. Tradition, Theorie, Praxis. 2nd ed. Berlin: Ullstein-Mosby; 1995

Richter P, Hebgen E. Trigger Points and Muscle Chains in Osteopathy. Stuttgart: Thieme; 2008

Rohen J. Funktionelle Anatomie des Menschen. 5th ed. Stuttgart: Schattauer; 1987

Rohen J. Funktionelle Anatomie des Nervensystems. 4th ed. Stuttgart: Schattauer; 1985

Rohen J. Topographische Anatomie. 10th ed. Stuttgart: Schattauer; 2000

Rosen NB. Myofascial pain: the great mimicker and potentiator of other diseases in the performing artist. Md Med J. 1993; 42(3):261–266

Rubach A. Principles of Ear Acupuncture. Stuttgart: Thieme; 2016

Schmidt H. Konstitutionelle Akupunkturpunkte. Stuttgart: Hippokrates; 1988

Schnorrenberger CC. Die topographisch-anatomischen Grundlagen der chinesischen Akupunktur und Ohrakupunktur. 6th ed. Stuttgart: Hippokrates; 1994

Schnorrenberger CC. Lehrbuch der chinesischen Medizin für westliche Ärzte. Die theoretischen Grundlagen der chinesischen Akupunktur und Arzneiverordnung. 3rd ed. Stuttgart: Hippokrates; 1985

Schwind P. Faszien- und Membrantechnik. Munich: Urban & Fischer; 2003

Shah JP, Danoff JV, Desai MJ, et al. Biochemicals associated with pain and inflammation are elevated in sites near to and remote from active myofascial trigger points. Arch Phys Med Rehabil. 2008; 89(1):16–23

Shah JP, Phillips TM, Danoff JV, Gerber LH. An in vivo microanalytical technique for measuring the local biochemical milieu of human skeletal muscle. J Appl Physiol (1985). 2005; 99(5):1977–1984

Sikdar S, Shah JP, Gilliams E, Gebreab T, Gerber LH. Assessment of myofascial trigger points (MTrPs): a new application of ultrasound imaging and vibration sonoelastography. Conf Proc IEEE Eng Med Biol Soc. 2008; 2008:5585–5588

Silverstein BA. The prevalence of upper extremity cumulative trauma disorders in industry. Ann Arbor: University of Michigan; 1985

Simons DG, Travell JG, Simons LS. Myofascial pain and dysfunction. Baltimore: Williams & Wilkins; 1999

Sobotta J, Becher H. Atlas der Anatomie des Menschen. Vol. 2. In: Ferner von H, Staubesand J, eds. Brust, Bauch, Becken, untere Extremität. 19th ed. Munich: Urban & Schwarzenberg; 1988

State Standard of the People's Republic of China. The Location of Acupoints. Beijing (VR China): Foreign Languages; 1990

75 | Referências Bibliográficas

Strauß K, ed. Akupunktur in der Suchtmedizin. 2nd ed. Stuttgart: Hippokrates; 1999

Strittmatter B. Ear Acupuncture. A Precise Pocket Atlas Based on the Works of Nogier/Bahr. 2nd ed. Stuttgart: Thieme; 2011

Stux G, Stiller N, Pomeranz B. Akupunktur—Lehrbuch und Atlas. 6th ed. Berlin: Springer; 2003

Taylor LS, Porter BC, Rubens DJ, Parker KJ. Three-dimensional sonoelastography: principles and practices. Phys Med Biol. 2000; 45 (6):1477–1494

Thali A, et al. Die Rolle psychosozialer Faktoren bei protrahierten und invalidisierenden Verläufen nach Traumatisierungen im unteren Wirbelsäulenbereich. Bellikon: Suva-Klinik; 1993

Tillmann B. Farbatlas der Anatomie. Stuttgart: Thieme; 1997

Tittel K. Beschreibende und funktionelle Anatomie des Menschen. 14th ed. Stuttgart: G. Fischer; 2003

Töndury G. Angewandte und topographische Anatomie. 5th ed. Stuttgart: Thieme; 1981

Travell JG, Simons DG. Myofascial Pain and Dysfunction. Vol. 1, 2. Baltimore: Williams & Wilkins; 1992

Turo D, Otto P, Shah JP, et al. Ultrasonic tissue characterization of the upper trapezius muscle in patients with myofascial pain syndrome. Conf Proc IEEE Eng Med Biol Soc. 2012; 2012:4386–4389

Überall MA, et al. DGS-Praxisleitlinie Tumorbedingte Durchbruchschmerzen. www.dgspraxisleitlinien. de

Umlauf R. Zu den wissenschaftlichen Grundlagen der Aurikulotherapie. Dtsch Z Akup. 1989; 3:59–65

Van Nghi N. Pathogenese und Pathologie der Energetik in der chinesischen Medizin. Vol. 1, 2. Uelzen: Medizinisch-Literarische Verlagsgesellschaft mbH; 1989/90

Walsh EG. Muscles, Masses and Motion—The Physiology of Normality, Hypotonicity, Spasticity and Rigidity. Oxford: McKeith Press, Blackwell; 1992

Webster BS, Snook SH. The cost of 1989 workers' compensation low back pain claims. Spine. 1994; 19 (10):1111–1115, discussion 1116

Xinnong C. Chinese Acupuncture and Moxibustion. 3rd ed. Foreign Languages Press; 2009

Yelin EH, Felts WR. A summary of the impact of musculoskeletal conditions in the United States. Arthritis Rheum. 1990; 33(5):750–755

76 Créditos das Ilustrações

As Figuras 2.1, 2.2, 3.1, 3.2, 4.1, 4.2, 5.1, 5.2, 6.1, 6.2, 7.1, 7.2, 7.3, 8.1, 8.2, 8.3, 9.1, 9.2, 9.3, 10.1, 10.2, 11.1, 11.2, 12.1, 12.2, 12.3, 13.1, 13.2, 14.1, 15.1 e 15.2 foram reproduzidas de Steveling A, Hecker HU, Peuker ET. Repetitorium Akupunktur. Stuttgart: Hippokrates; 2010.

A Figura 39.1 foi reproduzida de Richter P, Hebgen E. Triggerpunkte und Muskelfunktionsketten. 3rd ed. Stuttgart: Haug; 2011, p. 136.

A Figura 39.2 foi reproduzida de Agarwal K, ed. Ganzheitliche Schmerztherapie. Stuttgart: Haug; 2013, p. 104 (© Dr. med. Elmar T. Peuker, Münster, Germany).

A Figura 39.3 foi reproduzida de Dejung B. Triggerpunkt-Therapie. 3rd ed. Bern: Huber; 2009.

As Figuras 39.4 e 39.5 foram reproduzidas de Gautschi R. Manuelle Triggerpunkt-Therapie. 2nd ed. Stuttgart: Thieme; 2013.

A Figura 39.6 foi reproduzida de Hecker HU, Liebchen K, eds. Aku-Taping. Stuttgart: Haug; 2012, p. 30, Fig. 2.5.

Todas as demais ilustrações foram reproduzidas de Hecker HU, Steveling A, Peuker ET, Kastner J, Liebchen K. Taschenlehrbuch der Akupunktur. 3rd ed. Stuttgart: Hippokrates; 2007.

Índice por Pontos Sistêmicos

B

B-2 Zanzhu, 41
B-10 Tianzhu, 42, 192, 195, 203
B-11 Dazhu, 43, 205, 228
B-12, 205, 229
B-13 Feishu, 44, 206, 229
B-14 Jueyinshu, 45, 206, 229
B-15 Xinshu, 45, 206
B-16, 206
B-17 Geshu, 45, 206
B-18 Ganshu, 46, 206
B-19 Danshu, 47
B-20 Pishu, 47
B-21 Weishu, 47
B-23 Shenshu, 48, 261
B-25 Dachangshu, 49
B-27 Xiaochangshu, 49, 264
B-28 Pangguangshu, 50, 265
B-29, 265
B-30, 265
B-36 Chengfu, 50, 265, 283
B-37, 283
B-38, 284
B-39, 284, 290
B-40 Weizhong, 51, 284, 290
B-41, 229
B-42, 229
B-43 Gaohuang, 51, 206, 229
B-44, 229
B-51, 261
B-52, 261
B-53, 265, 268, 270
B-54 Zhibian, 52, 265, 268, 270, 273
B-57 Chengshan, 53, 291
B-58, 291
B-60 Kunlun, 54, 291
B-62 Shenmai, 54
B-67 Zhiyin, 55
BP-3 Taibai, 27
BP-4 Gongsun, 27
BP-6 Sanyinjiao, 28
BP-9 Yinlingquan, 29
BP-10 Xuehai, 29, 280
BP-11, 280, 286
BP-15, 254
BP-18, 222
BP-19, 222, 226
BP-20, 222, 226

C

C-3 Shaohai, 31, 247, 251
C-4, 251
C-5 Tongli, 32, 251
C-7 Shenmen, 32, 251

E

E-2 Sibai, 18
E-5, 185
E-6 Jiache, 18, 185
E-7 Xiaguan, 19, 180, 185, 188
E-8 Touwei, 20, 180
E-9, 199, 213
E-10, 199, 214
E-11, 199, 217
E-12, 200, 214, 218
E-13, 200, 218, 222
E-14, 200, 222
E-15, 222, 226
E-16, 222, 226
E-17, 200, 222, 226
E-18, 222
E-25 Tianshu, 21, 254
E-31, 278
E-32, 279
E-33, 279
E-34 Liangqiu, 21, 280
E-35 Dubi, 21, 280, 293
E-36 Zusanli, 22, 293
E-37, 293
E-38 Tiaokou, 23, 294

Índice por Pontos Sistêmicos

E-39, 294
E-40 Fenglong, 23, 294
E-41 Jiexi, 24, 294
E-44 Neiting, 24
EX-CP-1 Sishencong, 96
EX-CP-3 Yintang, 96
EX-CP-4 Yuyao, 97
EX-CP-5 Taiyang, 97, 180
EX-CP-15 Jingbailao, 98
EX-D-1 Dingchuan, 98
EX-D-2 Huatuojiaji, 99
EX-D-6, 268
EX-D-7, 268
EX-D-8 Shiqizhui, 100
EX-MI-1 Kuangu, 280
EX-MI-2 Heding, 101, 281
EX-MI-3 Baichonwo, 281
EX-MI-4 Neixiyan, 102, 281
EX-MI-5 Xiyan, 102
EX-MI-7 Lanweixue, 103, 294
EX-MS-8 Wailaogong, 100
EX-MS-9 Baxie, 101
EX-MI-10 Bafeng, 103

F

F-2 Xingjian, 80
F-3 Taichong, 81
F-8, 285
F-10, 286
F-13 Zhangmen, 81, 254
F-14 Qimen, 82, 254

I

ID-3 Houxi, 35
ID-8 Xiaohai, 36
ID-10, 235
ID-11 Tianzong, 37, 235
ID-12 Bingfeng, 37, 231
ID-13, 231
ID-14 Jianwaishu, 38, 206, 209, 228
ID-15, 206, 209
ID-16, 198, 213
ID-17, 198
ID-18 Quanliao, 38, 185

ID-19 Tinggong, 38
IG-1 Shangyang, 10
IG-4 Hegu, 11
IG-8, 239, 242, 244
IG-9, 239, 242, 245
IG-10 Shousanli, 13, 239, 242, 245
IG-11 Quchi, 13, 240, 242, 245
IG-12, 243
IG-14 Binao, 14
IG-15 Jianyu, 14
IG-17, 213
IG-18, 213
IG-20 Yingxiang, 16

P

P-1 Zhongfu, 5, 216, 221, 225
P-2, 217
P-5 Chize, 6, 250
P-7 Lieque, 7, 250
P-9 Taiyuan, 8
P-11 Shaoshang, 9
PC-3 Quze, 60, 247, 251
PC-6 Neiguan, 61, 251
PC-7 Daling, 62, 251

R

R-3 Taixi, 56
R-6 Zhaohai, 57
R-7 Fuliu, 58
R-22, 222
R-23, 222
R-24, 222
R-25, 222
R-26, 222
R-27 Shufu, 59, 218, 222

T

TA-3 Zhongzhu, 64
TA-4 Yangchi, 64, 245
TA-5 Waiguan, 65, 246
TA-6, 246
TA-8, 246
TA-9, 246
TA-14 Jianliao, 66

Índice por Pontos Sistêmicos

TA-15 Tianliao, 67, 206
TA-17 Yifeng, 68
TA-21 Ermen, 68
TA-22, 180

V

VB-2 Tinghui, 71
VB-8 Shuaigu, 72, 180
VB-14 Yangbai, 72
VB-20 Fengchi, 73, 192, 194, 205
VB-21 Jianjing, 75, 206
VB-25, 254
VB-29, 288
VB-30 Huantiao, 76, 265, 268, 271, 273
VB-31, 288
VB-34 Yanglingquan, 76
VB-39 Xuanzhong, 77
VB-41 Zulinqi, 78

VC-2, 254
VC-3 Zhongji, 83, 254
VC-4 Guanyuan, 84, 254
VC-6 Qihai, 85, 254
VC-8 Shenque, 85
VC-12 Zhongwan, 86, 254
VC-14, 254
VC-15, 254
VC-17 Shanzhong, 86
VC-22 Tiantu, 87
VC-24 Chengjiang, 88
VG-4 Mingmen, 89
VG-14 Dazhui, 91, 195, 205
VG-15 Yamen, 92, 205
VG-16 Fengfu, 92, 205
VG-20 Baihui, 93
VG-26 Shuigou, 93

Índice por Pontos de Acupuntura Auricular

A

ACTH, ponto, 127
Alergia, ponto da, 144, 148
Amígdala, ponto da, 116
Analgesia
- para dor de dente, ponto de, 115
- para extração de dente, ponto de, 115
Análogo
- à nicotina, ponto, 123
- ao Valium®, ponto, 122
Ansiedade e preocupação, zona da, 118
Antiagressividade, ponto, 118, 127
Antidepressivo, ponto, 118, 133
Ânus (externo), ponto do, 146
Ânus, zona do, 157
Apêndice, zona do, 151, 157
Ápice
- da orelha, ponto, 144
- do trago, ponto do, 120
Articulação
- do joelho, ponto da, 142
- temporomandibular, ponto da, 131
Ascite, ponto da, 154
Asma, ponto da, 129
Assoalho da boca, ponto do, 115
Autônomo, ponto, 142

B

Baço, zona do, 154, 158
Bexiga urinária, zona da, 152, 158
Bifurcação, ponto da, 144
Boca, zona da, 151
Bochecha, zona da, 116
Brônquios, zona dos, 154, 156

C

C I/II, ponto, 137
C II/III, ponto, 137
C V/VI, ponto, 138
C VI/VII, ponto, 138
C VII/T I, ponto, 137
Cárdia, zona da, 151
Céu da boca, ponto do, 115
Cinetose/náuseas, ponto de, 131, 160
Clima, ponto do, 146
Cóccix, ponto do, 149
Coração, zona do, 154, 156

D

Desejo, ponto do, 133, 160
Diafragma, ponto, 144
Dispneia, ponto da, 143
Duodeno, zona do, 151, 157

E

Endócrina, zona, 125
Esôfago, zona do, 151, 156
Estômago, zona do, 151, 157
Estrogênio, ponto do, 150

F

Fígado, zona do, 153, 157
Fossa pós-antítrago, 131, 160
Fronte, ponto da, 129, 134
Frustração, ponto da, 122

G

Garganta
- ponto da, 122
- zona da, 156
Glândula
- hipófise, ponto da, 129, 133
- parótida, ponto da, 129
- pineal, ponto da, 123
- suprarrenal, ponto da, 120
Gonadotrófico, ponto, 125, 127

Índice por Pontos de Acupuntura Auricular

H

Hemorroida, ponto da, 149

I

Interferona, ponto da, 122
Intestino
- delgado, zona do, 151, 157
- grosso, zona do, 151, 157

J

Jerome, ponto de, 131, 160

L

Laringe/faringe, ponto da, 120
Lateralidade, ponto da, 122
Língua, ponto da, 115

M

Mandíbula, ponto da, 115
Maravilhoso, ponto, 140
Maxila, ponto da, 115

N

Nariz
- externo, ponto do, 120
- interno, ponto do, 120
Neurovegetativo, ponto
- I, 142
- II, 125, 127, 133

O

Occipício, ponto do, 131, 160
Olho, ponto do, 115, 119, 125
Omega, ponto(s), 108
- 1, 140, 146, 162
- 2, 146
- linha dos, 161
- principal, 117, 118, 162
Opressão, ponto da, 148
Orelha interna, ponto da, 116
Órgãos genitais externos, ponto
dos, 144, 146

Osso

- frontal, ponto do, 134
- temporal, ponto do, 133
Ovário, ponto do, 125, 150

P

Palato
- inferior, ponto do, 115
- superior, ponto do, 115
Pâncreas, zona do, 153, 158
Parênquima renal, zona do, 149
Pelve, ponto da, 142
Plexo
- broncopulmonar, 140
- cardíaco, 140
- hipogástrico, 140
- solar, 140
- urogenital, 140
Portal divino, ponto do, 142
Progesterona, ponto da, 149
Próstata
- ponto da, 149
- zona da, 153
Pulmão, zona do, 154, 156

Q

Quadril, ponto do, 143

R

R, ponto, 146
Relaxamento, ponto de, 131, 160
Renina/angiotensina, ponto de, 149
Reto, zona do, 157
Rim, zona do, 153, 158

S

Seio maxilar, ponto do, 119
Shenmen, ponto, 142
Simpático, ponto, 142
Solar, ponto, 130, 133
Substância cinzenta, ponto
da, 125, 127, 129

T

T I/II, ponto, 138
T IV, ponto, 138
T V, ponto, 138
T VI, ponto, 137
T XII, ponto, 137
T XII/L I, ponto, 137
Tálamo, ponto do, 129, 133
Testículo, ponto do, 150
Tranquilizante, ponto, 122
Traqueia, zona da, 154, 156
Trigêmeo, zona do, 118
Triplo aquecedor, zona do, 154
Tristeza e alegria, zona da, 119
TSH, ponto, 127

U

Ureter, zona do, 153, 158
Uretra
- ponto, 144
- zona da, 158
Útero, ponto do, 143, 149

V

Vesícula biliar, zona da, 153, 157
Vertigem, linha de, 133, 162

Z

Zero, ponto, 148

Índice por Pontos-Gatilho

E

Escaleno anterior, músculo, 196
Escaleno médio, músculo, 196
Escaleno posterior, músculo, 196
Esplênio da cabeça, músculo, 193
Esternocleidomastóideo, músculo, 211
- ponto-gatilho 1, 212
- ponto-gatilho 2, 212
- ponto-gatilho 3, 213
- ponto-gatilho 4, 212
Extensor dos dedos da mão,
    músculo, 244
- ponto-gatilho 1, 244
- ponto-gatilho 2, 244
Extensor radial longo do carpo,
    músculo, 241
- ponto-gatilho 1, 241

F

Flexor superficial dos dedos,
    músculo, 249

G

Gastrocnêmio, músculo, 289
- ponto-gatilho 1, 289
- ponto-gatilho 2, 289
- ponto-gatilho 3, 289
- ponto-gatilho 4, 289
Glúteo máximo, músculo, 263
- ponto-gatilho 1, 263
- ponto-gatilho 2, 263
- ponto-gatilho 3, 263
Glúteo médio, músculo, 266
- ponto-gatilho 1, 266
- ponto-gatilho 2, 266
- ponto-gatilho 3, 266
Glúteo mínimo, músculo, 269
Grácil, músculo, 285

I

Ilíaco, músculo, 255
Infraespinal, músculo, 233
- ponto-gatilho 1, 233
- ponto-gatilho 2, 233
- ponto-gatilho 3, 233
Isquiotibiais, músculos, 282

L

Levantador da escápula, músculo, 208
- ponto-gatilho 1, 208
- ponto-gatilho 2, 208

M

Masseter, músculo, 183
- ponto-gatilho 1, 184
- ponto-gatilho 2, 184
- ponto-gatilho 3, 184
- ponto-gatilho 4, 184
- ponto-gatilho 5, 184
- ponto-gatilho 6, 184
- ponto-gatilho 7, 184

O

Oblíquo externo do abdome,
    músculo, 252
- ponto-gatilho 1, 253
- ponto-gatilho 2, 253

P

Peitoral maior, músculo, 219
- ponto-gatilho 1, 220
- ponto-gatilho 2, 220
- ponto-gatilho 3, 220, 221
- ponto-gatilho 4, 220
- ponto-gatilho 5, 220
- ponto-gatilho 6, 221
- ponto-gatilho 7, 221

Índice por Pontos-Gatilho

Peitoral menor, músculo, 224
- ponto-gatilho 1, 225
- ponto-gatilho 2, 225
Pescoço, músculos curtos do, 190
Piriforme, músculo, 272
Pronador redondo, músculo, 247
- ponto-gatilho 1, 247
Psoas, músculo, 258
Pterigóideo lateral, músculo, 187
- ponto-gatilho 1, 188
- ponto-gatilho 2, 188

Q

Quadrado do lombo, músculo, 259
- ponto-gatilho 1, 260
- ponto-gatilho 2, 260
- ponto-gatilho 3, 260
- ponto-gatilho 4, 260
Quadríceps femoral, músculo, 274

R

Reto femoral, músculo, 275
Romboides maior e menor, músculos, 227
- ponto-gatilho 1, 228
- ponto-gatilho 2, 228
- ponto-gatilho 3, 228

S

Subclávio, músculo, 216
- ponto-gatilho 1, 216

Subescapular, músculo, 236
- ponto-gatilho 1, 236
- ponto-gatilho 2, 236
- ponto-gatilho 3, 236
Supinador, músculo, 238
Supraespinal, músculo, 230
- ponto-gatilho 1, 230
- ponto-gatilho 2, 230

T

Temporal, músculo, 177
- ponto-gatilho 1, 178
- ponto-gatilho 2, 178
- ponto-gatilho 3, 178
- ponto-gatilho 4, 178
Tensor da fáscia lata, músculo, 287
Tibial anterior, músculo, 292
Trapézio, músculo, 201
- ponto-gatilho 1, 203
- ponto-gatilho 2, 203
- ponto-gatilho 3, 203
- ponto-gatilho 4, 203
- ponto-gatilho 5, 203
- ponto-gatilho 6, 203

V

Vasto intermédio, músculo, 275
Vasto lateral, músculo, 277
Vasto medial, músculo, 276

Índice Geral

A

Abdome, 298
Abstinência, 33, 154
Acne, 12
Alergias, 48, 73, 125, 131, 137, 144, 146, 148
Amenorreia, 84
Angina de peito, 45, 60, 146, 253
Anosmia, 16
Ansiedade, 32, 33, 62, 93, 118, 148
Apendicite, 103
Apresentação pélvica na gravidez, 100
Articulação temporomandibular, 71, 131, 184
Artralgia no punho, 8
Artrite reumatoide, 137
Asma, 48, 59, 87, 129
Ataques de pânico, 60

B

Bronquite, 5, 6, 8, 129
Bruxismo, 18, 183, 186
Bulimia, 127

C

Cefalalgia, 8, 20, 42, 44, 54, 55, 65, 67
Cefaleia, 24, 55, 115, 130, 181
Colecistopatia, 153
Cólica renal, 141
Comprometimento da visão, 215
Condições
- digestivas, 153
- gastrintestinais, 151
- oftálmicas, 18
Convalescença, 47, 131
Corrimento vaginal, 29, 84
Coxalgia, 76, 77

D

Dependência
- de drogas, 118, 133
- química, 122, 154

Depressão, 118, 154
Desequilíbrio hormonal, 149
Desregulação
- circulatória, 33, 45, 85
- psicovegetativa, 32, 55, 154
Diarreia, 21, 23, 27, 29, 81, 252
- do viajante, 13
Disfunção
- autônoma, 131
- da lateralidade, 122
- das glândulas suprarrenais, 120
- erétil, 28, 52, 144, 146, 153
- hepática, 157
- hormonal, 150
- na região do joelho, 102
- ovariana, 125
- sexual, 28, 90, 127, 133, 160
Dismenorreia, 12, 27-30, 56, 84, 252
Dispneia, 44, 46, 87, 143
Distúrbios
- alérgicos, 13, 28, 138
- anais, 157
- cardíacos, 45, 61, 137
- da articulação do tornozelo, 24
- da bexiga urinária, 158
- da glândula tireoide, 127
- da lactação, 37, 75
- da nasofaringe, 42
- da próstata, 153
- da região do tornozelo, 54
- da uretra, 158
- da vesícula biliar, 47, 73, 157
- da visão, 46, 73
- das articulações
    metacarpofalângicas, 101
- do ciclo menstrual, 46
- do metabolismo hepático, 46
- do pâncreas, 158
- do punho, 8, 65
- do sistema genital, 58

- do sistema respiratório, 5, 8, 44, 52, 98, 154, 156
- do sistema urinário, 56, 58
- do tubo gastrintestinal, 157
- gastrintestinais, 21, 23, 28, 52, 154
- hematológicos, 46, 144, 154, 158
- hepáticos, 154
- hormonais, 58, 123, 154
- imunológicos, 28
- inflamatórios da garganta, 9
- menstruais, 84, 100
- na área do esôfago, 156
- nas articulações do tornozelo, 56
- oftálmicos, 42
- reumáticos, 48, 65, 127
- ureterais, 158

Disúria, 51, 144, 146, 152, 153, 252

Doença(s)
- da pele, 6
- da tireoide, 138
- de Crohn, 21
- de Raynaud, 8

Dor
- de dente, 10, 16, 18, 38, 69, 72, 88, 101, 115, 122
- de garganta, 215
- facial, 18, 19, 20, 88
- miofascial
- - fisiopatologia da, 168
- - modelo de cronificação das síndromes de, 172
- na área da pelve, 142
- na garganta, 36
- na parte alta do abdome, 46
- na região do quadril, 143
- no ombro, 6, 207, 210
- no pescoço, 91
- no tendão de Aquiles, 54
- torácica, 59

Dorsalgia, 52
- epidemiologia, 166

E

Eczema, 12, 51, 65, 120
Ejaculação precoce, 133
Enurese, 50, 56

Enxaqueca, 8, 18, 20, 43, 58, 72, 74, 78, 119, 125, 130, 133, 144, 146, 149, 150, 153, 157

Epicondilite
- lateral do úmero, 13
- medial do úmero, 32, 36

Epilepsia, 92
Epistaxe, 24
Espasmo facial, 38, 88
Espasmólise, 36, 68
Estados de ansiedade e agitação, 61
Estimulação de trabalho de parto, 12
Estomatite, 115, 151
Exposição a mercúrio, 146
Extração de dente, 115

F

Face, 298
Faringite, 10, 13, 36, 120
Febre, 10, 12, 13, 45, 60, 91
Fisiologia muscular, 167

G

Gastrite, 27, 86, 151
Glaucoma, 42, 80, 115
Gonalgia, 22, 29, 51, 58, 102

H

Hemiplegia, 12, 15
Hemorragia
- pós-parto, 84, 85
- vaginal, 100
Hemorroidas, 54, 149, 157
Hepatite, 157
Herpes-zóster, 51, 62
Hipersalivação, 23, 88
Hipertensão arterial, 74, 140, 149, 154
Hipotensão, 149, 154

I

Inapetência, 27, 47, 48
Incontinência, 84, 152
Indigestão, 27
Infertilidade feminina, 84
Inquietação, 32, 45

Índice Geral

L

Laringite, 13, 36
Lombalgia, 36, 48-51, 58, 76, 93, 100

M

Mastite, 21, 37, 75, 78
Medida proporcional baseada em cun
- corporal, 298
- do dedo da mão, 300
Membro
- inferior, 299
- superior, 298
Menopausa, 45
Meteorismo, 21, 27, 47, 86, 152
Músculo(s)
- curtos do pescoço, 190
- escalenos anterior, médio e
    posterior, 196
- esplênio da cabeça, 193
- esternocleidomastóideo, 211
- extensor
- - dos dedos da mão, 244
- - radial longo do carpo, 241
- flexor superficial dos dedos, 249
- gastrocnêmio, 289
- glúteo
- - máximo, 263
- - médio, 266
- - mínimo, 269
- grácil, 285
- ilíaco, 255
- infraespinal, 233
- isquiotibiais, 282
- levantador da escápula, 208
- masseter, 183
- oblíquo externo do abdome, 252
- peitoral
- - maior, 219
- - menor, 224
- piriforme, 272
- pronador redondo, 247
- psoas, 255
- pterigóideo lateral, 187
- quadrado do lombo, 259

- quadríceps femoral, 274
- romboides maior e menor, 227
- subclávio, 216
- subescapular, 236
- supinador, 238
- supraespinal, 230
- temporal, 177
- tensor da fáscia lata, 287
- tibial anterior, 292
- trapézio, 201

N

Náuseas, 21, 48, 61, 86, 151
Neuralgia
- do trigêmeo, 16, 18, 38, 39, 68,
    73, 88, 97, 115, 116, 118, 151
- facial, 68
- intercostal, 78, 82

O

Obstipação, 21, 27, 49, 81, 152
Orelha externa, anatomia da, 106
Osteoporose, 138

P

Palpitações, 52
Paralisia, 15, 91
- facial, 8, 12, 16, 18, 19
Paresia
- facial, 38, 39, 68, 73, 88, 97, 116
- no membro
- - inferior, 51
- - superior, 13-15, 36, 64, 65
Parte
- dorsal do corpo, 299
- lateral da cabeça, 299
Perda auditiva, 36, 64, 65, 68, 116
Polinose, 42, 119
Prostatite, 149
Prurido, 30, 58, 129
- anal, 146
Psoríase, 51

Índice Geral

R

Reflexo auriculocardíaco, 112
Refluxo
- de ácido, 47
- gastresofágico, 151
Resfriados, 12, 24
Retenção da placenta, 54, 75
Retocolite ulcerativa, 21
Rinite, 16, 18, 92, 96, 97, 120

S

Síndrome
- cervical, 43, 44, 65, 67, 73, 78, 92, 98, 101
- de Roemheld, 27, 86
- do músculo supraespinal, 38
- pré-menstrual, 74
Sinusite, 16, 18, 38, 42, 44, 73, 92, 96, 97, 120, 184, 186
Soluços, 45, 48, 61, 86, 87
Sudorese noturna, 44, 45, 58

T

Taquicardia, 60

Tinido, 19, 36, 64, 65, 68, 72-74, 77, 81, 90-92, 116, 132, 137, 186, 215
Tonsilite, 5, 6, 43
Toracodinia, 81, 87, 137
Tórax, 298
Tosse, 5, 8, 23
Trabalho de parto, 54, 55
Transtornos
- dermatológicos, 125
- do sono, 32, 33, 52, 58, 81, 86, 93, 96, 133, 153, 160
- psicossomáticos, 118, 122, 133, 160
Tremor nas mãos, 32

U

Urticária, 46

V

Vertigem, 20, 27, 36, 42, 43, 46, 64, 74, 81, 82, 92, 93, 96, 116, 129-131, 133, 137, 162
Vômitos, 21, 48, 61, 86, 151

Z

Zonas de inervação auricular, 108

Pré-impressão, impressão e acabamento

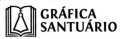

grafica@editorasantuario.com.br
www.graficasantuario.com.br
Aparecida-SP